U0218864

"积极应对人口老龄化：发展老年学"丛书

（供公共卫生与预防医学、老年医学、康复医学、社会保障、
社会工作、公共管理与政策、社会人口学、经济学等专业使用）

残疾流行病学

Epidemiology of Disability

主　编　郑晓瑛

中国协和医科大学出版社

北　京

图书在版编目（CIP）数据

残疾流行病学 / 郑晓瑛主编. —北京：中国协和医科大学出版社，2022.12
ISBN 978−7−5679−2057−6

Ⅰ．①残…　Ⅱ．①郑…　Ⅲ．①流行病学　Ⅳ．①R18

中国版本图书馆CIP数据核字（2022）第243127号

残疾流行病学

主　　编：郑晓瑛
策划编辑：魏亚萌
责任编辑：魏亚萌
封面设计：邱晓俐
责任校对：张　麓
责任印制：张　岱

出版发行：**中国协和医科大学出版社**
　　　　　（北京市东城区东单三条9号　邮编100730　电话010-65260431）
网　　址：www.pumcp.com
经　　销：新华书店总店北京发行所
印　　刷：北京联兴盛业印刷股份有限公司

开　　本：787mm×1092mm　　　1/16
印　　张：15
字　　数：310千字
版　　次：2022年12月第1版
印　　次：2022年12月第1次印刷
定　　价：119.00元

ISBN 978−7−5679−2057−6

主　　编　郑晓瑛

副 主 编　刘菊芬　郭　超　冷志伟

编　　者（按姓氏笔画排序）

　　　　丁若溪　北京大学中国卫生发展研究中心

　　　　王一然　北京大学亚太经合组织健康科学研究院
　　　　　　　　（APEC HeSAY）

　　　　刘菊芬　北京大学公共卫生学院

　　　　纪　颖　北京大学公共卫生学院

　　　　李成福　中国人口与发展研究中心

　　　　何　平　北京大学中国卫生发展研究中心

　　　　冷志伟　中国医学科学院北京协和医院

　　　　罗雅楠　北京大学公共卫生学院/北京大学亚太经
　　　　　　　　合组织健康科学研究院（APEC HeSAY）

　　　　郑晓瑛　中国医学科学院北京协和医学院

　　　　郭　超　北京大学亚太经合组织健康科学研究院
　　　　　　　　（APEC HeSAY）

　　　　崔　斌　北京大学公共卫生学院

序一

习近平总书记指出，不断满足人民群众对美好生活的需要，必须保护好残疾人权益，残疾人事业一定要继续推动。改革开放以来，国家系统性地组织和开展了残疾人心理关怀、扶贫工程等工作，为确保有残疾的人群融入社会大家庭，参与社会生产、生活提供了保障。然而，在对有残疾的人群的认识中，长期被忽略的问题是不少公众对"大多数的残疾是可以预防的"这一点还认识不足，不理解很多残疾的形成原因是可以避免或减少的。我们应该反思既往被动的应对策略，将残疾视为一个社会的公共健康问题，并顺应国际的主流导向——运用现代科学，包括流行病学理论，主动地预防和避免各种残疾的发生。

当前，国际残疾流行病学学科方兴未艾，但在我国尚未见到有关残疾流行病学全面、系统的著作出版。郑晓瑛教授研究团队编写的这本《残疾流行病学》是该领域中的一项开创性工作。本书顺应国家需求，从实际出发，运用经典的流行病学理论与方法，积极吸纳国际前沿及该团队长期积累的实证研究成果，结合我国残疾的预防、控制、康复现实情况，呈现了该领域的流行病学蓝图。书中包含了大量系统、全面、实用的内容，思路新颖且重点突出，既列举了经典流行病学的研究方法和理论在残疾领域的应用，又顺应时代呼唤，引入了增龄健康、衰老组学、残疾轨迹谱系空间分析等前沿的研究方法，在国内建立了"残疾流行病学"学科的开山之作，也为国际残疾防控研究做出了中国贡献。

郑晓瑛教授在美国哈佛大学公共卫生学院（现哈佛大学陈曾熙公共卫生学院）和英国伦敦卫生与热带医学院人口中心从事研究工作归国后，在国内率先创建健康人口学学科，推动将健康作为人口质量重要因素开展研究，组建了人口健康的交叉学科团队，多次领衔人口健康领域"国家重点

1

基础研究发展计划（973计划）"，极大地推动了我国人口学的学科发展。她带领研究团队利用两次全国残疾人抽样调查数据对我国残疾流行情况进行了系统、深入的分析，取得了一大批极具国际影响力的科研成果。与此同时，她积极参与联合国残疾统计华盛顿小组工作和亚太经济合作组织在健康领域的工作，促进了中国残疾统计的研究与政策发展，大大提高了我国在该领域的话语权。中华预防医学会也对该研究团队在残疾防控方面的工作给予了鼎力支持，并成立了残疾预防与控制专业委员会，推动了全国残疾流行病学研究的专家网络与学术共同体的建设。作为国家残疾预防行动计划编制委员会专家组组长，郑晓瑛教授还为国务院办公厅出台的《国家残疾预防行动计划（2016—2020年）》《国家残疾预防行动计划（2021—2025年）》的制定做出了重大贡献。相信该研究团队还将继续积极参与行动计划专家组的工作，为我国残疾防控顶层制度的落地继续努力。上述的各种努力和成果均在这本著作中有所反映。

郑晓瑛研究团队作为中国残疾人事业发展的见证者、实践者、参与者，为我国人口健康促进与残疾防控事业做出了巨大贡献。我衷心希望该书的出版发行能激励更多相关专家、学者关心并参与残疾这一重要领域的科学预防和控制工作，聚星星之火以呈燎原之势，共同推动残疾人事业迈向新的征程！

衷心祝贺该书的问世。

中国医学科学院北京协和医学院教授

二〇二二年十月

序 二

残疾人是社会大家庭的平等成员，是人类文明发展的一支重要力量，是坚持和发展中国特色社会主义不可或缺的组成部分。在以习近平同志为核心的党中央领导下，我们正在一条具有中国特色、符合时代潮流的残疾人事业发展大路上阔步前行。回顾我国残疾人事业三十余年的发展历程和取得的辉煌成就，我们也发现我国残疾人事业存在美中不足之处，即虽然注重残疾康复，重视残疾人社会保障及社会参与，但对残疾预防投入不足。正所谓善后弥补不如事中控制，事中控制不如事前预防，残疾的发生、发展有其自身规律，探索研究这些规律就可以避免很多残疾的发生或加重，就可以保障更多的人正常参与社会生产、生活。国务院办公厅陆续印发《国家残疾预防行动计划（2016—2020年）》和《国家残疾预防行动计划（2021—2025年）》，为"防残于未然"提供指引。

我国于1987年和2006年开展过两次全国残疾人抽样调查，为描述我国残疾流行情况、分析致残因素提供了宝贵资料。随着生产生活方式、人口结构、疾病谱等的迅速变化，老龄化进程的加速，致残因素复杂多变，残疾发生风险仍然较高，加强残疾的系统研究工作任重而道远。而要研究残疾发生、发展规律，探究危险因素并进行防控干预，离不开流行病学理论及方法的指导，作为流行病学的分支学科——残疾流行病学逐渐独立和发展。

在世界范围内，还没有将流行病学方法运用于残疾防控的专业教材。郑晓瑛教授带领团队编写的《残疾流行病学》是在国家大力开展残疾预防行动的契机下应运而生的，是针对残疾流行发展趋势和现实危害的对症之药，既是一次独具匠心的探索，也是一次力学笃行的实践，弥补了该领域空白。该书将流行病学与残疾、传统流行病学与现代流行病学、流行病学理论与具体防控方法有机结合起来，不仅具有较高的学术水平，而且极具实用价值。全书紧紧围绕残疾主旨，主题鲜明、内容新颖、逻辑严谨，具有极强的理论性、实践性和创新性，是目前为止非常难得的对残疾防控具有专业指导性的权威教材。

　　该书是残疾流行病学领域的开山之作，是我国残疾流行病学发展的一个里程碑，也是我国未来能否领衔国际残疾流行病学发展的关键。衷心期望该书的出版能够激励更多有志于残疾预防的专业技术人员加强专业学习、深入开展研究，为推动学科繁荣发展做出贡献！

中国科学院院士

二〇二二年十二月

　　残疾不仅是重要的全球公共卫生问题,也是关乎我国社会治理水平的重要议题,是需要多学科交叉共管共治的前沿问题。残疾的发生有规律可循,大多数残疾是可防可控的。近年来,我国陆续出台了国家残疾预防行动计划等一系列政策措施并逐步落地,残疾的治疗、康复也取得了举世瞩目的成绩。但是,我国残疾人事业还面临着基础理论欠缺、测量标准不统一、研究方法薄弱、重康复轻预防等问题。为进一步推进残疾预防事业发展、培养后备专业人才,我们迫切需要一本专业的教材指引。

　　郑晓瑛教授从事健康人口学领域研究30多年,带领团队在人口健康和残疾预防控制领域深耕细作,在传统流行病学研究的基础上,深入分析了我国各级各类残疾的流行现状,并提出了全生命周期残疾防控、残疾轨迹谱系等前沿理论和方法,取得了丰硕的研究成果。很欣慰的是,郑晓瑛教授匠心独具地将多年研究经验和成果进行总结,浓缩进这本《残疾流行病学》中。该书内容充实、科学严谨、系统连贯、特点突出:一是聚焦残疾预防,映照出以关爱为先的人文精神和以使命为重的信仰精神;二是精于内容编排,既符合流行病学科规律,又兼具教育科学特点;三是着力通俗易懂,通过大量图表呈现科学证据,在学术性和普及性的有机结合过程中体现不言之教。通读全书,既有感于编写团队严谨求实的学术精神,也被其浓厚的人文关怀所感动。全书字里行间无不映射出一本优秀教材的品质,做到了思想性、前沿性、学术性、普及性相统一。

　　我们有理由相信,该书是一部恰逢其时的可用于医学、生命科学、社会科学等交叉学科的教学参考教材,也是可以用于各级从事残疾预防控制专业技术人员培训的珍贵资料。残疾预防事关每一个人、每一个家庭,需要多部门、多学科联合起来做好全方位和全生命周期防控。该书出版能够为我国残疾预防事业培养更多的专业技术人才做出贡献，也为康复事业提供非常重要的理论和方法的科学依据，期待更多交叉学科有识之士加入我国残疾预防和康复科学的伟大事业中，也祝愿残疾预防能够取得更辉煌的研究成果，助力健康中国！

中国工程院院士

康复大学（筹）校长

二〇二二年九月

　　我国残疾人口规模由1987年的5164万增长到2006年的8296万，当前"残疾老龄化"和"老龄残疾化"叠加的双重负担凸显，残疾人口规模仍在不断增加。根据最新研究，如果不对残疾进行有效防控，2030年残疾人口规模将超过1.36亿。党中央、国务院心系人民健康福祉，高度重视残疾人事业发展，2021年，国务院印发了《"十四五"残疾人保障和发展规划》，为加快发展残疾人事业指明了方向。残疾是生命周期健康风险所致的特殊结局的重要标识，残疾的发生和发展在很大程度上也是可防可控的。运用现代流行病学观点和方法探讨残疾的流行特征和决定因素，可以为残疾预防控制决策制定提供科学依据。作为国际上残疾流行病学领域率先开展整合数据、理论和方法，集实践和教学并重的开创性著作——《残疾流行病学》即在这样的背景下编写出版。

　　全书涉及的内容涵盖了残疾流行病学的基本理论、研究方法和预防康复对策，在结构上由十一章构成，包括总论四章（第一至四章）、各论六章（第五至十章），以及最后一章（第十一章）展望。第一章是关于残疾流行病学的概述，包括残疾流行病学定义、起源和发展、研究内容和研究方法等；第二章是残疾的风险因素和防控，分析了遗传和环境因素与残疾的关系，并针对各种风险因素提出相应的防控措施，包括全生命周期防控、特殊人群防控与三级预防；第三章重点讲述残疾流行病学的数据来源和研究方法，包括描述性研究、分析性研究在残疾流行病学特征及残疾防控中的应用；第四章对国内外残疾的疾病负担和残疾的健康相关生命质量进行总结。各论部分对肢体残疾、视力残疾、精神残疾、听力残疾和言语残疾、智力残疾及多重残疾分布进行了描述，内容围绕概述、危险因素、流行特征、预防康复、流行病学证据和应用五部分展开。最后一章是残疾流行病学展望，从理论创新、学科创新和发展等方面进行了深入思考和精心凝练。本书在重视对经典流行病学的理论方法传承的同时，还增加了残疾轨迹研究等国内外最新研究成果，进一步拓展了学科视角。此外，由于残疾流行病学发展时间较短，在残疾各论部分编者特意编写了流行病学证据和应用一节，以便读者了解残疾研究的前沿。

本书是研究团队在残疾理论、方法与应用研究领域深耕二十年的结晶，可以作为公共卫生与预防医学、老年医学、康复医学、社会保障、社会工作、公共管理与政策、社会人口学及经济学等专业的研究生教材，也可以作为从事残疾工作专业人士的参考书目。由于国际上尚未出版相关图书，作为一项开创性的探索，本书在编撰时可借鉴的经验有限，书中难免存有不足与疏漏之处，需要编者不断根据未来残疾研究和工作实践中的新经验继续完善。欢迎社会各界关心支持残疾事业的人士为本书多提意见，共同为我国残疾防控的创新发展做出贡献！

郑晓瑛

二〇二二年六月

目录

第一章 残疾流行病学概述 ……………………………………………… 1

　第一节 经典流行病学基础 ……………………………………… 1

　　一、流行病学定义和任务 ……………………………………… 1

　　二、流行病学应用 ……………………………………………… 2

　　三、流行病学方法 ……………………………………………… 4

　第二节 残疾流行病学起源和发展 ……………………………… 4

　　一、残疾流行病学的起源 ……………………………………… 4

　　二、我国残疾流行病学的产生和发展 ………………………… 5

　　三、残疾流行病学的基本问题 ………………………………… 7

　第三节 残疾流行病学简介 ……………………………………… 8

　　一、残疾流行病学定义 ………………………………………… 8

　　二、残疾流行病学研究内容 …………………………………… 9

　　三、残疾流行病学研究方法 …………………………………… 16

第二章 残疾的风险因素和防控 ……………………………………… 20

　第一节 残疾的风险因素 ………………………………………… 20

　　一、遗传因素和发育缺陷 ……………………………………… 20

　　二、环境因素 …………………………………………………… 21

　第二节 残疾的防控 ……………………………………………… 23

　　一、全生命周期防控 …………………………………………… 24

　　二、特殊人群防控 ……………………………………………… 24

　　三、残疾的三级预防 …………………………………………… 28

第三章 残疾流行病学数据来源和研究方法 ………………………… 34

　第一节 残疾流行病学数据来源 ………………………………… 34

一、残疾人抽样调查 ………………………………………………… 34

二、残疾人监测数据 ………………………………………………… 35

三、残疾数据年报系统 ……………………………………………… 37

四、其他调查 ………………………………………………………… 37

第二节 残疾流行病学研究设计 …………………………………… 37

一、基本原则和策略 ………………………………………………… 38

二、描述性研究 ……………………………………………………… 39

三、分析性研究 ……………………………………………………… 44

第三节 残疾的病因学研究 ………………………………………… 50

一、病因概念及分类 ………………………………………………… 50

二、病因学研究的过程 ……………………………………………… 50

三、病因研究方法及因果推断 ……………………………………… 52

第四章 残疾的疾病负担研究 ……………………………………… 55

第一节 疾病负担概述 ……………………………………………… 55

一、疾病负担概念 …………………………………………………… 55

二、疾病负担的内容与分类 ………………………………………… 56

三、影响疾病负担的社会因素 ……………………………………… 57

第二节 残疾疾病负担测量与评估 ………………………………… 60

一、残疾疾病负担测量 ……………………………………………… 60

二、国内外残疾疾病负担现况 ……………………………………… 63

三、残疾的健康相关生命质量 ……………………………………… 66

第五章 肢体残疾流行病学 ………………………………………… 72

第一节 概述 ………………………………………………………… 72

一、肢体残疾的定义 ………………………………………………… 72

二、肢体残疾的测量 ………………………………………………… 73

三、肢体残疾的筛查和诊断 ………………………………………… 74

四、肢体残疾的分级 ………………………………………………… 75

第二节 肢体残疾的流行特征 ……………………………………… 76

一、人群特征 ………………………………………………………… 77

二、地区特征 ………………………………………………………… 77

第三节 肢体残疾的危险因素与病因学研究 ……………………… 78

一、主要致残因素 …………………………………………………… 78

二、危险因素 ………………………………………………………… 80

第四节 肢体残疾的预防控制与康复 ……………………………… 84

一、分人群采取分类重点预防措施 ·· 84

二、针对高危时段和高危空间采取重点监测与干预 ······································· 85

三、完善残疾报告制度 ··· 85

四、提高机构康复与社区康复水平 ·· 86

第五节　我国肢体残疾的流行病学研究证据和应用 ·· 86

一、肢体残疾患病率相关研究及其应用 ·· 86

二、肢体残疾人的卫生服务相关研究及其应用 ·· 87

第六章　视力残疾流行病学 ··· 90

第一节　概述 ··· 90

一、视力残疾简介 ··· 90

二、视力残疾定义 ··· 91

三、视力残疾诊断标准及其变化 ··· 91

第二节　视力残疾的流行特征 ·· 94

一、视力残疾调查 ··· 94

二、视力残疾分布特征 ··· 96

第三节　视力残疾的危险因素和病因学研究 ·· 98

一、先天性因素 ·· 99

二、后天性因素 ·· 99

第四节　视力残疾的预防控制和康复 ··· 102

一、我国视力残疾预防控制和康复现状 ··· 102

二、视力残疾预防和康复的基本策略和基本原则 ··· 104

三、视力残疾的三级预防 ·· 107

第五节　我国视力残疾的流行病学研究证据和应用 ······································· 109

一、我国视力残疾流行病学研究现况简述 ·· 109

二、视力残疾流行病学研究应用案例 ··· 110

第七章　精神残疾流行病学 ··· 113

第一节　概述 ··· 113

一、精神残疾的定义 ·· 113

二、精神残疾的测量 ·· 114

第二节　精神残疾常见致残病因流行特征 ·· 116

一、精神分裂症 ·· 116

二、痴呆症 ··· 116

三、抑郁症 ··· 117

四、孤独症 ··· 118

第三节　精神残疾的危险因素和病因学研究 ·· 118

　　一、常见病因 ·· 118

　　二、危险因素 ·· 119

第四节　精神残疾的预防控制与康复 ·· 124

　　一、精神残疾的预防控制 ·· 124

　　二、精神疾病及相关残疾防治康复情况 ·· 127

第五节　我国精神残疾的流行病学研究证据和应用 ··································· 128

　　一、我国研究现况简述 ·· 128

　　二、我国精神残疾的流行病学研究证据及应用 ··· 129

第八章　听力残疾和言语残疾流行病学 ··· 133

第一节　概述 ··· 133

　　一、听力残疾的定义和诊断标准 ··· 133

　　二、言语残疾的定义和诊断标准 ··· 135

第二节　听力残疾和言语残疾的流行特征 ··· 137

　　一、听力残疾的流行现状 ·· 137

　　二、言语残疾的流行现状 ·· 141

第三节　听力残疾和言语残疾的危险因素和病因学研究 ···························· 145

　　一、听力残疾的危险因素和病因学研究 ·· 145

　　二、言语残疾的危险因素和病因学研究 ·· 149

第四节　听力残疾和言语残疾的预防控制和康复 ······································ 150

　　一、听力残疾的预防控制和康复 ··· 150

　　二、言语残疾的预防控制和康复 ··· 154

第五节　我国听力残疾和言语残疾的流行病学研究证据和应用 ·················· 155

　　一、听力残疾的流行病学研究证据和应用 ··· 155

　　二、言语残疾的流行病学研究证据和应用 ··· 157

第九章　智力残疾流行病学 ··· 162

第一节　概述 ··· 162

　　一、智力残疾的定义 ·· 162

　　二、智力残疾的诊断 ·· 163

　　三、智力残疾的分类 ·· 164

第二节　智力残疾的流行特征 ··· 168

　　一、全球流行特征 ··· 168

　　二、我国流行特征 ··· 169

第三节　智力残疾的危险因素和病因学研究 ··· 171

一、遗传及先天因素 ………………………………………………… 172

二、环境因素 ………………………………………………………… 174

第四节 智力残疾的预防控制和康复 ………………………………… 175

一、预防策略 ………………………………………………………… 175

二、治疗与康复 ……………………………………………………… 176

第五节 中国智力残疾的流行病学研究证据和应用 ………………… 177

一、智力残疾病因和影响因素研究 ………………………………… 177

二、智力残疾人健康相关生命质量研究 …………………………… 178

三、智力残疾治疗和康复、社会支持研究 ………………………… 179

第十章 多重残疾流行病学 ……………………………………………… 182

第一节 概述 …………………………………………………………… 182

一、多重残疾的定义 ………………………………………………… 182

二、多重残疾的诊断 ………………………………………………… 182

三、多重残疾的类型与分级 ………………………………………… 183

第二节 多重残疾的流行特征 ………………………………………… 184

一、多重残疾的现患率 ……………………………………………… 184

二、多重残疾的人群分布 …………………………………………… 186

第三节 多重残疾的危险因素和病因学研究 ………………………… 188

一、多重残疾的致残原因 …………………………………………… 188

二、先历残疾的累积风险 …………………………………………… 189

三、多重残疾发生的危险因素 ……………………………………… 189

第四节 多重残疾的预防控制和康复 ………………………………… 192

一、多重残疾人的生活状况 ………………………………………… 192

二、中国残疾模式转变中的多重残疾防控需求 …………………… 194

三、不同模式下多重残疾的预防与康复 …………………………… 195

第五节 中国多重残疾的流行病学研究证据和应用 ………………… 196

一、中国多重残疾流行病学研究现状 ……………………………… 196

二、多重残疾流行病学研究应用案例 ……………………………… 200

第十一章 残疾流行病学的学科创新和发展 …………………………… 204

第一节 残疾流行病学的理论创新 …………………………………… 204

一、残疾问题的多元性 ……………………………………………… 204

二、残疾模式 ………………………………………………………… 206

第二节 残疾流行病学的学科创新 …………………………………… 207

一、国家重大需求与人民健康需求是残疾流行病学的发展方向 … 207

二、多学科交叉融合是残疾流行病学的必然趋势 ·· 208

三、科学性是残疾流行病学的坚实基础 ·· 208

四、基础性与应用性相结合是残疾流行病学的基本要求 ································ 209

第三节 残疾流行病学展望 ·· 209

一、构建基于全人口、全生命周期的研究视角 ································ 209

二、完善多元领域交叉融合的学科发展思路 ······························ 210

三、建立系统、独立的知识体系 ·· 212

四、基于国家重大需求凝练学科发展方向 ································ 213

五、建立人类增龄健康和衰老组学，完善残疾防控和康复体系 ················ 214

附录A 2016—2021年我国残疾预防与康复有关政策规划及法律法规摘列 ············· 216

后记 ·· 219

第一章

残疾流行病学概述

残疾与每个人息息相关，每个人都要面对残疾。世界卫生组织（World Health Organization，WHO）和世界银行（World Bank，WB）于2011年首次发布的《全球残疾报告》（*World Report on Disability*）指出全球超过10亿人带残生活，占全世界总人口数的15%，"人人都有可能残疾""残疾无处不在"。2014年，WHO首次将残疾列为全球公共卫生问题。

我国残疾人口规模庞大。2010年末我国残疾人总人数为8502万人，其中重度残疾2518万人；预计到2050年，中国残疾人口将达到1.4亿人。残疾人及其家庭面临严重的疾病负担。

残疾既是我国的重大公共卫生问题，又是人口健康和社会发展的重要议题，清晰了解残疾人口的基本特征是政府有关部门制定残疾人口政策的主要依据，以残疾流行特征和残疾防控策略为主要内容的流行病学分支学科——残疾流行病学应运而生。

残疾流行病学是一门从流行病学的角度探讨、研究残疾现象和残疾人口问题的新兴学科。残疾流行病学重点关注残疾的概念、测量、分类、研究方法、病因研究，残疾流行病学还关注残疾的危险因素，并设计应对这些因素的干预措施，促进改善残疾人的健康状况。残疾预防控制和康复也是残疾流行病学的重要组成部分。

第一节 经典流行病学基础

流行病学是公共卫生及预防医学的基础学科，其研究范围不仅是研究防制疾病的具体措施，还包括研究防制疾病发生、发展的对策，以达到有效地控制或预防疾病、伤害，促进和保障人类健康。经典流行病学是众多分支流行病学的基础，本节将对经典流行病学定义、任务和应用进行介绍。

一、流行病学定义和任务

流行病学是研究疾病、健康状态和健康事件在人群中的分布、影响和决定因素，并研究防治疾病及促进健康的策略和措施的科学。流行病学研究对象是人群，包括患者、健康人和发生事件的人群。流行病学不仅研究传染病，慢性病、精神疾病、伤害等方面都是流行病学研究的范畴。流行病学的任务分为三个阶段，分别为"揭示现象""找出原因"（影响因素）和"提供措施"。

（一）揭示现象

指揭示疾病的流行或疾病与健康状态的分布特征和模式。在从健康管理的角度出发，这一阶段的任务是健康信息的收集和健康状态的描述。

（二）找出原因

指从分析现象入手找出流行和分布的规律、原因或影响因素。从健康管理的角度出发，这一阶段的任务是健康风险因素的收集和健康风险评估。

（三）提供措施

指合理利用前两个阶段的结果，找出预防或干预的策略与措施，并评估措施。从健康管理的角度出发，这一阶段的任务是健康指导和健康危险因素干预。

二、流行病学应用

流行病学的产生和发展与时俱进。流行病学解决的问题主要是当下重大公共卫生问题，在不同疾病和健康状态中应用，形成不同的流行病学分支学科。我国疾病控制的策略分三个阶段：在20世纪50—70年代，以传染病防制为主；在20世纪80—90年代，以传染病、慢性非传染性疾病的防制为主；2000年以后，以传染病、慢性病和伤害的防制为主。新时期，流行病学还关注新发和突发传染病的防制。

（一）传染病流行病学

传染病流行病学（epidemiology of communicable disease）主要是研究传染病的分布特征、流行趋势和可能的危险因素、传染病的预防和控制等。现代流行病学的发展最早起源于对传染病病因的研究。自约翰·斯诺（John Snow）1854年在伦敦开展首创性的霍乱疫情现场流行病学调查以来，传染病流行病学在科学技术的不断发展和流行病学家们的不懈努力下，已经取得了长足的进步。1977年WHO宣布在全球范围消灭了长期以来严重危害人类健康的疾病——天花，取得了传染病流行病学史上具有历史意义的伟大成就。另外一些常见的传染病发病率和死亡率在全球各地也都有所下降。尽管已经取得了很多成就，但是全球卫生状况仍然并不乐观，传染病依旧是各国危害健康的最重要的卫生问题。在发达国家中，疾病控制与预防工作中的重点病种是性传播疾病、病毒性肝炎以及由各种病原感染所致的上呼吸道感染；而在大多数发展中国家，传染病仍是导致疾病与死亡的主要病因，严重危害人群健康。

自1949年中华人民共和国成立后，在以"预防为主"的卫生方针指引下，党和政府领导人民群众采取了一系列行之有效的传染病防制措施，我国在传染病防制领域取得了一系列重大成就。我国的传染病由于发病率下降，或死亡率的下降，在死因顺位中排名虽有所下降，但是当前我国所面临的传染病防治任务依然艰巨。病毒性肝炎、流行性出血热、狂犬病及细菌性痢疾的发病率始终居高不下，对流行性脑脊髓膜炎、伤寒、乙型脑炎预防措施的效果并不明显，黑热病、性病及血吸虫病等又死灰复燃。除了传统的传染病，近些年来新发传染病出现并流行，如艾滋病、严重急性呼吸综合征（severe acute respiratory syndrome，SARS）、禽流感、甲型H1N1流感、登革热、新型布尼亚病毒感染、新型冠状病毒感染（corona virus disease 2019，COVID-19）等，传染病防制任重而道远。

（二）慢性非传染病流行病学

慢性非传染病流行病学（epidemiology of chronic-noncommunicable disease）主要是研究慢性非传染性疾病的分布特征及其变化，揭示可能的危险因素及其引起疾病发生的机制，并提出评价预防策略和三级预防的措施。慢性非传染病主要是指以生活方式和环境危险因素为主要致病因素引起的疾病，包括肿瘤、心脑血管疾病、糖尿病、慢性阻塞性肺疾病、精神疾病及其他疾病，如职业性疾病、营养代谢性疾病、遗传性疾病及出生缺陷等。随着人口老龄化和疾病模式转变，慢性非传染性疾病在全球人口疾病负担中占比逐渐上升，中低收入国家由慢性非传染性疾病导致的死亡已经超过50%，高收入国家慢性非传染性疾病导致的死亡占比超过80%。

（三）伤害流行病学

伤害流行病学（epidemiology of injury）是运用流行病学的原理和方法，描述伤害发生的频率及其分布，分析伤害发生的原因及危险因素，提出干预和防制的措施，并对措施的效果进行评估。伤害作为重要的公共卫生问题之一，严重地威胁着人们的健康与生命，也是世界各国的主要致死、致残原因。特别在现代社会，由于生活方式的变化，跌落、车祸、溺水、烧烫伤、暴力和其他伤害等导致的死亡和伤残，已经成为继呼吸道疾病、恶性肿瘤和心脑血管疾病之后的主要死因。伤害的分类可包括意外伤害、自杀与自伤、暴力与他杀。由于伤害具有常见、多发、死亡率高、后遗伤残多、疾病负担重等特点，需要引起重视。伤害已是青壮年（20～45岁）的第一位死因，特别是儿童和青少年等低龄人群受到伤害的影响更大。

三、流行病学方法

流行病学研究方法总体分为三类。一是观察法，包括描述流行病学和分析流行病学；二是实验法，又称实验流行病学；三是数理法，又称理论流行病学。

（一）观察性研究

观察性研究是指研究者以观察为主要研究手段，不对被观察者采取任何干预措施，仅通过现场观察、收集、调查和分析相关数据，分析和总结研究对象或事件特点的方法。包括描述性研究和分析性研究。

（二）实验性研究

实验性研究是指研究者采用随机分组、设立对照及控制或干预等，观察此因素或措施对研究对象的影响，将各组的结局、效应或测量结果进行比较的一种研究方法。实验流行病学研究包括临床试验、现场试验和社区干预试验。

（三）数学模型研究

数学模型研究，又称理论流行病学研究，是将流行病学调查的数据构建数学模型，以模拟疾病流行的过程，探讨疾病流行的动力学，从而为疾病的预防和控制、卫生策略的制定提供重要参考依据的研究方法。

第二节　残疾流行病学起源和发展

在新型冠状病毒感染大流行以前，全球人口健康水平普遍提高，平均期望寿命从2000年的66.8岁增至2019年的73.3岁，健康期望寿命相应从58.3岁增至63.7岁。尽管二者均呈增长态势，但健康期望寿命在平均期望寿命中的占比在下降，意味着伤残期望寿命占比的扩张，凸显了伤残防控的必要性与紧迫性。与此同时，残疾人口规模逐渐增长，残疾已经成为人口健康和社会发展的重要议题，"积极应对人口残疾问题"成为迫在眉睫的任务。残疾流行病学为残疾研究提供重要的方法学支持，作为一门独立学科正在形成并快速发展。本节将介绍残疾流行病学的产生和发展。

一、残疾流行病学的起源

残疾研究（disability studies）是20世纪80年代兴起于美国、英国和加拿大的学科，宗旨是探究残疾的意义、性质和后果。近年来以分析残疾经历和残疾人生活为主要目标的残疾研究逐渐形成一个新的范式和科学领域。国际社会历来重视残疾人口问题，联合国统计司（United Nations Statistics Division，UNSD）一直非常重视对国际社会残疾统计、残疾测量、残疾数据的收集和分析工作。1982年联合国大会决议通过的《关于残疾人的世界行动纲领》中指出"深切关怀估计至少有五亿人身受某种形式残疾的痛苦，其中约有四亿人生活在发展中国家""强调各国应承担主要责任，推动关于伤残预防、伤残复健和实现残废人'充分参与'社会生活和发展及'平等'的目标的有效措施，并强调国际行动的方向应是协助和支持各国在这方面的努力"，可以看作残疾流行病学产生的基石。

残疾流行病学最早起源于美国残疾监测（epidemiologic surveillance of disability）。美国各州健康部门公共卫生研究的重点是传统的一级预防（如胎儿酒精综合征、车祸等），后逐渐转向残疾，特别是对残疾人中常见的可预防的次级残疾。因此，当时的健康和残疾办公室资助了一些州开展残疾的流行病学监测项目，拉开了残疾流行病学的序幕。美国的残疾流行病学研究由各州的健康部门主导，联合高校等多部门共同参与，主要工作包括评估残疾、残损的程度，加强监测能力建设，预防次生危害发生，促进残疾人健康和功能恢复。

因此，以了解残疾流行现状，探究残疾发生原因，为残疾的三级预防提供基础，并关注残疾人生活质量，改善和提高残疾人的健康状况为目标的残疾流行病学将为残疾研究的发展提供必要的基础和支持。

二、我国残疾流行病学的产生和发展

我国残疾流行病学以摸清残疾人口底数、总结残疾流行特征、探索残疾相关危险因素、建设残疾防控体系等为主要研究内容，构建多学科理论交叉、方法融合、思路创新的发展路径，以国家重大需求和人民生命健康需求为研究导向，围绕基础性与应用性、科学性与政策性相结合的学科目标，采取针对全人口、全生命周期的研究视域，以交叉融合、全面成熟的学科体系为我国残疾人口健康治理工作的增效提质做科学支撑。我国残疾流行病学的产生面向国家重大需求和人民生命健康的创新发展目标，与我国预防为主的人口健康治理观念以及立足全人群和全生命周期的政策着力点高度契合。

（一）面向国家重大需求和人民生命健康的创新发展目标

任何一门学科都来源于社会需求并服务于社会发展，学科在国家发展战略中的定位受国情的直接影响。人口是国家战略中心，人口健康是人口问题的核心。残疾流行病学是一门根植于残疾人口实际状况的学科，以"促进残疾人口健康、提高残疾人口健康治理效率"为重任。2020年，习近平总书记在科学家座谈会上提出"四个面向"要求，"坚持面向世界科技前沿、面向经济主战场、面向国家重大需求、面向人民生命健康"，为我国"十四五"时期以及更长时期的创新发展指明了方向。当前我国人口健康政策中"以人民健康为中心"的健康观和"残疾报告"等制度也对残疾流行病学发展提出了更新、更高的要求。《"健康中国2030"规划纲要》将"共享共建、全民健康"作为健康中国的战略主题，强调突出解决好妇女儿童、老年人、残疾人、流动人口、低收入人群等重点人群的健康问题。

（二）预防为主、防控结合的人口健康治理理念

人口健康是民族昌盛和国家富强的重要标志，中华人民共和国成立70余年来，我国人口健康保护体系取得长足发展，健康观念重构，预防意识增强。20世纪80年代我国经济体制改革的重点内容是"放权让利"，"创收"成为多行业发展的主要任务目标，医疗卫生领域也逐渐形成"重治疗、轻预防"的规则，反而需要长效发展的公共卫生体系日渐式微。党的十八大以后，我国人口健康治理观念取得重大进步与发展，2016年全国卫生与健康大会上提出"要坚定不移贯彻预防为主方针，坚持防治结合、联防联控、群防群控，努力为人民群众提供全生命周期的卫生与健康服务"。2019年，《健康中国行动（2019—2030年）》出台，为进一步推动"健康中国"建设规划了新的路线图，强调从源头和前端入手，全方位干预健康影响因素，把"预防为主"的理念落到实处。

残疾预防已成为当前人口健康治理的重点工作，同时也是残疾流行病学的核心研究内容。预防残疾，摸清致残原因是关键，继而才能针对性构建残疾预防的病因防线。2016年，国务院办公厅发布《国家残疾预防行动计划（2016—2020年）》，同年，全国残疾预防综合试验区创建试点工作启动，残疾预防工作推进多年来，残疾预防组织管理体系和防控网络更加完善，新生儿出生缺陷和儿童发育障碍致残得到有效控制，传染病、地方病等疾病致残防控取得积极进展，伤害致残防控获得明显成效，康复服务状况取得显著改善。2021年《国家残疾预防行动计划（2021—2025年）》出台，将继续为我国残疾预防工作的新五年提供政策指导。2017年国家卫生健康委员会印发了《"十三五"国家医学中心及国家区域医疗中心设置规划》（国卫医发〔2017〕3号），正式启动国家医学中心和国家区域医疗中心规划设置工作。截至2022年，依托高水平医院设置国家医学中心和国家区域医疗中心，已完成了心血管、癌症、老年、儿童、创伤、重大公共卫生事件等类别的国家医疗中心设置工作，我国残疾预防工作也迎来了高质量发展的"新契机"。

（三）立足全人群和全生命周期的政策着力点

《"健康中国2030"规划纲要》将全人群和全生命周期视为实现全民健康战略目标的两个着力点，也为残疾流行病学提供了重要的研究视域。全生命周期覆盖"从胎儿到生命的终点"，即人的生命从生殖细胞的结合开始一直到生命的终止，包括孕育期、成长期、成熟期、衰老期直至死亡的整个过程。全生命周期健康指从生命早期开始关注健康储量的保护和累积，防止健康储量流失，以保证后续生命历程中的生命质量。全人口健康的本质就是全生命周期健康。

个体增龄变化规律和终身残疾转归风险是残疾防控面向全人口和全生命周期的逻辑源

头。全生命周期中增龄、关键生命事件和重大社会环境事件等与个体残疾风险有关。从全生命周期角度构建残疾预防体系具有重要意义：在个体生命的关键阶段（如围产期、围老期）努力增强健康储备，积极开展残疾预防、康复能力建设；在重大社会环境事件发生后，努力维持健康存量，及早进行医疗康复，防止病情恶化和健康存量的持续流失。

我国人口健康水平与建国之初相比显著提升，健康存量明显增加，但伴随经济社会转型、生态环境变化、疾病谱转变、人口年龄结构老化等多维因素，我国人口健康又面临新的、多元化、复杂化挑战，对一套完整的、涵盖法律保障、政策支持、科学引领、技术进步、人才培育等多要素在内的人口健康治理策略提出了高要求，而完善的学科体系则在其中起到基础性支撑作用，一方面能够为制定国家战略提供证据和思路，另一方面也是推动科技发展和人才输出的动力源。

（四）多学科交叉促进残疾流行病学发展

残疾流行病学体现出明显的学科交叉属性和社会需求导向。社会研究和医学研究是残疾研究的两种视角，近年来，这两种视角的分化正在逐渐弥合，一种交叉学科视角逐渐兴起。而残疾流行病学是聚焦残疾的三间分布（时间分布、地区分布、人群分布）、影响因素与病因机制，关注结局类别与程度等特征，探索预防与康复策略，是一门典型的融合自然科学和社会科学内容与方法的交叉学科，正处于快速发展之中。

三、残疾流行病学的基本问题

残疾自古就有之，由于环境在变化，残疾的测量和定义也在发生变化，不同国家、地区，人们的关注重点不同。残疾是社会问题，残疾现象伴随人类社会的产生而存在，既是人类多样性的表现，又是人类社会发展过程中不可回避的问题。残疾是环境限制了身体有残损的人的正常身体功能，是个人（身体的残损）与环境（自然和社会）之间相互作用的结果。残疾受到来自生物遗传、社会环境、物理环境等多个维度的影响，是个体由于疾病或意外伤害等多种原因所导致的功能损伤的状态。因此，残疾流行病学首先面临的基本问题就是残疾如何定义、测量和分类。

开展残疾流行病学研究离不开可靠的数据来源，基于人口调查和残疾监测的描述性流行病学是残疾流行病学的重要方面。数据是残疾流行病学的基础，是准确把握国家或地区残疾流行特征的基本工具。多源数据的互补和支撑是开展残疾流行病学研究的根本保障，因此，加强残疾数据的规范化整合、构建标准化残疾测量和可比性平台、加强数据资源共享、加强大数据平台建设、加强方法学研究与拓展等是残疾流行病学又一基本问题。

全球化和人口老龄化趋势下，残疾越来越成为全社会非常重要的问题。残疾已经或将影响到其中大多数人。残疾的社会学属性，决定了残疾是随着社会发展而发展的，探讨影响残疾的社会因素，防范风险，加强预防是残疾流行病学面临的又一基本问题。

个体增龄变化规律和终身残疾转归风险是残疾防控的重要源头。全生命周期中增龄、关键生命事件和重大社会环境事件等与个体残疾风险有关，对残疾数据多层面发掘技术的融合与探索，实现了病残转归在小测量尺度上的演化轨迹展示。新问题的出现、新模式的拓展，对新方法的应用提供了新的平台，增龄组学、残疾轨迹谱系等理论和方法的出现和应用，是残疾流行病学的又一基本问题。

第三节　残疾流行病学简介

残疾流行病学是一门从流行病学的角度研究残疾现象和残疾人问题的新兴学科，属于交叉学科。虽然残疾流行病学尚未有公认的确切定义，但一般流行病学的范围表明，其定义应包括描述流行病学的基本要素（谁、什么、在哪里）、残疾的病因学决定因素，以及残疾不同结果的频率和预测因素。残疾流行病学为残疾研究提供重要的方法学支持，作为一门独立学科正在形成并快速发展。本节将介绍残疾流行病学定义、研究内容和研究方法。

一、残疾流行病学定义

基于常见的流行病学的研究设计和研究方法，本书提出了残疾流行病学的定义。残疾流行病学是指运用流行病学原理和方法描述残疾的发生频率、种类、等级和分布，分析残疾发生的原因及危险因素，提出预防、控制和康复措施，并对预防和干预措施的效果做出综合评价的一门流行病学分支学科。其目的是为解释和分析残疾高危人群的识别、残疾水平的变动趋势、残疾预防和控制的优先重点领域，预测残疾对人口健康期望寿命的损失程度，提出残疾分类预防和控制的规划和策略，为政府预防和控制人口生命周期残疾发生的政策提供分阶段、分类型的科学依据。

残疾流行病学的研究对象为残疾和残疾人口。残疾现象不是独立存在的，而是通过一定的载体表现出来。残疾代表的社会特征或者社会现象的载体，称为残疾的依托对象，既有个体层面的"残疾人"，又有群体层面的"残疾人口"。从纵向的年龄维度到横向的残疾类型维度，残疾人口内部有着极强的异质性。

"一个国家或者地区有多少残疾人？""什么原因导致的残疾？""哪些因素与残疾人的健康和生活质量有关？""残疾人口的结构和特征是什么？""残疾的变化轨迹是什么？"等，这些都是残疾流行病学的基本问题。要回答这些问题还会有更多的基本问题，如"什么是残疾？""残疾研究的目的是什么？"以及"如何改善残疾人健康？"等。因此，残疾流行病学首要关注的是残疾概念和残疾的测量。从流行病学角度探讨残疾现象，残疾如何定义和测量决定了残疾患病率和发病率的估计。对不同残疾数据源的比较，残疾数据的统计分析模型、残疾的病因研究、残疾的疾病负担、残疾的流行病学研究方法等是残疾流行病学的重要组成部分；对致残因素的干预措施、残疾预防和康复也是残疾流行病学的重要组成部分。

二、残疾流行病学研究内容

残疾是一个不断发展的多元概念，追踪溯源残疾概念的演化、残疾的测量、残疾的影响因素是残疾流行病学的首要研究内容。残疾流行病学研究内容既包括残疾研究数据来源和统计分析、残疾流行病学研究方法、残疾轨迹谱系等理论和方法研究，又包括研究残疾人口的流行病学特征、残疾的分类、残疾的疾病负担、残疾人口生存质量、残疾预防和康复等内容。

（一）残疾的定义

考虑到残疾概念、内涵的复杂性与发展性，残疾定义在不同时期、不同背景下会有所差异。国际组织所确立的残疾定义各不相同，致使残疾定义多种多样；残疾术语各不相同，残疾内容各不相同，致使残疾统计标准和统计数据存在着多样性和差异性。没有统一的残疾定义和数据标准则使各国统计数据之间既无可比性，又不易说明，难以估算全球残疾人人数，无法估计残疾人特定残疾状况及其生活受到的影响。因此，对残疾进行有效的测量，以及国际、地区间的比较是开展残疾流行病学研究的前提。

疾病可能是个体在某段时间存在的一种状态，在这种情况下，疾病或者诊断的起始时间就显得很重要（如抑郁症、帕金森病、残疾或者健康相关生活质量）。有些疾病只发生一次，在现行的医疗条件下个体很难康复（如阿尔茨海默病），而疾病的状态、影响或特征却不是一成不变的，会随着时间发生变化。残疾流行病学中，正如《国际功能、残疾和健康分类》（*International Classification of Functioning, Disability and Health*；ICF）中提到的一样，这种动态变化符合ICF的定义。例如，对于一位脊髓受伤者，其生物学上的变化和神经功能损害一般不会随着时间发生变化，但是在其生命的不同阶段，会受到与环境变化相关的损害的不同影响，包括上呼吸道感染、抑郁、心肌梗死等。此外，健康和疾病状态可能是其他状况导致的次生损害，例如，对于脊髓受伤者，我们更需要关注次生损害的发生和健康事件，包括压疮、尿路感染等。

残疾的内涵与所处的社会环境、文化背景有关，处于变化发展中。如何定义疾病、健康结局、健康状态或健康事件是残疾流行病学面临的挑战。残疾被用来监测健康结果和社会参与方面的差异。随着社会的发展，残疾的内涵也得到了进一步发展。

1. 残损　残损（impairment）又称结构功能缺损，是由于各种原因引起的人生理、心理及解剖结构受损，包括智力、心理、听力、视力、内脏及畸形等。残损是残疾发生、发展过程中的初级阶段，残损还可以进一步发展为残疾，也可以直接导致残障。ICF对残损做了更为合理的解释和补充，即身体功能和结构的消极方面被称作残损，但不一定表示有病或者个体患病。它代表个体身体及其功能的生物学状况与通常所确认的正常人群的标准状况存在差异。残损可以是暂时的，可以是永久的、渐进性、退行性的，也可以是稳定的、间断性或连续性的。

2. 残疾　残疾（disability）是指由于疾病、意外伤害等各种原因所致的人体解剖结构、生理功能的异常和/或丧失，从而导致部分或全部丧失正常人的生活、工作、学习的能力，无法负担其日常生活和社会职能。《中华人民共和国残疾人保障法》中指出，残疾人是指在心理、生理、人体结构上，某种组织、功能丧失或者不正常，全部或者部分丧失以正常方式从事某种活动能力的人。我国2006年第二次全国残疾人抽样调查即采取此定义。

3. 残障　残障（handicap）又称社会功能障碍，是指由于残损或残疾而导致个人参与正常社会生活受限，影响其社会功能的正常发挥。残障是由社会环境和歧视等因素造成的，一些人由于在身体、心理或精神方面与其他人不同，在社会生活和参与领域会面临污名化，遭受不平等待遇和歧视，在社会和社会发展过程中面临各种不平等和障碍。在残疾研究与残疾人运动领域，根据联合国《残疾人权利公约》要求，不使用残障等消极术语来标记残疾人士。

国际社会对于残疾的定义也在变化中。1980年，WHO在《国际残损、残疾和残障分类》（*International Classification of Impairment, Disability and Handicap*；ICIDH）中将残疾定义为残损导致的能力受限或缺乏，以至于人不能按正常的方式或范围进行活动。鉴于残损不一定总会导致残疾或残障，与所处的社会环境和社会条件支持有关，2001年WHO发布ICF，将残疾定义为损伤、活动受限和参与局限的概括性术语，是指带有某种健康状况的个体与该个体相关的情境因素（环境因素和个人因素）之间相互作用而产生的消极方面。联合国《残疾人权利公约》将残疾定义为"一个演变中的概念"，强调"残疾是伤残者和阻碍他们在与其他人平等的基础上充分和切实地参与社会的各种态度和环境障碍相互作用所产生的结果"。

（二）残疾的测量和统计

残疾测量较为复杂，残疾统计在国际上一直都是研究热点。国际残疾统计一直面临着残疾定义不一及残疾统计标准缺失两大难题，导致现有残疾数据可靠性、有效性及各国可比性存在问题。各国统计残疾发生率时，发展中国家倾向于用医学模式定义残疾，而发达国家则通常采用社会模式或者生物—心理—社会模式来界定。许多发展中国家报告的残疾发生率通常在5%以下，比发达国家（10%～20%）低得多。为了能够在各国间比较数据，需要制定标准化残疾统计框架与方法。随着联合国及WHO残疾统计工具不断发展与使用，该问题已逐步解决。

1. 国际残疾统计的类别和分级情况　ICF框架中对残疾的定义是，残疾是个复杂多维的概念，是对损伤、活动受限和参与受限的统称，也是个人自身功能与自身所处环境因素交互作用的产物。ICF的应用使得有关残疾概念由以往的杂乱走向统一，使得残疾统计数据记录编码更规范化，进而使得不同区域、不同用途所计量的残疾统计数据更具有科学性和可比性。在这一模式中，对于"残疾"的认识，以中性词汇"损伤、活动受限和参与受限"来取代关于"残疾"形容的消极词汇。ICF得到国际的普遍认可，现已成为测量残疾的通用框架。

在ICF框架下，很多测量工具应运而生，对残疾的分类也各有不同。为了解决残疾数据国际可比性的问题，2001年"残疾测量国际研讨会"后，联合国统计司专门成立了华盛顿残疾统计小组（Washington Group on Disability Statistics，WG），开发残疾标准量表，促进并协调健康统计领域的国际合作，重点建立适用于人口普查和国家调查的残疾标准，为世界各区域提供可用于比较的残疾基本信息。WG成立不久就开发了WG残疾状况量表短表（Washington Group Short Set of Questions on Disability，WGSS），通过6个问题，评价了视觉、听觉、活动、认知、自理和交流6个领域的能力，主要用于国家普查或调查。在该短表的基础上，WG还开发了功能状况量表长表（Washington Group Extended Question Set on Functioning，WGES-F），包含了更多的维度，在37个问题中，既有WGSS原有的视觉、听觉、活动、认知、自理、交流6个维度，又增加了上身功能、精神状况（包括焦虑和抑郁）、疼痛、疲劳4个维度。另外，WHO还根据ICF的活动及参与情况编制了残疾评定量表2.0，该量表由认知、身体移动、自我照顾、与人相处、生活活动及社会参与6部分组成；为进一步整合ICF框架中的残疾各维度，WHO于2014年编制了典型残疾调查，该问卷能够考察残疾人较多方面的情况，其中包括损伤、活动受限、参与受限、健康状况及环境因素等，成为能够直接获得国际上可比的可靠残疾资料。

2. 我国残疾统计的类别和分级情况　目前，我国残疾统计工作中的首要问题是如何参照以ICF为基础的标准与方法来促进数据标准化与国际接轨，规范残疾的统计口径。2011年，全国残疾人康复和专用设备标准化技术委员会发布《残疾人残疾分类和分级》，将残疾按不同类别划分为视力残疾、听力残疾、言语残疾、肢体残疾、智力残疾、精神残疾和多重残疾，每一种残疾又按照严重程度由轻微至严重分为4个等级。

我国现行的残疾鉴定仍然是经过严格医学诊断后的医学模式，所获得的伤残数据与国际比较存在差异。为服务特定情境下的伤残等级鉴定工作，国内相继制定了《工伤职业病劳动能力鉴定》和《道路交通事故受伤人员伤残评定》等多项伤残评定标准，这些标准在衡量伤残方面均缺乏统一的标准。

为了与ICF衔接，2006年第二次全国残疾人抽样调查考虑到了各类残疾在日常生活、社会参与及其他职能中的作用，并在一定程度上涵盖了ICF中的残疾评定内容；同时，包括中国健康与养老追踪调查（China Health and Retirement Longitudinal Study，CHARLS）、中国家庭追踪调查（China Family Panel Studies，CFPS）和中国健康与营养调查（China Health and Nutrition Survey，CHNS）等在内的一些全国性的调查项目也都含有对日常活动是否受限的调查，根据这些调查可以从活动受限者中筛选出残疾人，这在一定程度上体现了ICF对残疾评定的理论架构。我国应该参考国际组织的意见，在ICF框架下，开发制定或使用标准化残疾统计工具以适用不同场合和调查目的，并通过试点调查完善与推广具有国际可比性的数据收集方法，逐渐改变基于医学鉴定的残疾统计模式。目前，北京大学人口研究所/亚太经合组织健康科学研究院根据我国国情及汉语语言习惯等因素，在专家论证的基础上，制定了中文版的华盛顿小组残疾状况量表长表，为逐步掌握并理解该量表在我国的适用性奠定了基础。

（三）残疾数据和分析

可靠的残疾数据质量和多种类的数据来源，是掌握残疾人需求与满足状况必不可少的条件。由于标准的不统一，各国数据资源采用的标准不尽相同，国家间的比较、数据整合的难度很大，影响了残疾科学数据的共享和再利用。因此，加强残疾数据的整合，完善残疾统计体系是今后的重点工作。

为掌握残疾人需求与满足情况（包括教育、就业、贫困、生活质量、社会参与、公共服务以及康复需求等），监测残疾人事业发展进程，监测与评估落实联合国《残疾人权利公约》和2030年可持续发展议程需要可靠的、高质量的残疾数据。残疾统计是认识和掌握残疾人状况的基本方式和手段，也对促进残疾预防、康复和精准服务，推动残疾人社会保障体系建设，社会、经济和人口政策的制定和实施具有极为重要的意义。改革开放以来，中国残疾统计和残疾信息化的发展迅速，抽样调查和监测成为较为常见的残疾数据收集方法。中国现有的较为大型的全国代表性抽样调查和监测数据是研究我国残疾的重要基石。官方数据、传统资源以及新媒体资源等都为残疾研究提供了数据资源信息。因此，构建标准化残疾测量和可比性平台，加强数据资源共享，加强方法学研究与拓展等是残疾流行病学重点关注的方向。

我国残疾统计数据多源于持证残疾人，数据类型较为单一，人口普查中还未增加专项残疾调查内容，政府部门一些常规调查项目也极少涉及残疾。严格来说，我国几乎所有已有资料都可称为残疾人专项调查资料，但有关资料并没有向社会开放。为了完善中国残疾统计体系，一是考虑将残疾统计增加到人口普查之中，以作为其他残疾调查的基本参照标准；二是将残疾调查模块增加到全国性抽样调查之中，以比较残疾人与健康人之间的指标；三是使全国范围内残疾人的基本服务情况及需求调查得以持续开展，并不断充实和扩大残疾人基础信息数据库，以逐步获得有关残疾的更为完整的数据。

我国在全国范围内对残疾人进行过两次抽样调查。尽管第二次全国残疾人抽样调查已考虑到各类残疾在日常生活、社会参与及其他职能中的作用，体现了ICF对残疾评定的要素，但是WHO依然认为我国残疾人数据是以损伤为依据来界定残疾，残疾评定基于各科专业医生严格的医学诊断。残疾调查工作的特殊性还给常规调查工作带来挑战，主要表现在能否将其纳入人口普查体系，能否同其他微观调查整合，能否使残疾调查工作持续稳定以及残疾统计数据能否具有国际可比性等。另外，我国统计制度体系建设还不够健全，与残疾人统计有关的专门法律、法规和政策还未确立，统计口径和指标设计等方面的不同直接造成了我国残疾统计资料共享机制还没有形成，我国残疾人电子信息登记系统还未健全，关键指标聚合信息也有所不足。

由于数据来源有限，目前的残疾调查多是基于专项调查，针对单一残疾类型的描述性流行病学研究较多；研究多限于局部地区；在生命历程研究、生存分析、定性研究等方面的研究尚不多见。

（四）残疾的影响因素和防控研究

残疾人面临着生理健康、心理健康和良好社会适应能力的三重问题。关注残疾人身心健康问题，探讨其残疾的风险因素特别是社会经济因素的影响，为探讨健康差异的原因及寻找对策，是今后残疾流行病学发展的一个主要方向。

残疾的风险因素，分为遗传因素和环境因素，后者又可分为一般环境因素（如污染、病毒感染等生物因素）、社会因素、营养因素等。健康的社会决定因素（social determinants of health，SDHs）可以用来对残疾的"风险"进行分析。SDHs包含了出生、成长、生活、工作的环境等因素，受到政治、经济、文化等方面的潜在影响。公共卫生在残疾预防方面发挥着重要作用，如出生缺陷（唐氏综合征及胎儿酒精综合征等）、发育障碍（认知、听觉或视力障碍和脑瘫等）、损伤和慢性疾病（脊髓损伤、创伤性脑损伤、交通事故伤害等）的早期预防与治疗。

残疾重在预防。WHO、国际残疾预防会议等在20世纪70—80年代就明确提出残疾预防的重要性。残疾预防是从根本上减少残疾发生的重要手段，残疾预防和康复研究具有重要意义。我国残疾预防工作已取得积极进展和明显成效：传染性疾病等造成的残疾大幅减少；妇幼保健和出生缺陷预防工作的开展使先天性残疾预防取得一定成效；康复工作的开展使大量残疾人得到不同程度的康复。近年来，我国又逐步加强了慢性病、精神障碍、伤害等的防治工作，为做好疾病和伤害致残预防工作奠定了基础。但残疾预防工作依然面临严峻挑战，伴随着人口老龄化到来，残疾人规模持续增长与残疾预防机制不完善之间的矛盾依然突出。多种致残因素并存，慢性病、精神障碍、伤害等导致残疾的风险在显著增加，对致残因素"上游"的控制缺乏综合性规划，残疾预防工作体系尚不健全，残疾预防工作发展不平衡，残疾预防的科学研究与残疾预防的要求还有相当大的差距等。残疾预防和康复任重而道远。

（五）残疾人口生存质量和疾病负担

残疾通过多种途径影响人口的生存质量，关注和提升残疾人的生存质量也是社会和谐的重要标志。残疾会影响个体接受教育、参与就业、组建家庭、融入社会等机会，并且可能导致社会服务可及性、利用度和社会地位更低，生存质量更差。影响残疾人生活质量的因素有很多，包括性别、年龄、受教育程度等人口学因素，也包括残疾程度等生理因素，还包括社会对残疾人的态度、自身对残疾的认识等心理学因素，外部社会支持网络和社会文化环境也对残疾人的生存质量有不可忽视的影响。

疾病负担是指疾病（或伤害）、过早死亡对患者自身及其所在家庭、社会、国家造成的健康、经济、资源的损失，产生的对生理、心理和对社会的危害，以及对疾病结局如死亡、失能和康复等所带来的后果和影响，是对人群健康综合测量的一种方法。它通过不同指标值来衡量不同的疾病和意外伤害以及死亡给某个人群健康所带来的健康损失以及经济负担。疾病负担是一个多维的概念，从内容上疾病负担可以分为疾病健康寿命损失和疾病经济负担两部分。疾病健康寿命损失指标包括伤残调整寿命年（disability adjusted life years，DALY）和伤残调整期望寿命（disability adjusted life expectancy，DALE）。疾病经济负担按疾病对社会与人群的影响，可分为疾病的直接经济负担、间接经济负担和无形经济负担。疾病直接和间接的成本反映了疾病对社会带来的负担，如果能够减少和消除这些疾病，社会就能减少疾病成本的支出，从而获得收益，所以也可以看作一种"机会成本"。影响疾病负担的因素多而复杂，除了人口学因素，如人口增长、人口老龄化、移民等，经济、环境、气候变化、现代科学技术等因素对疾病负担都有比较大的影响。

（六）残疾轨迹谱系研究

随着中国老龄化进程的快速发展，"残疾老龄化"和"老龄残疾化"叠加效应带来的双重负担日益凸显。及时有效的残疾防控需要精准定位人群年龄、性别、区域结构中的"健康—疾病—残疾"风险，这样才能够真正实现贯穿全生命周期的早预防、早发现和早干预，以避免积累到老年时期聚集性暴发。残疾轨迹谱系研究是对人口残疾流行病学数据多层面发掘技术的融合与探索，结合了流行病学、人口学、地理学和数学等多学科研究方法，使有限数据资料的价值得到进一步开发，实现病残转归在小测量尺度上的演化轨迹和可视化表达，是对残疾流行病学研究方法的丰富和发展。同时，更加契合我国基层治理的现实需要，为国家和地方相关部门实施残疾预防、制定公共政策和优化资源配置提供有力依据。

1. 残疾轨迹谱系的定义　残疾轨迹（trajectory）是指残疾在一定时间、空间和人群中发生发展的路径。对一系列残疾轨迹资料进行系统总结与可视化处理，最终以图谱的形式呈现，则称其为残疾轨迹谱系（spectrum of the trajectory）。根据调查资料绘制残疾轨迹谱系，可以反映一定时期内，残疾在某地区某人群中的流行强度、分布特征及影响因素，从而为残疾防控提供依据。

2. 残疾轨迹谱系研究的主要问题　第一，解决残疾调查资料的连贯性问题。在常规的残疾水平描述性研究以及影响因素相关性分析的基础上，以"轨迹"为核心，全面立体地反映一定时间、空间和人群的残疾分布特征，探究全生命周期人口残疾的数量、结构、分布、发展与转归的同质性与异质性。

第二，解决残疾调查资料的全面性问题。引入空间统计分析技术等交叉学科研究方法，构建多维度、多层级残疾空间估算体系由样本推断出总体，克服数据短缺所带来的局限性，由有限的残疾调查资料得到最优化的全局估算结果，实现残疾水平在小测量尺度上的精确表达，从而更加精确地反映人口残疾的发生水平与负担情况，为残疾的精准防控及效果评价提供可靠依据。

第三，解决残疾调查资料的数据融合问题。建立全龄人口残疾数据及其相关变量数据仓库，解决人口残疾数据信息历史跨度大、来源异构性强的数据融合问题，应用于中国人口健康和残疾风险数据的精细化梯度管理；推动中国特色残疾人事业信息化建设，进一步提升残疾人口分类型发生发展的研究水平。

3. 残疾轨迹谱系研究的基本内容与方法

（1）变量筛选与数据准备：残疾不是孤立存在的，不仅由残疾人口自身的遗传、疾病和伤害等原因导致，也与其所处社会经济环境和自然环境等因素密切相关。因此，需要从多维度、多途径来收集反映残疾发生的人口特征、直接致残原因和相关危险因素作为残疾数据空间估算的重要参考依据。

根据研究对象与目的，选取残疾指标作为被解释变量。通过文献回顾、专家意见、已有知识等途径筛选并确定解释变量。在解释变量中，若对研究对象产生直接影响的变量难以直接获得，则可以通过代理变量间接反映。代理变量应满足两个条件：一是与直接因子尽量相关，可基于物理机制定性判断或基于相关分析定量选择；二是全覆盖研究区域和研究时期。将残疾指标数据及这些解释变量或代理变量数据进行地理层面的匹配和整理（如使用行政区划编码），将其纵向连接构成可供查询、统计分析和可视化的基础数据库，为建立空间估算模型体系准备空间数据基础。

（2）样本统计性质分析：由抽样点值及其他数据推算未抽样点的值，即空间插值（spatial interpolation）。抽样估值精度由总体特征、抽样方式（地点和密度）和统计模型，以及三者之间的匹配关系所决定，即空间抽样与统计推断三位一体（GB/Z 33451—2016）。

对总体特性和样本条件进行探索性分析，一般围绕解释变量相关性、空间自相关性和空间异质性进行。相关性是指两个变量的关联程度，可以采用Pearson相关系数检验。空间自相关（spatial autocorrelation）是指某空间单元属性值与其他空间单元属性值的关联程度，可用莫兰指数（Moran's I）或半变异函数判断，Moran's I值由0至1（或−1）表示空间自相关性从无到最大正相关（或负相关），Z值大小则反映其显著性。空间分层异质性（spatial stratified heterogeneity）是指过程和格局在空间分布上的不均匀性及其复杂性，即某一属性值的空间差异，可以通过地理探测器（geodetector）q值进行检验，q值从0到1反映空间异质性从无到最大。

（3）统计推断与精度评估：对样本数据的统计性质和样本条件进行检验识别后，即可选择相适配的方法，构建模型来对残疾指标样本数据进行统计推断，并在此基础上绘制轨迹谱系。一般来说，若样本数据的统计性质由解释变量相关性主导，则选择回归模型、贝叶斯层次模型等方法；由空间自相关性主导，则选择核密度（kernel density）函数、趋势面插值模型、反距离加权（IDW）插值模型、克里金（Kriging）空间插值模型等方法；由空间分层异质性主导，则选择三明治（Sandwich）空间插值模型等方法；若空间相关性和分异性均显著，则使用异质表面均值估计抽样方法（MSN）、单点面统计推断方法（SPA）等模型进行总量估算或插值。得到统计推断结果后，可通过交叉验证方法，根据预测结果与实际样本观测值计算平均绝对误差（mean absolute error，MAE）、均方根误差（root mean square error，RMSE）和决定系数（R-square，R^2）来评估模型精度。

在实际应用时，需注意根据具体的研究目的和研究对象选取恰当模型，包括上述提到的和未提到的方法，进行反复测算与精度校验并作出相应调整，以确保推断结果的合理性与逻辑性。同时，可采用全局模型融合的方法，使不同区域、不同尺度轨迹均达到最优水平，从而保证整个谱系的精确性，为追踪跨时期、跨地区、跨年龄等全人口全生命周期的残疾变化规律提供可靠依据，真正起到精准防控致残风险的作用。

（4）残疾轨迹图谱绘制：完成以上残疾轨迹的相应数据分析与处理流程，由相关调查资料估算得到总体水平，可使用R、STATA、ArcGIS等软件进行分析与可视化。

三、残疾流行病学研究方法

残疾流行病学主要是将传统的流行病学研究方法应用到残疾的研究领域，其常用的研究方法也包括描述流行病学、分析流行病学、实验流行病学和理论流行病学。流行病学研究方法包括流行病学从"描述"和"分析"两方面来体现其学科特点，这些方法在残疾流行病学中有广泛的应用。第三章将详细阐述。

1. 描述性研究　描述流行病学（descriptive epidemiology）在残疾人群中的应用是将利用残疾调查或常规监测记录获得的数据资料，按照不同地区、不同时间和不同人群特征分组，描述人群中残疾分布状况或致残的暴露因素分布情况，获得残疾三间分布特征，进一步比较分析残疾发生、发展的规律和致残原因。残疾的专门调查有现况研究（横断面研究）、生态学研究、个案调查以及暴发调查等；随着国家对残疾人健康的重视，应该设置残疾的常规记录。残疾的描述流行病学研究的用途主要包括：①为残疾研究提供病因学线索；②掌握并比较残疾和致残原因的分布情况，为残疾的防制和康复工作提供依据；③评价残疾防制策略和措施的效果。

现况研究是描述性研究中应用最广泛的一种方法，按研究目的可采取普查或抽样调查的方法。横断面研究运用到残疾人群上，就是将普查或者抽样调查运用到一定数量的残疾人群当中，采集一定时期、一定数量残疾人群的患病情况、健康状况及相关因素等数据，阐述数据分布情况、残疾患病情况及相关疾病和因素之间的联系。我国两次残疾人抽样调查均属横断面研究。

2. 分析性研究　分析性流行病学（analytical epidemiology）根据描述性流行病学的证据，进一步在所选残疾人群中观察可疑病因及该残疾和残疾对象健康状况之间的关系。包括病例对照研究和队列研究。

（1）病例对照研究：病例对照研究选择患有某种残疾为病例组，未患某种残疾但具有可比性者作为对照组。通过回顾性的调查收集相关的资料，对两组人群过去某一时期接触某一种或者某几种可疑危险因素所占比例或者水平进行测量比较，并通过对比两组人群暴露比例或者暴露水平的不同来判断暴露因素与所研究残疾有无关联以及其关联程度。如果经统计学检验结果显示两组患者差异具有统计学意义可视为暴露因素与该种残疾具有统计学联系。

（2）队列研究：队列研究在残疾人群中应用时，是将某一特定人群按照暴露及未暴露于某因素或者暴露程度分为不同亚组，例如暴露组和非暴露组，或者高水平暴露组、低水平暴露组和非暴露组，经过一段时间的随访，测量并比较不同组别中人群残疾的结局，如发病率或者死亡率等指标，以分析暴露因素与疾病或者健康结局之间有无关联以及关联程度的大小。若暴露组中残疾的发生率或者健康结局的发生率明显高于非暴露组，则推测暴露因素与结局之间可能有因果关系。利用队列研究，可以对不同暴露水平的人群进行随访，并观察和分析不同人群中残疾的发生情况，以探讨研究因素和残疾的关系。

3. 实验性研究　实验性研究包括临床试验、现场试验和社区干预试验。

（1）临床试验：临床试验在残疾人群中应用时，即凡是在残疾人中某种残疾患者/残疾人志愿者/健康志愿者都会通过使用药物的系统性研究，来验证或揭示试验药物对于被研究残疾作用、不良反应和/或试验药物的吸收、分布、代谢和排泄等情况，旨在判断试验的药物的疗效与安全性。临床试验一般分为Ⅰ、Ⅱ、Ⅲ、Ⅳ期临床试验及EAP临床试验。

（2）现场试验：又称社区随机对照试验。现场试验在残疾人群中应用时，是指在社区（或者一定区域内的人群）或现场环境下进行的试验。以社区或者现场环境下尚未患所研究的残疾的人群作为研究对象。现场试验可按照接受干预的基本单位分为社区试验和个体试验。

（3）社区干预试验：又称社区为基础的公共卫生实验。社区干预试验是在选取的社区开展的实验。在残疾人群中应用时，则是指将某个社区整体或行政区域作为基本单位，以人群为研究对象，来考核、评估某一可能防止残疾发生的预防措施或手段的实施效果。社区干预试验属于非随机对照的现场实验，所以接受干预措施的对象并非单个个体，而是社区内人群，它是一种基于社区整体群体的潜在预防残疾干预手段。也有一种情况，研究现场建立在社区内，由于现实的条件限制不能或难以将研究对象进行随机分组，因而只能进行全社区的干预。

4. 数学模型研究　在残疾人群中应用时，理论流行病学在基本摸清楚残疾疾病谱和流行病学机制的前提下，以群体中残疾、健康状况及其他相关卫生事件分布资料为线索，以数学模型为工具，深入研究该残疾的流行动态的规律、机制或不同干预措施的效果。例如，人们通过模拟残疾在不同人群中和社会经济状况下的流行规律来预测残疾的疾病负担，比较不同干预策略预防和控制残疾的效果。

残疾流行病学是一个相对较新的科学领域，涉及多学科，其特点是系统研究特定人群中残疾状况的模式、分布、决定因素和结果。残疾是一个不断发展的概念，追踪溯源残疾概念的演化、残疾的测量、残疾的分类是残疾流行病学的首要任务。残疾流行病学可以通过量化特定人群中的残疾患病率，识别降低残疾人生活质量的因素，并设计干预措施来解决这些因素，从而促进残疾人健康状况的改善。残疾概念多元、统计标准不统一、残疾风险因素众多等是残疾流行病学面临的主要困难。构建标准化残疾测量和可比性平台、加强数据资源共享、加强方法学研究与拓展，加强残疾预防和康复，专业人才培养、开展残疾轨迹谱系研究等是今后的重点研究方向。

（郑晓瑛　刘菊芬）

思考题

1. 残疾流行病学主要研究内容是什么？
2. 残疾流行病学面临哪些挑战？
3. 残疾流行病学研究方法有哪些？

参 考 文 献

［1］巴尼特，奥尔特曼. 残疾理论研究进展及学科发展方向［M］. 郑晓瑛，张国有，张蕾，等译. 北京：北京大学出版社，2013.

［2］第二次全国残疾人抽样调查办公室. 第二次全国残疾人抽样调查主要数据手册［M］. 北京：华夏出版社，2007.

［3］郭超，罗雅楠，丁若溪，等. 联合国华盛顿小组残疾/功能状况量表中文版的开发及其应用［J］. 人口与发展，2020，26（2）：124-128.

［4］联合国. 残疾人权利公约［R］. 2006年12月13日由联合国大会通过.

［5］邱卓英，李安巧，黄珂，等. 基于ICF和联合国《残疾人权利公约》对国际组织有关残疾定义及其测

量的内容研究［J］. 中国康复理论与实践，2018，10（24）：1117-1121.

［6］宋新明. 生命周期健康：健康中国建设的战略思想［J］. 人口与发展，2018，24（1）：3-6.

［7］孙计领，凌亢，白先春，等. 基于ICF的国际残疾统计研究与发展及其对中国的启示［J］. 中国康复理论与实践，2018，24（10）：1127-1132.

［8］王劲峰，廖一兰，刘鑫. 空间数据分析教程［M］. 2版. 北京：科学出版社，2019.

［9］王声涌. 我国的伤害流行病学研究亟需开展［J］. 中华流行病学杂志，1997（3）：131-133.

［10］王一然，冷志伟，赵艺皓，等. 我国康复服务供需衔接的保障机制问题分析［J］. 中国卫生政策研究，2022，15（2）：65-70.

［11］詹思延. 流行病学［M］. 8版. 北京：人民卫生出版社，2017.

［12］郑晓瑛，孙喜斌，刘民. 中国残疾预防对策研究［M］. 北京：华夏出版社，2008.

［13］中国残疾人联合会，中国残疾人康复协会. 残疾预防和残疾人康复条例课题研究报告［R］. 北京：华夏出版社，2012：3-31.

［14］卓大宏. 中国残疾预防学［M］. 北京：华夏出版社，1998：3.

［15］ELIZABETH ADAMS，GLORIA L. KRAHN，WILLI HORNER-JOHNSON，et al. Chapter 7 Fundamentals of Disability Epidemiology. Disability and Public Health［M］. Published Online：August 09，2012. American Public Health Association.

［16］LUO Y，SU B，ZHENG X. Trends and challenges for population and health during population aging—China，2015-2050［J］. China CDC Weekly，2021，3（28）：593.

［17］WHO global disability action plan 2014-2021［R］. Better health for all people with disability.

［18］WHO. International Classification of Function，Disability and Health［M］. 2001.

［19］WHO. World Report on Disability［R］. Geneva：WHO，2011：1-325.

［20］ZHENG X，CHEN G，SONG X，et al. Twenty-year trends in the prevalence of disability in China［J］. Bulletin of the World Health Organization，2011，89：788-797.

第二章

残疾的风险因素和防控

探讨残疾的风险因素，研究有效防控措施，是残疾流行病学的重要组成部分。通过监测残疾人健康状况了解现状，通过评估残疾人生活质量和功能了解残疾康复服务需求和利用，通过分析致残原因了解残疾模式及其转变，从而为相关政策的制定和管理提供依据，是公共卫生视角关注残疾的重要体现。

第一节 残疾的风险因素

残疾作为一种社会特征或者社会现象，是社会发展过程中与环境发展不相适应的一种状态，是可以通过改善环境以及提供针对服务，给予系统和政策支持，来减少健康差异和不平等。加强致残原因和残疾危险因素研究可以为社会、经济、人口、环境及残疾防控等政策制定提供重要参考。开展残疾风险因素研究非常必要。残疾的风险因素，分为遗传因素和环境因素，后者又可分为自然环境因素（包括污染、病毒感染等生物因素）、社会因素（社会经济因素、生活方式、营养因素等）。本章仅对各种因素进行总述，各类残疾的致残因素不同，在各论部分会有逐一讲述。

一、遗传因素和发育缺陷

智力残疾和言语残疾的主要致残原因为遗传性致残和发育缺陷非遗传性致残。常见的致盲遗传病包括先天性白内障、视网膜母细胞瘤、家族性遗传性视神经萎缩等；常见的致聋遗传病为先天性耳聋；常见的运动障碍遗传病包括软骨发育不全、成骨不全、进行性肌营养不良、重症肌无力等；常见的神经精神系统遗传病包括小头畸形、脊柱裂、癫痫、精神分裂症等。常见的发育缺陷包括孤独症、精神发育迟滞、脑性瘫痪、唐氏综合征等。

二、环境因素

环境因素包括自然环境因素、社会因素。残疾受到人口与社会结构变化、社会经济发展、自然环境变迁、医疗技术水平改变等综合影响。比如人口快速老龄化引起的慢性非传染性疾病所导致的残疾人口规模比例增大。

（一）自然环境因素

人类的生活离不开自然环境的给养，但是自然环境中某种元素缺乏或者过量会增加残疾发生风险。例如，碘缺乏病（如甲状腺肿大、地方性克汀病）导致的智力残疾，环境中硒缺乏导致的大骨节病以及地方性氟中毒均可引起肢体残疾。环境因素包括生物学、化学、物理学的各种天然存在的和人为的因素。

环境物理学因素包括光学致盲（如激光、红外线等）、声学致聋（如噪声性耳聋、爆炸声导致的耳聋、听力损失等）、电学致残（如雷电导致雷击伤、高压电击导致肢体坏死等）、热学致残（如冻伤、烧烫伤、低气压致残环境等）。

环境化学因素包括化学污染物致残、食源性化学中毒等。

环境生物学因素包括寄生虫、病毒等致病致残微生物。例如，脊髓灰质炎病毒导致肢体残疾；沙眼衣原体导致眼睑组织破坏、眼睑畸形以及失明等；麻风杆菌侵犯皮肤和神经系统而引起运动功能障碍和肢体畸形等残疾；脑膜炎双球菌感染导致的流行性脑脊髓膜炎未经及时治疗或用药不当，可导致耳聋、肢体瘫痪、精神发育迟滞等残疾。此外还包括，流行性乙型脑炎病毒感染会导致不同程度的肢体瘫痪、语言障碍、智力受损等残疾；孕期感染风疹病毒导致胎儿先天性残疾，婴幼儿感染麻疹常存在并发症而致残；结核分枝杆菌感染引起结核性脑膜炎、脊柱结核和骨关节结核等可导致残疾；人类免疫缺陷病毒（human immunodeficiency virus，HIV）引起的获得性免疫缺陷综合征，导致机会性感染、神经损害和恶性病变而致残。

（二）社会因素

随着残疾模式由"生物—医学"模式向"生物—医学—社会—心理"模式的转变，社会环境因素在残疾发生中的重要作用备受关注。经济水平、人口密度、文化因素、居住环境与功能、家庭环境与人际关系、经历的重大生活事件等均为致残的重要社会因素。越来越多的国内外研究显示应该从社会经济、政治背景和社会本质去分析导致不良健康状况和健康不平等的原因，包括但不限于不同国家背景下个人的社会地位，例如受教育程度、职业和收入等。

健康的社会决定因素（social determinants of health，SDH）是指那些在直接导致疾病的因素之外，由人们的社会地位和所拥有的资源所决定的生活和工作环境，以及其他对健康产生影响的因素。SDH被认为是决定健康和疾病的根本原因，它涵盖了一个人从出生、成长直至死亡的全过程以及各个阶段的全部社会环境特征，如年龄、性别、教育、收入和卫生设施等。

2005年WHO成立了健康问题社会决定因素委员会（commission on social determinants of health，CSDH），为将全球范围内造成重大健康问题的社会决定因素的证据整合在一起提供了一个平台。2008年，CSDH在来自17个国家和地区的委员带领下，发布了《用一代人时间弥合差距》报告。该报告提出政治、社会和经济因素深刻地影响了健康不平等，呼吁从健康的社会影响因素方面进行全球动员，并且确立了健康社会决定因素的概念框架和行动领域。2021年，加拿大学者提出神经功能障碍儿童及家庭的SDH概念框架，从生态社会的角度为未来的研究和政策制定提供了策略，这些研究和政策不仅与儿童和家庭相关，也与康复、社会和健康正义以及儿童、残疾和多样性权利方面有关，为指导康复实践，以实现儿童、青年及其家庭生活的社会变革提供了思路。但是，我国尚未建立起本土化的SDH概念框架，与西方国家相比，我国的社会经济、文化等宏观层面存在显著差异，家庭文化与支持、宗教信仰及卫生服务利用模式等微观层面也存在显著差异，因此，基于我国国情构建健康社会决定因素概念框架，有待进一步研究。

社会经济条件对于健康的重要性早已被公认。健康上的社会经济不平等几乎体现于全生命周期，从出生（如新生儿状况、婴幼儿死亡率）到职业人群（如心血管疾病、意外）再到老年（如功能性残疾），社会经济地位（social economic status，SES）越低，过早死亡风险越高。在健康地位中的社会经济不平等不仅是一种贫穷的阈值效应，更表明在SES的等级制度中，在健康方面存在着一种"梯度"，例如家庭收入、财富、教育或者职业排名上的水平越高，患病和死亡的风险就越低。在任何一个时期，更高SES的个体和群体都更有可能掌握并且利用更多的资源（如知识、财富、威望和权力）去维护其健康。

1. 受教育程度与残疾　我国第二次全国残疾人抽样调查结果显示，残疾人口中，大部分为农村人口，存在普遍受教育程度较低的特征。残疾人文盲率高，受教育程度以中小学为主。我国15岁及以上残疾人的文盲率为43.3%。

尽管世界各国对受教育程度的测量不同，但是教育影响健康和残疾是不容忽视的。教育影响残疾发生的机制包括：①教育是职业选择的入口，随着受教育程度的提高，伴随而来的是更安全的工作、更高的收入以及更高的健康潜力。②教育可以影响健康素养，教育可以传达与预防疾病或延缓疾病发病后残疾和死亡有关的信息。③识字和算术可能帮助个体做出健康的选择。例如，通过智力相关休闲活动可以防止老年痴呆，在神经损伤后进行认知重塑。教育可以促进终生参与具有挑战性的认知活动，反过来又可能增加健康状况改善的机会。④在学校度过的时间，能够同时减少从事其他可能损害健康活动的时间。例如，吸毒和酗酒、犯罪行为、性活动或在对身体有害的情况下工作。⑤教育可以通过增加个体社会支持（如有更可能遇到受过良好教育的配偶、朋友和熟人的机会），从而改善长期的健康状况。

2. 经济状况与残疾 来自许多不同环境和人群的研究证据表明，更高的收入和财富与更健康的身体有关。社会流行病学家常把这种相关的机制解释为反映了收入与健康的因果关系：较高的收入可以使人们更好地获得导致良好健康状态的手段，包括更好的居住条件、营养、交通工具，更好地获得医疗保健以及其他形式的健康消费等。此外，这种关系可能由于健康状况不佳影响人们的生活能力，从而减少收入和财富积累。

社会经济地位较低的人，尽管期望寿命较短，但残疾发生的时间较长，可能与物质环境（低收入）、儿童时期的环境（父亲是体力劳动者）和超重肥胖等因素有关。对15个欧洲国家2010—2014年间基于登记的死亡资料和基于调查的残疾和风险因素数据分析发现，低学历者的残疾年数高于高学历者，大多数危险因素在低学历人群中更为普遍。归因分析发现低收入、超重肥胖、父亲是体力劳动者对男性而言，增加带残期分别为1.0年、0.6年和0.7年，对女性分别是1.4年、1.2年和0.9年。

3. 伤害与残疾 伤害（injury）指由于无意或有意制造的事件或因素所引起的损伤或伤害。无意伤害包括交通意外、坠落、烧伤、烫伤、中毒、电击伤，以及自然灾害造成的损伤。有意伤害包括人为的、蓄意的暴力性伤害。从不同类型残疾来看，在肢体残疾中创伤及意外伤害致残的比例远高于其他类型的残疾。

意外伤害可能造成永久性残疾或早亡，增加疾病负担。意外伤害影响人类生命安全和健康的问题逐渐受到重视。结合我国两次全国性残疾人抽样调查以及近年关于伤害致残调查发现，随着社会经济的发展，意外伤害致残规模增大、比例上升，由9.16%（1987年）上升至15.59%（2006年）；致残原因发生变化，中毒类伤害致残占比大幅下降，工伤、交通事故类伤害致肢体残疾的比例大幅上升；地区之间呈现出较大的差异，中西部意外伤害致残的比例升高，主要是劳务输出大省的工伤数量大幅增加，以及煤矿事故致残疾人数增多等原因所致。另外，农村意外伤害致残比例较高，一是感知器官、智力因伤害致残的比例较高，二是外出务工人员受伤害致残者返回农村人数增多所致。

总之，残疾人所面临的健康差异与复杂的个人、社会和环境因素有关，这些因素往往会共同影响残疾人的功能、参与和健康状况。虽然残疾本身会损害一个人的日常功能，但更多的不利因素存在于社会环境中，如低就业率、住房和交通困难、医疗需求与供给的矛盾、社区环境、暴力和歧视等。

第二节　残疾的防控

残疾重在预防。残疾的防控要立足全生命周期，尤其需要关注孕产期、儿童期、老年期等重要时期。妇幼人群是残疾预防的特殊人群，在全生命周期防控中占据重要位置。

一、全生命周期防控

残疾流行病学涉及多学科，加强流行病学在残疾研究中的应用是今后的发展趋势。残疾受到来自人口结构变化、社会经济发展、自然环境变迁、医疗技术水平改变等方面的综合影响，需要从全生命周期角度关注残疾的预防和控制。从全生命周期角度而言，残疾可以发生于任何时点，包括先天残疾和后天（获得性）残疾。在整个生命周期中，残疾人群都会历经残疾种类次生、等级加深和原因繁杂等风险的累积，随着风险数量增加和持续时间拉长，会导致残疾人群遭受"累积损害"；而且残疾本身是一种难以逆转的状态，具有较强的"人口惯性"，即使在良好的残疾防控措施下，残疾人口在较长时间内仍然保持增长。

残疾流行病学研究提出残疾分类预防和控制的规划、策略，为政府预防和控制人口生命周期残疾发生的政策提供分阶段、分类型的科学依据。在中国，由于人口转变的时间短、规模大等问题，人口结构呈现出生育率较低、老龄化速度加快的现象。虽然生育率的下降以及医疗健康水平的提升，一定程度上降低了出生缺陷的比例，但是人口的迅速老龄化，慢性非传染性疾病所导致的残疾人口比例增大。因此，厘清残疾的致残原因非常必要，能够为社会、经济、人口、环境及残疾防控等领域的政策制定提供重要参考。

2017年，国务院为构建对残疾人群的全生命周期防控，主要针对残疾儿童、城乡贫困残疾人和重度残疾人群颁布了《残疾预防和残疾人康复条例》（以下简称《条例》）。面向人群如何在整个生命周期中预防残疾，《条例》第十条明确了残疾预防的基本原则："残疾预防工作应当覆盖全人群和全生命周期，以社区和家庭为基础，坚持普遍预防和重点防控相结合。"这一基本工作原则是对国内外既往残疾预防工作成功经验的高度总结。许多研究结果显示生命历程观点在健康促进和提高人口健康功能水平中发挥着重要作用。树立全人群、全生命周期理念，在全生命周期内对残疾进行预防，有利于在生命各阶段避免和减少残疾的发生。

二、特殊人群防控

（一）儿童

儿童健康关乎一生的健康状况。美国于1998年提出"特殊保健需求儿童"（Children with Special Health Care Needs，CSHCN）概念，其定义为"长期患有身体、发育、行为或情绪疾病的儿童，其需要的健康和相关服务的类型或数量超出了儿童的一般需求"；并于2001、2005/2006、2009/2010、2011/2012年开展了全国CSHCN和部分地区调查，2016年以后与全国儿童调查（National Survey of Children's Health）合并。CSHCN筛选标准包括：①需要或使用处方药；②与其他儿童相比，超出常规使用医疗、心理健康或教育服务；③日常活动限制；④需要或使用专业疗法；⑤需要或使用情绪、发育或行为方面的治疗或咨询。调查结果显示，美国特殊保健需求儿童的患病率为12.8%～19.3%。我国目前尚缺乏对这一领域的相关研究。

CSHCN包含多种健康状况的儿童群体，有复杂医疗需求的儿童（children with medical complexity，CMC）是其中重要的部分。CMC框架考虑并区分了特定疾病状况（如先天性异常）和非特定疾病状况（如与健康相关的生活质量、心理健康以及家庭和护理者的功能）。鉴于CSHCN的复杂性及其识别和护理相关因素的多样性，加强残疾与CSHCN研究有助于建立更有效的公共卫生监测方法和项目，加强该人群的社会决定因素研究是今后有待开展的方向。

残疾儿童既是正在生长发育中的儿童，又是有特殊困难的儿童，面临着生理、身体结构以及社会适应能力等方面的缺陷。残疾儿童随年龄增长，器官、功能、身心发展的基本规律与健全儿童一致，在感知觉、记忆、语言、想象、思维、认知、情绪、情感以及意志活动的发生与发展过程中，同样遵循由简到繁，由不完美到逐渐完善的普遍规律，残疾可能对儿童身心发展的速度和水平产生影响，但无法阻止孩子身心发展，所以在教育教学的过程中要先将各种残疾儿童看作成长中的孩子，然后在同情和尊重的前提下，充分了解他们的特殊性并进行特殊教育。

美国卫生和公众服务部、教育部于2015年9月15日联合发布了《残疾儿童融入早期儿童项目政策声明》(Policy Statement on Inclusion of Childhood with Disabilities in Early Childhood Programs)，指出一方面应把残疾儿童和非残疾儿童放在相同的情境下，有意识地鼓励他们积极参加学校活动和社交活动，并采取个性化方案调动他们的积极性；另一方面应通过循证服务来促进残疾儿童全面发展（包括认知、生理、言语、交流、行为及社会情感等），以帮助他们与同伴构建良好的人际关系，并确立社会归属感。

促进残疾儿童健康发展是一项重要的全球公共卫生议题，是联合国《残疾人权利公约》和《儿童权利公约》关注的重要问题之一。全面康复是促进残疾儿童健康发展的重要途径，主要包括医疗康复、教育康复、职业康复、社会康复和工程康复及其他康复服务。2006年我国0～14岁的残疾人口为387万人，占全部残疾人口的4.66%，残疾儿童作为其中更为弱势的人群，他们的生存权、康复权、教育权、发展权等基本权利应该得到更有效的保障与改善。

我国目前通过《母婴安全行动提升计划（2021—2025年）》《健康儿童行动提升计划（2021—2025年）》和出生缺陷防治能力提升计划等"三提升"计划和生殖健康促进行动、母乳喂养促进行动等"两促进"行动，积极促进儿童健康发展。出生缺陷是婴儿死亡和残疾的主要原因。近年来国家不断加大医疗卫生事业投入，完善出生缺陷防治体系，从"生命起点"开始为儿童健康"把好关"。出生缺陷防治能力提升计划将进一步从三级预防、四道关口做起。特别是在一级预防中进一步做好婚前医学检查、孕前优生健康检查，在二级预防中着力提升产前筛查和产前诊断能力，在三级预防中加强新生儿疾病筛查和早期干预及康复服务能力提升。

（二）妇女

尽管女性在社会经济发展中扮演着越来越重要的角色，但残疾妇女仍然面临着严重的健康和社会不平等，包括从疾病预防、孕前健康、计划生育到妊娠和产后健康，在性和生殖健康等方面存在差异。

全球约有4.5亿残疾女性，残疾女性和其他人群相比更有可能陷入贫困。2006年第二次全国残疾人抽样调查显示，我国残疾女性为4019万人。几乎没有一个国家把残疾女性当作一个特殊人群，从而专门为她们制订就业计划。在很多国家残疾人的失业率高达95%，即使在工业化国家残疾人的失业率也会高达55%～75%，在失业人口当中，残疾女性占绝大多数。残疾与性别密切相关，不仅涉及残疾，而且涉及社会包容性、经济地位以及受歧视程度。

针对女性和残疾特征开展相应防控工作要建立在性别平等的基础上。例如，通过互联网、科技手段实现就业。互联网的平等对于残疾人就业有着深远的意义，它使残疾人和其他人能够在同样的技术手段和途径下获得信息、享受服务。充分的信息资源共享为残疾人平等地参与社会活动和就业提供了有力的保证。

1. 孕前健康　孕前健康（preconception health）是指怀孕前妇女的健康和福祉。与无残疾的女性相比，残疾女性更有可能肥胖、抑郁、吸烟、锻炼少，导致不良妊娠结局的风险更大。

2. 计划生育和避孕　计划生育和避孕（family planning and contraception）也是残疾女性面临的重要问题。残疾女性对亲密关系和家庭的渴望可能被低估，对避孕的需求也可能被低估。一项大规模的系统综述发现受医生的消极态度、身体和沟通障碍以及缺乏有效的书面材料等因素影响，多数智力、身体和感官残疾的妇女缺乏避孕知识和避孕方法。听力残疾、智力残疾女性对避孕方法的了解程度低于非残疾女性。与无残疾女性相比，残疾女性更有可能使用永久性避孕方法。残疾与使用长效避孕措施关系提示，有待进一步对避孕方法和使用差异的原因进行研究，其中至少涉及对生殖保健服务（包括避孕服务）的持续获得存在障碍。

3. 孕产期护理和妊娠结局　残疾女性的孕产期护理和妊娠结局（pregnancy care and outcomes）也值得研究者关注。多数残疾女性与无残疾女性怀孕的概率并没有太大差别，但是在孕产期保健服务需求却显著低于无残疾者。与无残疾女性相比，残疾女性因怀孕而患病和死亡的风险更大。系统回顾发现，有残疾的女性在怀孕期间患高血压疾病的风险显著增加，更有可能剖宫产。总的来说，对残疾妇女的怀孕经历、孕产妇和新生儿不良结局的因素研究有限，特别是获取调查数据和准确分类残疾的方法有限，不利于建立更强大的证据库，无法为临床实践和政策提供可靠信息。

导致以上现象的原因包括残疾孕妇可能对怀孕的相对风险产生错误的担忧、缺乏标准医疗指标、无法使用相应的设备、无法参加相应的妊娠和分娩课程、缺乏相关从业者的指导。目前，相关的医疗保健系统尚没有针对不同类型残疾妇女具体需求的实践指南或建议，可能进一步减少残疾妇女获得循证的生殖和孕产保健的机会。

4. 产后健康 研究残疾妇女产后身心健康（postpartum health）的潜在威胁是一个新兴的调查领域。分娩后一年是妇女及其婴儿生活中的一个关键时段。怀孕和分娩、照顾新生儿以及产生的身体变化和情感需求可能会增加健康问题和产后抑郁症的风险。残疾人历来被排除在传统的心理健康研究之外。目前关于残疾女性产后抑郁症患病现状的研究较少。研究显示，与非残疾女性相比，残疾女性患产后抑郁症的可能性增加。此外，与非残疾女性相比，患有碘缺乏病的妇女在分娩后42天内更容易接受急诊和精神科的服务，产后抑郁症可能使女性更容易出现后续的行为健康问题，对母婴关系产生负面影响，并给女性的伴侣和家庭带来压力。此外，产妇抑郁症也增加了就业、贫困的风险。因此，对残疾女性提供产后指导和全面、协调的产后护理尤为重要。

（三）老年人

残疾是一个涉及损伤、环境和社会关系变化的复杂过程，随着增龄出现行动不便、跌倒、听力下降或其他残疾的发生率增加，并且对女性的影响尤为严重。面对快速增长的人口老龄化，老年残疾成为最令人担忧的问题之一，这不仅是老年人面临的挑战，也是老年学领域研究者和公共政策制定者面临的挑战，亟须引起广泛关注。

1. 老年残疾分类 老年残疾包括不同的状况，一方面是残疾老年人（aging with a disability，残疾人进入老年期），另一方面是老年残疾人（aging into disability，进入老年以后获得的残疾）。随着医疗保健和技术的进步，越来越多的残疾人能够进入老年。尽管残疾老年人和老年残疾人可能有相似的功能障碍，但在整个生命过程中的经历轨迹是不同的。二者的显著区别在于这两类人的经历可能有很大不同——部分原因是残疾老年人在健康以及成年后的社会和经济地位方面所经历的累积不平等。就早年失聪个体而言，其得到的社会支持贯穿整个生命过程中。然而，在晚年出现听力损失的人缺乏前期的支持，缺乏与听力障碍社区成员间的文化认同。老年残疾的老年人需要在更短的时间内克服障碍，并且可能仅通过其医疗保健提供者获得建议。此外，有运动相关障碍和行动不便的人不太可能接受癌症筛查和其他预防性健康服务，部分原因是医疗机构内部或前往医疗机构的物理障碍。鉴于这些挑战，老年残疾人在健康方面可能比非残疾老年人处于劣势。因此，制定有效的策略来解决老年残疾人的独特需求，需要从个人层面到更大的社会背景等多个层面进行综合考虑，也需要关注医疗保健的获取、技术和支持，以及社区和环境背景的作用等关键问题。

健康老龄化过程中，残疾人需要得到增龄相关残疾的支持，包括但不限于技术支持、自然环境支持和社区支持。

老龄残疾经历复杂程度和异质性均较高，随着年龄的增长，不同个体的健康状况会有很大差异。但无论条件如何，残疾过程本质上是损伤与个体在整个生命过程中社会和环境背景之间的动态相互作用。

2. 残疾和健康老龄化　健康和功能是密切联系在一起的。身体健康程度通常会随着年龄和残疾严重程度而降低。对于残疾人来说，如果他或她不再能够独立进行日常生活或保持积极的健康行为，就会迅速导致健康和功能下降。

个体和环境因素都会影响残疾老年人的健康状况。个体因素包括遗传、家族史和生活方式风险因素，如饮食、锻炼和吸烟以及定期使用预防保健服务；沟通能力和解决问题的能力；性别、种族、教育和收入等因素。环境因素包括周围的人的知识和态度，如家人、朋友、社交网络、医疗保健提供者和其他处于权威地位的人；居住环境质量、空气质量、犯罪和水安全；建筑环境的可及性，包括出行的难易程度。

老年残疾即老年人与残疾人的交叉群体。根据第二次全国残疾人抽样调查数据推算，老年残疾率是总人口残疾率的3.85倍，60岁及以上的残疾人口为4416万人，占全部残疾人口的53.24%；65岁及以上的残疾人口为3755万人，占45.26%。老年残疾人数的增长已经成为我国残疾人数变化的主要原因，伴随着人口老龄化的发展，残疾人口的老龄化仍将更加明显。因老致残是老年残疾的主要原因。老年残疾人对教育、就业等并没有很多需求，对他们而言，更加重要的是得到经济支持、医疗服务、生活照料以及情感支持等。

三、残疾的三级预防

每个人都有发生残疾的风险，残疾预防对个人健康、家庭幸福以及社会发展具有重大意义。残疾预防是从根本上减少残疾发生的重要手段。1981年《世界卫生组织残疾预防与康复专家委员会报告》对残疾的三级预防进行了定义，即"残疾预防涉及各种预防措施，旨在减少残损的发生（一级预防）、限制或逆转由残损引起的残疾（二级预防）和防止残疾转变成为残障（三级预防）"。一级预防是指通过健康教育和健康促进、免疫接种、合理营养、减少致残性疾病和伤害的危险因素减少残损的发生；二级预防是指通过早发现、早诊断、早治疗及控制危险因素等措施防止残损发展成为残疾或逆转由残损引起的残疾，降低致残性疾病和意外伤害等的致残作用，减少和推迟残疾的发生；三级预防是指通过积极康复等措施防止残疾发生后出现更严重的残障。

我国政府高度重视残疾预防工作。1953年中国盲人福利会成立，1956年中国聋哑人福利会成立，1960年两会合并组成中国盲人聋哑人协会。1982年联合国大会通过了《关于残疾人的世界行动纲领》，宣布1983—1992年为"联合国残疾人十年"，增强了全社会对残疾人和残疾人问题的关注。1984年3月15日，中国残疾人福利基金会应时而生，秉承"弘扬人道，奉献爱心，全心全意为残疾人服务"的宗旨，为中国的残疾人事业做了一系列开创性、基础性的重要工作：建立中国第一个残疾人康复研究中心，推动《残疾人保障法》的制定与实施，完成首次全国残疾人抽样调查，组建中国残疾人联合会，启动"集善工程"等一批帮扶贫困残疾人群体的公益救助项目。

我国于2016年首次出台《国家残疾预防行动计划（2016—2020年）》，初步形成政府主导、多部门协调联动、社会共同参与的残疾预防工作格局，残疾预防法规政策得到进一步完善，有效落实了遗传和发育、疾病、伤害致残防控及残疾康复服务等工作，残疾预防工作成效显著。

2017年国务院颁布实施《残疾预防和残疾人康复条例》，指出"残疾预防是指针对各种致残因素，采取有效措施，避免个人心理、身体结构上某种组织功能的丧失或者异常，防止全部或部分失去参与社会活动的能力"。包含三层含义：第一，针对各种如遗传、发育、疾病、意外伤害等的常见致残因素；第二，针对这些致残因素采取有效措施，诸如医学、社会、教育等方面措施；第三，残疾预防最后应达到两个目的，即"避免身体结构和功能的丧失或异常"以及"防止正常参与社会活动的能力丧失"。残疾预防坚持"以人为本、从实际出发"原则和"预防为主、预防与康复相结合"方针，立足社区，坚持普遍预防和重点预防相结合的方法；残疾预防工作应当覆盖全人群和全生命周期，以社区和家庭为基础，坚持普遍预防和重点防控相结合。

2020年，国务院办公厅印发《国家残疾预防行动计划（2021—2025年）》（以下简称《行动计划》）。明确了"十四五"期间，应进一步加强残疾预防，有效有序地在残疾预防知识普及、出生缺陷和发育障碍致残防控、疾病致残防控、伤害致残防控、康复服务促进五大行动领域开展残疾预防活动（表2-1）。《行动计划》指出，我国的残疾预防工作坚持以人民为中心的发展思想，贯彻预防为主的方针，以基层为重点，以改革创新为动力，将残疾预防融入经济社会发展各领域，全民动员、科学施策、依法推进，提高全社会残疾风险综合防控能力，有力保障人民群众生命安全和身体健康。我国残疾预防工作特点包括政府主导、社会共同参与、多部门协作、个人素养提高等多层次推进，全人群全生命周期的三级预防策略，健康教育、系统连续的筛查、诊断、治疗、康复一体化服务等多管齐下的综合策略。残疾预防知识、行为和能力建设是重点，共建共享是根本，早期干预是关键，全社会形成合力重视残疾预防工作。

表2-1 《国家残疾预防行动计划（2021—2025年）》主要行动

行动/具体工作任务	残疾预防知识普及行动	出生缺陷和发育障碍致残防控行动	疾病致残防控行动	伤害致残防控行动	康复服务促进行动
1	建立完善残疾预防科普知识资源库	加强婚前、孕前保健	加强慢性病致残防控	加强安全生产和消防安全监督管理	加强康复医疗服务
2	加强重点人群残疾预防知识普及	做好产前筛查、诊断	加强社会心理服务和精神疾病防治	加强道路交通和运输安全管理	保障残疾人基本康复服务
3	组织实施重点宣传教育行动	加强儿童早期筛查和早期干预	加强传染病及地方病致残防控	加强儿童伤害和老年人跌倒致残防控	加强长期照护服务
4			加强职业病致残防控	提高防灾减灾能力	提升无障碍设施建设水平
5				加强农产品和食品药品安全监管	
6				保障饮用水安全和加强空气、噪声污染治理	

　　在政府日益重视和全社会共同努力下，我国系统的残疾预防工作已取得积极进展和明显成效。传染性疾病、营养不良、药物中毒等病因所导致的残疾大幅下降；妇幼保健和出生缺陷预防工作的开展使先天性残疾预防取得一定成效；康复工作的开展及白内障复明、低视力康复、聋儿听力语言训练、肢体残疾矫治手术及康复训练、智力残疾儿童康复训练、辅助器具评估适配及普及型假肢安装等重点康复工程的实施使大量残疾人得到不同程度的康复。近年来，我国又逐步加强了慢性病、精神障碍、伤害等的防治工作，为做好慢病和伤害致残预防工作奠定了基础。随着社会经济的飞速发展与大众生活水平的提高，残疾的预防和康复工作日益凸显。尽管医学科学技术的发展使得残疾检出率不断提升，但社会环境急速变化，残疾预防的形势依然严峻，传统的因病致残因素尚在，新发疾病的危害不容忽视，精神心理健康问题备受关注。

　　我国政府一贯重视残疾预防和康复工作，在《中华人民共和国残疾人保障法》中明确规定国家有计划开展残疾预防工作。1992年，"国际残疾人日"确立。2017年6月，国务院正式批准将每年的8月25日设立为我国"残疾预防日"。自设立起每年制定一个"残疾预防日主题"，历年残疾预防日主题见表2-2，强调残疾预防要尽早重视，通过普及残疾预防知识，提高自我防护力，为提高出生人口素质，享受健康人生，建设健康中国助力。

表2-2　我国历年残疾预防日主题（2017—2022年）

年份	主题
2017	推进残疾预防，建设健康中国
2018	残疾预防，从我做起
2019	残疾预防，从生命源头做起
2020	残疾预防，从儿童早期干预做起
2021	加强残疾预防，促进全民健康
2022	普及残疾预防知识，建设"健康中国"

与此同时，残疾预防工作依然面临严峻挑战，残疾人规模持续增长与残疾预防机制不完善之间的矛盾依然突出。我国正处于人口老龄化、工业化、城镇化进程中，慢性病、精神障碍、伤害等的致残风险呈上升趋势，出生缺陷和发育障碍等致残尚未得到有效控制，残疾预防的法律法规尚不健全，对致残因素"上游"的控制缺乏综合性规划；政府相关部门之间缺乏有效的协调机制，致使不少残疾预防策略和措施难以落实；残疾预防工作体系尚不健全，残疾预防经费不足，人才队伍建设亟须加强；残疾预防知识和信息传播的针对性和效力不够，公众预防意识和参与能力有待提高；残疾预防工作发展不平衡，地区之间、城乡之间存在显著差异；残疾预防的科学研究与残疾预防的要求还有相当大的差距。重视残疾预防和康复是我们共同的目标，努力实现残疾人"人人享有康复服务"任重而道远。关注残疾人的健康问题及健康服务利用，重视残疾预防，加强残疾康复，推动我国残疾人事业的健康发展，推进实现残疾人美好生活，不断提升所有残疾人的获得感、幸福感和安全感，将是今后要努力的方向。

WHO于2001年出版ICF，着重指出应从身体、心理、社会三个维度评估个体康复结局，而社会参与作为一种社会维度的康复结局指标逐渐在世界范围引起学者们的重视。社会参与在ICF中被定义为："对生活情景的参与，即个体在社会环境中利用社会资源，通过参与自我选择的活动，来与其他人直接或者间接地互动，从而充当相应的社会角色、发挥社会功能，并在疾病（或功能不全）状态中实现其价值的社会行为。"随着社会经济发展，无障碍设施的完善、数字时代的便捷，这些都给残疾人的社会参与带来了契机。但与此同时，也面临相应的挑战，例如数字素养导致的数字分化和极化，贫困地区残疾人特别是老年残疾人的社会参与仍面临巨大的困难。

（刘菊芬　郑晓瑛）

思考题

1. 残疾的风险因素包括哪些？
2. 概述残疾的社会影响因素。
3. 残疾防控的总体思路和具体举措包括哪些方面？

参 考 文 献

［1］段棣飞，马登艳，陈懿，等. 健康社会决定因素概念框架及其运用在卫生保健领域的研究进展［J］. 中国健康教育，2021，37（2）：145-148.

［2］刘宇蛟，李春辉，李佳鑫，等. 成人大骨节病患者肢体残疾病情调查［J］. 中华地方病学杂志，2020（11）：810-814

［3］王灏晨，陈功，李宁，等. 我国伤害致残模式转变综述——基于全国残疾人抽样调查数据［J］. 残疾人研究，2014（1）：35-41.

［4］ANDRIACCHI R. Primary care for persons with disabilities. The internal medicine perspective［J］. Am J Phys Med Rehabil，1997，76（3 Suppl）：17-20.

［5］BIEL F，DARNEY B，CAUGHEY A，et al. Medical indications for primary cesarean delivery in women with and without disabilities［J］. J Matern Fetal Neonatal Med，2020，33（20）：3391-3398.

［6］BROWN HK，KIRKHAM YA，COBIGO VY，et al. Labour and delivery interventions in women with intellectual and developmental disabilities：a population-based cohort study［J］. J Epidemiol Community Health，2016，70（3）：238-244.

［7］CLARKE P，LATHAM K. Life course health and socioeconomic profiles of Americans aging with disability［J］. Disabil Health J，2014，7（1 Suppl）：15-23.

［8］COHEN E，KUO DZ，AGRAWAL R，et al. Children with medical complexity：an emerging population for clinical and research initiatives. Pediatrics，2011，127（3）：529-538.

［9］FILIPE AM，BOGOSSIAN A，ZULLA R，et al. "Developing a Canadian framework for social determinants of health and well-being among children with neurodisabilities and their families：an ecosocial perspective［J］. Disabil Rehabil，2021，43（26）：3856-3867.

［10］HAYNES RM，BOULET SL，FOX MH，et al. Contraceptive use at last intercourse among reproductive-aged women with disabilities：an analysis of population-based data from seven states［J］. Contraception，2018，97（6）：538-545.

［11］HORNER-JOHNSON W，MOE EL，STONER RC，et al. Contraceptive knowledge and use among women with intellectual，physical，or sensory disabilities：A systematic review［J］. Disabil Health J，2019，12（2）：139-154.

［12］LONG-BELLIL L，MITRA M，IEZZONI LI，et al. Experiences and unmet needs of women with physical disabilities for pain relief during labor and delivery［J］. Disabil Health J，2017，10（3）：440-444.

［13］MATTSON G，KUO DZ. Psychosocial Factors in Children and Youth With Special Health Care Needs and Their Families［J］." Pediatrics，2019，143（1）.

［14］MITRA M. Postpartum Health of Women with Intellectual and Developmental Disabilities：A Call to Action［J］. J Womens Health（Larchmt），2017，26（4）：303-304.

［15］MITRA M，CLEMENTS KM，ZHANG J，et al. Disparities in Adverse Preconception Risk Factors Between Women with and Without Disabilities［J］. Matern Child Health J，2016，20（3）：507-515.

［16］MITRA M，PARISH SL，CLEMENTS KM，et al. Antenatal Hospitalization Among U. S. Women With Intellectual and Developmental Disabilities：A Retrospective Cohort Study［J］. Am J Intellect Dev Disabil，2018，123（5）：399-411.

［17］MOSHER W，BLOOM T，HUGHES R，et al．Disparities in receipt of family planning services by disability status：New estimates from the National Survey of Family Growth［J］．Disabil Health J，2017，10（3）：394-399．

［18］NUSSELDER WJ，VALVERDE JR，BOPP M，et al．Determinants of inequalities in years with disability：an international-comparative study［J］．Eur J Public Health，2021．31（3）：527-533．

［19］ROTAROU E，SSAKELLARIOU D．Depressive symptoms in people with disabilities：secondary analysis of cross-sectional data from the United Kingdom and Greece［J］．Disabil Health J，2018，11（3）：367-373．

［20］SMELTZER SC，MITRA M，LONG-BELLIL L，et al．Obstetric clinicians' experiences and educational preparation for caring for pregnant women with physical disabilities：A qualitative study．［J］Disabil Health J，2018，11（1）：8-13．

［21］TARASOFF LA，RAVINDRAN S，MALIK H，et al．Maternal disability and risk for pregnancy，delivery，and postpartum complications：a systematic review and meta-analysis［J］．Am J Obstet Gynecol，2020，222（1）：e21-27，e32．

第三章

残疾流行病学数据来源和研究方法

残疾流行病学的基本任务是揭示残疾的流行状况和人群分布，并据此找出致残的原因和风险因素以提供残疾预防及干预的措施。实现这一系列基本任务离不开几个关键的环节：对残疾进行科学的测量，开展科学合理的流行病学研究设计，对具有复杂因果关系的致残因素进行科学推断。目前残疾流行病学方兴未艾，国际上初步形成了测量残疾的基本框架，但是还需要各国实践并不断完善；此外，针对复杂残疾病因推断缺少循证依据，其研究也有待丰富，这也将是未来研究的热点。

在确定残疾相关研究问题后，应进行缜密而完备的科研设计。观察法、实验法、理论法是流行病学的三种研究范式。在残疾流行病学中，较常用的是观察法，具体包括描述性研究和分析性研究。

第一节　残疾流行病学数据来源

收集残疾数据是开展流行病学研究必不可少的重要环节，残疾统计的数据来源可以是开展研究设计调查而来的数据，也可以利用现有的统计数据。

一、残疾人抽样调查

我国目前已经开展了两次全国性残疾人抽样调查，为了解我国残疾现状及其变化提供了重要依据。

我国第一次全国残疾人抽样调查，是经国务院批准，由民政部、卫生部等十个部门组织并在全国范围内实施的残疾人专项调查。其标准调查时间是1987年10月1日零时起，在全国29个省、自治区、直辖市调查了157.9万人，占全国人口的1.5‰，统计出各种残疾人77 434人，占调查总人数的4.9%。

我国第二次全国残疾人抽样调查始于2006年4月1日，现场入户调查于5月31日结束。

其间有738个调查队，2万余名调查员、近6000名各科医生及5万多名陪调员对全国31个省、自治区、直辖市的近77.2万户人家就残疾人口数量、性别、年龄、残疾等级构成及教育、就业和社会保障等方面进行了调查。截至2006年4月1日，全国各类残疾人为8296万人，占全国人口的6.34%。

二、残疾人监测数据

残疾数据监测与统计是开展残疾流行病学研究的重要基础。当前，我国残疾统计已经粗具体系，形成了包括全国性抽样调查、监测调查、持证残疾人和暂未持证残疾儿童的服务状况与需求调查、持证残疾人服务状况与需求情况的动态更新等多个残疾专项数据库在内的全国残疾人口基础数据库（图3-1），为残疾研究提供了重要的数据保障。为及时动态掌握残疾人口变化情况，全国残疾人状况监测系统应运而生，该系统由中国残联与国家统计局、民政部，以及国家卫生计生委共同建立。2007—2014年，我国运用该系统，在全国开展残疾人状况及小康进程监测调查。该项工作可以说是监测指标比较丰富的残疾人专项调查，该项调查于2014年终止。

按照《国家残疾预防行动计划（2016—2020年）》，我国在该阶段有计划地加强收集、分析和研究与残疾预防相关的基础信息，建立统一的残疾报告制度，并且利用互联网、物联网等技术，提高大数据利用能力，动态监测出生缺陷、慢性病、意外伤害、环境污染、食品药品安全等重点领域，及时发布预警信息。因此，残疾监测数据是残疾人口统计的数据来源之一。

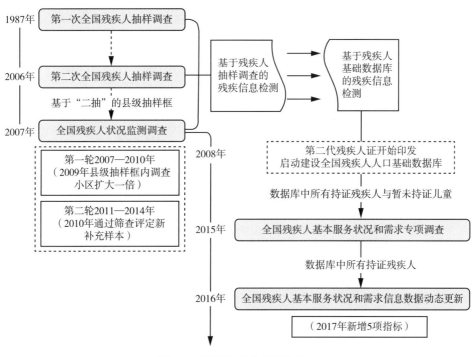

图3-1 我国专项残疾调查体系

当前，残疾报告制度正逐步纳入全国性、地区性的残疾防控工作实践中。残疾报告制度是我国残疾人口健康治理的重点对策之一，在发展过程中，逐渐形成了政府主导，卫生、残联、应急、交通、教育、公安等多部门联动的工作模式。重视残疾筛查、诊断、评定、治疗、康复的全面性及各环节之间的衔接效率，体现了全人口、全生命周期、以预防为中心、防控并重、康复前置等残疾防控工作的基本原则（图3-2），凸显了多领域合作、多学科交叉对于残疾流行病学的重要意义。

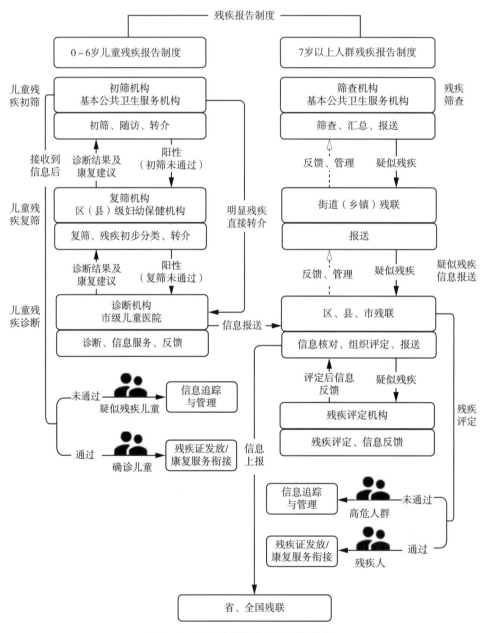

图3-2　我国残疾报告制度运行路径

三、残疾数据年报系统

我国的残疾报告制度是一项政府主导、部门联动、全社会共同参与的；以实现覆盖全人口残疾信息动态监测、更新与管理，并增进残疾筛查、诊断、评定、治疗、康复环节间有序、高效衔接的系统性人口健康工程。

继2008年中共中央、国务院首次以国家文件形式提出残疾报告制度概念以来，尤其自党的十八大以后，我国陆续发布了多个文件推动残疾报告制度完善，包括2011年《中国残疾人事业"十二五"发展纲要》、2015年《关于加快推进残疾人小康进程的意见》、2016年《"十三五"加快残疾人小康进程规划纲要》和《国家残疾预防行动计划（2016—2020年）》、2017年《残疾预防和残疾人康复条例》、2022年《国家残疾预防行动计划（2021—2025年）》等。残疾报告制度的目标是实现残疾的"早发现、早诊断、早评定、早报告、早干预"，旨在控制和减少高危群体向残疾的转归和残疾人向更严重等级的恶化。这就要求，残疾报告制度的运行需要基于覆盖全人口和全生命周期的残疾监测，需要建立通畅的信息输送机制，由此进一步突出多部门协同联动以实现数据的共享和更新，进而构筑高质量残疾人口数据库。

残疾数据年报系统的标志性工作包括：2008年始建全国残疾人口基础数据，这是目前较权威的国家级残疾人基础信息数据库；2015年，为了解残疾人基本公共服务需求以及服务的提供情况，国务院残疾人工作委员会统一组织在全国开展残疾人基本服务状况和需求专项调查，该数据后期进行了动态更新；2017年，中国残联从上述31个省（区、市）数据库中随机抽取1万户残疾人家庭，开展了家庭收入状况调查，建立了较为深入的专门数据库。

四、其他调查

除上述数据库外，近些年我国相关研究机构还组织了一些高质量人口调查，例如中国家庭收入调查、中国家庭追踪调查、中国健康与养老追踪调查和中国健康与营养调查，这些调查也涉及了残疾调查问题，是残疾研究的数据来源。另外，研究人员可以根据自己的研究设计开展专项的现场调查，将其作为研究残疾的数据来源。

第二节　残疾流行病学研究设计

流行病学研究的典型特点是将人作为研究对象，通常在人群中进行研究设计。因此，在开展残疾流行病学研究时也必须考虑如何合理选取研究对象以及在研究中安排研究对象。开展残疾流行病学研究要经过充分论证确定所要研究的因素，并选取合理的效应指标，以提高研究的精确性和真实性。

一、基本原则和策略

在流行病学的研究设计中，应坚持随机、对照、均衡、重复和盲法等基本原则。残疾流行病学的设计，尤其是探索一些残疾因素的研究设计，以及对残疾干预措施的研究设计，同样应遵循这些原则。

（一）基本原则

1. 随机化原则　流行病学研究经常需要抽样，为保障样本具有代表性或者其他非处理因素在各组之间分布均匀，需要使每一个受试对象有同等机会被抽中或分配到不同的处理组，这就是随机化原则。为达到随机化原则，在研究实施过程中要做到抽样随机化、分组随机化、实验顺序随机化。

2. 对照原则　在残疾流行病学研究中，致残因素分析或干预措施效果评价，都需设立对照组，以评价每个比较组研究因素的效应值，从而揭示研究因素的真实影响。对照组的设立原则是病例组或实验组与对照组之间只有所要研究的因素不同，其他因素均相同。

3. 均衡原则　一种效应往往是由多种因素引起，因此，在实际研究中，要研究某一种因素的效应，首先需要满足排他性，即判定该效应不是由拟研究的因素之外的因素引起的。在研究之前，首先要比较调查对象基本特征的组间差异，其基本原则是除研究因素外，其他一切条件，如性别、年龄、受教育程度、婚姻状况、社会经济地位等，应该尽可能均衡。这些可能对研究结果有影响的因素在病例组或实验组与对照组的分布应当均衡可比，没有统计学差异。

4. 重复原则　要保证科研成果可靠，就需要开展的研究具有可重复性，具体包括两方面含义，一是指实验过程可以多次重复进行，强调有足够的样本量；二是指其他研究者也能通过相同的方法完成相同的研究设计，并且得到相同的结果。

5. 盲法原则　在实验流行病学研究中，研究者和研究对象可能受一些主观因素的影响，容易出现信息偏倚。盲法原则是指在整个实验过程中，研究者、研究对象和统计分析人员部分或全部都不知道哪一组是对照组或哪一组接受了干预。

（二）提高研究精确性与真实性

残疾流行病学使用抽样调查的方法来估计整体的残疾情况或研究因素对人群的致残效应。因此，样本是否具有代表性极为重要，这关系到能否获得正确的结论，并将该结论用于指导残疾防控实践。

在研究过程中，研究对象往往是从整体中抽取的样本，同时，在研究过程中，难以实现每次测量结果完全一致，这就可能导致研究的观测值和真实值之间存在差异，称为误差。误差包括随机误差和系统误差。随机误差是由抽样产生的，由于样本并不能绝对代表总体，研究的精确性就会受到影响，一般需要通过统计分析评价随机误差。系统误差即流行病学中所谓的偏倚，它在研究设计、研究实施、统计分析及推断等各个阶段都有可能发生。误差的存在往往会影响研究结论。因此，"如何减少这两类误差，使测量更准确，从而获得真实可靠的结果"是流行病学研究设计的目的。

1. 提升研究的精确性　随机抽样的变异和测量的随机变异引起随机误差，该误差一般呈正态分布，并且方向及大小不确定。研究结果的随机误差可以用来反映该误差对研究可靠性的影响，随机误差小则说明研究可靠性高，反之则说明可靠性低。由于研究对象个体之间存在差异，采用抽样调查进行研究时会不可避免地产生抽样误差，该误差可能与研究对象个体差异大小、具体采用的抽样方法及样本量大小等因素有关。在研究中，可以通过界定总体范围、采用随机抽样、增加样本量等措施提高研究的精确度。

2. 提高研究的真实性　在研究对象选取、资料收集和统计分析等环节存在缺陷就会造成系统误差，其特点是方向和大小固定，可能影响研究结果的真实性。对此可通过提升研究对象的异质性，扩大样本所能代表的总体范围来提高研究的外部真实性。

二、描述性研究

在残疾流行病学中，描述性研究主要是描述不同残疾在不同时间、不同人群、不同地区的分布情况，并通过比较不同时间、不同人群、不同地区残疾事件的分布差异，为研究和控制残疾提供线索，为制定残疾相关的卫生政策提供参考。描述性研究可以帮助明确残疾事件发生的高危人群，形成残疾发生的原因假设，为残疾的预防干预提供方向依据。

描述性研究的基本方法是通过在特定人群中收集社会人口学特征资料、疾病和健康状况的资料，按照地区、时间、人群特征计算残疾发生及罹患的频率指标。描述性研究大致的分类包括现况研究、纵向研究和生态学研究。

（一）现况研究

现况研究（prevalence study）是针对特定范围的人群，应用普查或者抽样调查方法，收集特定时点或时期内残疾的发生情况，分析某些因素与残疾发生的统计关联，从而探索具有不同特征的暴露与非暴露组的残疾发生情况。例如，调查北京老年群体过去一年残疾发生的情况及影响因素。

所收集的资料一般不是既往暴露史或残疾发生的情况，也不是通过追踪观察得到的未来的暴露与残疾发生情况，故现况研究又称为横断面研究（cross-sectional study）。

1. 研究目的　①在特定时间内对某一地区的人群进行调查，得到各种类型残疾的地区分布、时间分布和人群分布，从而发现残疾的高危人群，为残疾防控提供依据。②通过现况研究可以摸清某一时刻某一地区某一人群中某一种残疾的存在情况和分布特征，还可以进一步评估该残疾所造成的疾病负担，为制定该残疾防控政策、合理分配卫生资源提供依据。③描述某些因素与残疾之间的关联，为探讨残疾的原因和危险因素提供线索。④可通过对参与干预前后的现况研究，评价干预措施的效果。

2. 研究对象　明确研究对象的同质范围，具体是指影响被研究指标的主要可控因素尽力相同。如研究老年人残疾，不可控因素有心理等，这些不可控因素可以暂时不加考虑。主要的可控因素则有年龄、性别、研究区域等。残疾的发生率、发生类型、发生原因以及发生的危险环境因地区和群体而异。在开展研究时，如果总体同质性范围划得过大，则很难保证总体同质性，并且也不利于针对性干预特定人群。影响同质性的主要因素包括特定人群的生活、工作环境和年龄。尽管这些因素可以分层控制，但需要成倍增加样本量，也无法有效地对整体进行针对性描述。

3. 研究方法

（1）普查：对调查范围内的全部观察对象进行调查。大范围的人群残疾普查工作需要投入较大的人力物力，一般不宜采用。了解小范围总体人群的残疾发生率，有时也可采用普查。如果把一个社区（可以是一个，或若干个地理位置相近或情况相似的学校、幼儿园、街道、工厂等）当成总体的话，进行普查也是切实可行的。

普查的优点是针对性更强，搜集到的资料完整，容易开展检查和减少偏差。

（2）抽样调查：从研究总体中抽取样本，根据样本所调查出的结果，估计该总体人群的残疾发生情况及相关因素。抽样调查有随机抽样和非随机抽样，前者包括单纯随机抽样、系统抽样整群抽样，分层抽样和多阶段抽样，后者包括偶遇抽样、判断抽样、定额抽样等。随机抽样采取一系列技术手段，确保个体具有均等机会成为研究个体，但有时候，总体不够清楚，不适合采用随机抽样，也要考虑采用非随机抽样。另外，采取抽样调查的时候，还需要科学地进行样本量估计。

1）单纯随机抽样：是最基本的抽样方法，总体中的每一个个体都有相同的概率被抽到。方法是先将研究对象编号，再用随机数字表或统计软件的随机函数产生的随机数字等进行抽样。

2）系统抽样：是将总体中的每个个体按一定次序或标识排列成一览表式或图形，然后按相等的间隔或距离，并且按照一定的顺序，机械地抽取样本单位。在抽样的实践中，具体操作方法是，首先对总体中的每个个体进行排序，然后根据样本量要求确定抽样距离，最后随机确定一个抽样起点，每隔一个抽样距离抽取一个个体。如从1000名学生中抽取10%的学生，即100个学生作为样本，首先给学生编号，从1号依次编到1000号，$N=1000$，抽样距离$K=N/n=1000/100=10$，然后在1～10号中采用单纯随机抽样抽取一个号，假如抽到3，作为样本的第一个单位，即3号学生就是第一个样本，然后接着取$k1+K$，即$3+10=13$为第二个样本，$k1+2K=3+2\times10=23……$，即抽取33，43，53，

63……993号等，共100名学生被随机抽取。

3）整群抽样：是将总体中各单位划分为若干集合，称之为群，群之间互不交叉，互不重复。以群为抽样单位，采取单纯随机抽样的方法抽取群，群内所有个体均为研究对象。整群抽样要求各群有较好的代表性，即群内各单位的差异要大，群间差异要小。该抽样方法不是直接从总体中随机抽取若干个体组成样本，而是随机抽取由个体组成的群体，如学校的班级、县镇的村、城市的居委会等。整群抽样的优点是便于组织，节约人力和物力，多用于大规模调查，缺点是抽样误差较大。

4）分层抽样：先将研究对象按主要特征（如地区、年龄）分为几层，再在每层内随机抽取一定数量的研究对象。例如，从某大学的医学院、管理学院、工程学院中各抽取10%的大学生作为研究对象。分层抽样的优点是抽样误差小于前三种抽样方法，分层后增加了层内的同质性，减少了各层的抽样误差；便于采用不同的抽样方法对不同的层进行抽样，并且进行独立分析。

5）多阶段抽样：将两种或几种抽样方法结合起来使用。如调查某省老年人残疾发生情况，可先将该省按照经济发展水平进行高、中、低分层，对各层按一定比例随机抽取几个城市，每个城市再随机抽取一定街道和居委会对全部65岁及以上老年人进行调查。

6）偶遇抽样：又称随意抽样或方便抽样，是一种根据研究主题由调查者于特定的时间和特定场所，随意选择被调查者的抽样方式，是一种非概率抽样方法。

7）判断抽样：又称立意抽样，当研究人员对所研究的领域以及研究总体非常熟悉，根据自己的主观经验判断总体中哪些个体最具有代表性而进行样本选择的方法。

8）定额抽样：又称配额抽样。首先，将调查总体按照一定的属性进行分类或分层，然后确定各类（层）的样本数额，最后由调查人员在每类或每层中主观抽取样本。

4. 常见偏倚　现况研究常见的偏倚包括选择偏倚（选择性偏倚、无应答偏倚和幸存者偏倚）和信息偏倚（调查对象所引起的偏倚、调查人员偏倚和测量偏倚）。

（二）纵向研究

纵向研究（longitudinal study）又称随访研究（follow-up study）。在残疾流行病学研究中，现况研究是研究一个时点上人群残疾发生、存在情况的差异，而纵向研究则是研究残疾事件在特定人群中随着时间推移的变化情况。纵向研究是一种前瞻性研究，但相对于分析研究中的队列研究而言，纵向研究是对某个人群或者对该人群的个体进行连续观察，观察某种残疾随时间推移的动态变化情况，不需要设立暴露组和对照组。

1. 研究目的　纵向研究在流行病学研究中可用于研究疾病的自然史，因此，在残疾流行病学中该方法并不适用于突发事件（如伤害）的致残研究，但是对于慢性病等的致残作用研究具有意义。纵向研究的开展可以促进致残的流行病学病因研究，也可以用来提出或检验某些致残原因的假设。

2. 研究方法　纵向研究与现况研究均可采用普查和抽样调查的方法。具体随访的间隔、方式根据研究内容有所不同，可以短至1个月甚至几天，也可以长至1年到几年。

3. 研究类型　①同一人群的系列横断面研究。如果对同一人群同一研究内容在不同时期进行横断面研究，可将其视为纵向研究。②出生队列分析。将同一时期出生的人（或者有共同经历的一组人）划归一组成为出生队列，对其随访一定时间，以观察残疾发生的情况。③残疾监测。对人群某种或者某些残疾进行有计划的长期观察和监测，描述残疾发生情况的发展趋势和变化情况，这也可以视为纵向研究。

（三）生态学研究

生态学研究（ecological study）是在群体水平上研究某种因素与残疾之间的关系。它以群体为观察和分析单位，群体可以是不同学校、工厂、城市、县或国家。通过描述不同群体具体研究因素的暴露情况，以及残疾的发生情况，从而进一步推断该因素与残疾的联系。

1. 研究目的　生态学研究可以根据人群中某种残疾发生的频率与某因素的暴露进行比较、分析，产生某种致残原因的假设，或者对某种致残原因假设予以验证。另外，通过人群中某干预措施的实施情况及某种残疾发生频率的比较分析，也可以对该干预措施对预防残疾发生的效果予以评价。

2. 研究方法　包括生态比较研究和生态趋势研究。①生态比较研究。比较不同人群中残疾发生的频率，从而探索残疾发生的原因，为进一步研究提供线索，在评估社会措施和人群干预的效果时，能够发挥一定作用。②生态趋势研究。连续观察人群中某种暴露的平均水平的改变与某残疾类型的发生率变化情况，通过比较分析它们的变化趋势是否一致，来探索暴露与残疾之间的联系。

3. 生态学研究的特点　生态学研究常应用现成资料进行研究，可节省人力物力，并可很快得出结果，同时生态学研究对致残原因未明的残疾病因研究可以提供病因线索供深入研究，这是生态学的显著特点。

但是，生态学分析中要注意控制混杂因素。混杂因素来自个体水平和群组水平。如两个群组之间的年龄和性别构成，两个群组之间是否有其他影响残疾发生率的干预措施。由于单位观察值是群体的平均水平，这也会削弱变量之间的联系。分层分析是控制混杂因素的措施之一，但不能同时处理几个变量。有时可采用多因素分析控制混杂因素。由于生态学研究的研究对象是群体，这些群体是由不同个体集合而成，且存在着一些混杂因素，这些因素共同作用可能影响研究结果的真实性，即生态学谬误（ecological fallacy）。

（四）残疾的分布

1. 残疾频率测量指标　残疾分布通常通过横断面调查、监测和生态学研究等现况研究来获得。从不同人群、不同地区、不同时间来描述残疾的发生现况、患残现况及与相关因素的关系，例如，利用年龄、性别、职业、民族、经济文化水平等描述人群分布特征；观察残疾人群相关特征水平的短期波动、长期变异和周期性变动；分析残疾在不同国家、同一国家内不同地区或者城乡之间的分布情况。

残疾频率常用的统计指标有发病率、患病率、死亡率、生存率。

（1）发病率：发病率是个动态指标，是某时期内一定人群中确诊的某种残疾新发生的频率，即新发某类残疾数与同期平均暴露人口数的比例，反映残疾发生的强度。发生率指标可用于探讨残疾相关的影响因素、提出致残机制研究假设、评价残疾防控措施的效果。

（2）患病率：患病率又称病残率，是个静态指标，通常是某特定时间内确诊的残疾（新发残疾和已有残疾）累计人数所占比例，即总残疾人数与同期观察人口数的比例，反映残疾的流行情况。

（3）死亡率：死亡率是某时期内，一定人群中死于某种残疾的频率，即某年残疾人口死亡的人数与同期平均人口的比例，是用于衡量该时期残疾对该地区人群危害严重程度的指标，可用于探讨病因和评价防治措施。

（4）生存率：生存率是指经过若干年随访后，尚存活的残疾人数所占的比例。

2. 残疾分布的特征　截至目前，我国于1987年和2006年进行过两次全国残疾人抽样调查。两次调查相比，残疾患病率升高，不同地区、不同特征人群的患病率和残疾类型构成也有变化。

（1）残疾人口规模和患病率：第二次全国残疾人抽样调查结果显示，我国残疾患病率为6.34%，全国残疾人总数为8296万人。分类型来看，视力残疾1691万人，患病率为1.29%；听力残疾2780万人，患病率为2.12%；言语残疾697万人，患病率为0.53%；肢体残疾2977万人，患病率为2.27%；智力残疾984万人，患病率为0.75%；精神残疾827万人，患病率为0.63%。

与1987年相比，残疾患病率（4.90%）上升，残疾人口总数（5164万人）增加了3132万人。不同类别残疾人口数量发生变化，视力残疾增加478万人，听力言语残疾增加361万人，肢体残疾增加1657万人，精神残疾增加420万人，多重残疾增加679万人，智力残疾减少463万人。

由于我国人口总数增加、老龄化加快，以及其他社会环境因素的变化等，这些因素不同程度地增加了残疾的发生风险。此外，残疾标准及评定方法的修订，也是导致残疾人口总数增加的因素。

（2）性别分布：第二次全国残疾人抽样调查显示，男性残疾患病率（6.56%）高于女性（6.35%）。女性视力残疾、精神残疾和多重残疾患病率高于男性，而听力残疾、言语残疾、肢体残疾和智力残疾人群中以男性为主。

（3）年龄分布：残疾患病率随年龄增长而升高，反映出残疾是生命历程累积的结果。2006年，全国残疾人口中，60岁及以上者达到4416万人，占总残疾人口的53.24%；其次为15～59岁，为3493万人，占42.10%；14岁以下残疾人为387万人，占4.66%。视力残疾和听力残疾以老年人为主，肢体残疾、言语残疾、智力残疾和精神残疾以15～59岁为主。以听力残疾为例，60岁及以上老年人患病率为11.04%，占73.57%。

尽管低龄组总体残疾患病率不高，但0～4岁婴幼儿智力残疾和言语残疾患病率较高；5～14岁青少年智力残疾和肢体残疾患病率较高；15～59岁工作年龄人口，肢体残疾患病率最高，其次是精神残疾和听力残疾；60岁及以上的老年人，残疾患病率从高到低依次为听力残疾、肢体残疾和视力残疾。

（4）地区分布：第二次全国残疾人抽样调查资料显示，农村残疾患病率（7.00%）高于城市（5.24%）。不同类型残疾的患病率比较，农村人口各类残疾患病率均高于城市人口。从残疾类型来看，农村地区听力残疾、肢体残疾和精神残疾比例均低于城市，而智力残疾、视力残疾和言语残疾及多重残疾的比例高于城市。

从八大经济区来看，残疾患病率最高的是西南地区，其次是黄河中游地区和北部沿海地区，最低的是东北地区、南部沿海地区和东部沿海地区，整体呈带状分布。从残疾类型来看，视力残疾患病率在西南地区和长江中游地区最高，听力残疾患病率在东部沿海地区最高；言语残疾患病率在西北地区最高；肢体残疾患病率在东北地区最高；智力残疾患病率在长江中游地区最高；精神残疾患病率在南部沿海地区最高；多重残疾患病率在南部沿海地区和西南地区最高。

（5）多病共存性：残疾不同于其他疾病的一个显著特征就是多种残疾并存现象普遍。例如，0～6岁听力残疾中70%以上有言语残疾。60岁及以上老年人多残疾类型普遍共存，与当前全人群疾病谱发生变化，多病共存的现状有关。

三、分析性研究

验证病因是流行病学研究的重要目的，生态学研究、纵向研究虽然能对病因验证发挥一定作用，但依然不能提供强有力的证据，因此，有必要采取分析性研究。队列研究和病例对照研究是流行病学中两种典型的分析性研究。

（一）队列研究

队列研究是一种观察性研究方法，是将某一特定人群按照是否暴露于某种因素或者暴露程度进行分组，追踪观察各组在一段时间后的结局发生情况（残疾流行病学结局往往是致残），并采用统计学方法比较各组的残疾发生率，从而推断该暴露因素与残疾结局是否存在因果关联，以及定量评价这种关联程度的大小。

1. 研究目的

（1）检验病因假设：由于队列研究的设计是由因到果，可确证暴露与结局的因果关系，队列研究是验证致残因素研究假设的重要研究方法。

（2）评价预防效果：当采取一系列干预措施预防残疾时，暴露即为干预措施，因此，可以较为明确地评价干预措施对残疾的预防作用。

（3）研究疾病致残的自然史：队列研究适用于研究疾病的整个自然发展过程，包括易感期、潜伏期、临床前期、临床期及结局。残疾也是重要的结局，因此可用队列研究分析疾病致残的自然史。

2. 研究类型　根据研究对象具体进入队列的时间，以及研究终止观察的时间，队列研究可以分为前瞻性队列研究、历史性队列研究和双向性队列研究。

（1）前瞻性队列研究：在前瞻性队列研究中，根据现时的暴露状况对研究对象进行分组，追踪观察一段时间后出现研究结局。前瞻性队列研究可以直接获取到关于暴露因素和残疾结局资料，故偏倚较小，结果可信性强；但缺点是需要大量样本，且费时、费财、费力，可行性较低。

（2）历史性队列研究：在历史性队列研究中，研究者根据研究对象在过去某个时点的暴露状况进行分组，结局在开始研究时已经出现，属于回顾性研究。历史性队列研究省时、省力，能够在较短时间内得到研究结果，但是由于研究者并不能控制前期资料，相对于前瞻队列研究可能会产生较大偏倚。

（3）双向性队列研究：顾名思义，双向性研究是在既往历史性队列研究基础上，继续开展前瞻性观察研究，是一种结合了前瞻性队列研究和历史性队列研究的混合性研究。它兼有上述二类的优点，在一定程度上弥补了各自的不足。

3. 研究设计与实施

（1）确定研究因素：由于进行队列研究需要耗费大量的人力、物力和财力，并且能够研究的影响因素有限，确定研究因素至关重要。为此，需做到两点，一是明确研究因素及暴露测量，二是尽可能筛选混杂因素。

暴露是指研究对象具备某种待研究的特征（如年龄、性别及遗传等）、接触过某种物质（如抽烟）或具有某种特定行为特征（如久坐）。暴露可以是有害因素，也可以是保护性因素，但需要是流行病学研究的主要因素。

确定暴露因素的常用方法是通过描述性研究和病例对照研究提出研究假设。在研究前，应仔细考虑如何选择、定义和测量暴露因素。一般地，在研究中需要考虑暴露的剂量、时间以及方式，并且对暴露的测量要做到敏感、精确、简单和可靠。例如，在研究饮酒对精神健康的损害时，需要考虑调查对象所饮用酒的类型、饮酒的频率、历史时长。间歇饮酒或连续饮酒、一次饮酒或长期饮酒都有较大差别。除了要确定主要暴露因素，还要确定需要收集的其他残疾结局相关的因素。这些因素可能是人口特征因素，也可能是能够引起研究结局的混杂因素，这样才能对研究结果进行深入分析。

（2）确定研究结局：研究结局是在随访观察中，预期会出现的结果。在残疾流行病学中，研究结局往往是残疾的发生情况，这也是开展残疾流行病学研究希望追踪观察的事件。如何测量研究结局应当在研究设计阶段就给出统一的标准，并在研究的全过程中严格遵守。例如，肢体残疾可能有不同的分级，全国残疾人抽样调查一般将其分为四级，每一级都属于不同的结局。

（3）确定研究人群：同一研究人群中，将没有暴露或暴露水平低的样本作为对照组，将暴露水平较高的样本作为暴露组。如探讨紫外线光照对视力的损害作用，可以将拒绝采用防护措施的人群作为暴露组。

不同研究人群中，将特殊暴露人群作为暴露组，一般人群作为对照组。

对照组人群除未暴露于所研究的因素外，其他各因素（如年龄、性别、职业等）应尽量与暴露人群相同，以保持两组的均衡性。正确选择对照直接影响队列研究的真实性。

（4）样本量的估计：对照组的样本量一般不少于暴露组。通常采用两组样本量相等的方法，即1∶1研究设计。随访研究不可避免地会出现失访，在样本量估计时，一般按10%来估计失访率。故计算出来的样本量需要再加10%作为实际样本量。Ⅰ类错误和Ⅱ类错误的概率一般分别取 $\alpha = 0.05$ 和 $\beta = 0.10$。人群残疾发生率越低，暴露人群和非暴露人群伤害发生率的差别越小，所需样本例数越多。样本量可通过公式或查表计算获得。

（5）随访：在一定时间内对暴露组和非暴露组同时进行访问调查、了解伤害发生情况，并且查阅有关记录，如交通事故登记或医院病案。随访工作要注意以下几个方面：①统一随访内容和项目，应有统一的随访表格，随时做好访视记录；②调查者应受过统一的严格培训，统一随访的方法；③尽量减少失访，失访率超过10%，偏倚随之增大；失访率在20%以上时，随访结果的真实性将受到质疑。

（6）资料的整理和分析：由于随访研究一般直接计算出残疾的发生率，在评价暴露危险时更为直接和真实。相对危险度（relative risk，RR）为暴露组的发生率与非暴露组发生率之比。对随访资料进行整理，分别计算暴露组和非暴露组的残疾发生率，两者相比即得出相对危险度。相对危险度是反映暴露与残疾发生关联强度的指标，表明暴露组残疾发生率是非暴露组的多少倍。队列研究需要随访，一般都会不同程度地出现失访，因此需要用暴露人年的方法计算发生率。

4. 偏倚及控制　选择偏倚、失访偏倚、混杂偏倚和信息偏倚是队列研究中常见的偏倚。

（1）选择偏倚：在队列研究中，如果暴露组和对照组在一些影响研究结果的主要特征上不一致，就会产生选择偏倚。虽然在队列研究设计阶段会采取各种措施以保证暴露组和对照组的均衡性，但由于部分研究对象拒绝参加，或在历史性队列研究中，部分研究对象档案丢失、个人信息记录不全等，就会破坏暴露组和对照组之间原有的均衡性，从而造成选择偏倚。尽量提高研究对象的应答率和依从性是避免选择性偏倚的唯一方法；在进行历史性队列研究时，要尽量确保档案资料齐全。

（2）失访偏倚：队列研究的要点之一是需要随访不同暴露组的全部成员，做到这一点是非常困难的。长期随访期间，暴露组和对照组中难免会有研究对象退出研究，原因可能是研究对象不感兴趣、移居外地、因身体不适不便继续参加等。尽可能地减少失访是控制失访偏倚的最好方法。

（3）混杂偏倚：在开展致残的队列研究中，混杂因素较为常见，它既是致残因素，又与所研究的因素有联系，并且在暴露组与对照组的分布是不均衡的。在流行病学研究中，最常见的混杂因素是性别、年龄、受教育程度等。例如，在研究驾驶员驾驶行为与意外事故导致残疾之间的关系时，研究的特定人群是驾驶员，按是否暴露于"不安全驾驶"的因素分为不同的亚组，如三个亚组：安全驾驶、一般驾驶、总是不安全驾驶，追踪观察三组成员结局，即意外事故并导致残疾的情况，比较三组之间残疾发生率的不同，从而评价安全驾驶、一般驾驶、总是不安全驾驶因素与残疾结局之间的因果关联程度。该研究中，混杂偏倚可能是年龄、性别和教育程度等。

（4）信息偏倚：信息偏倚是在获取暴露结局或其他信息时，所出现的系统误差或者是偏差。在队列研究中，偏倚可以与研究采用仪器设备的精度、调查员的调查水平、医生诊断水平等因素有关，也可以来源于原始的记录错误，甚至造假等情况。

5.　研究特点　队列研究是真正意义的流行病学研究，其资料可靠，一般不存在回忆偏倚；暴露组和对照组人群的残疾发生率可以直接获得，从而直接计算出相对危险度，分析暴露的病因作用；其致残假说准确，一般可证实暴露因素与残疾结局的联系。

但是，队列研究不适用于发病率很低的残疾病因研究。一是因为对于发生率低的残疾，需要足够大的样本量，在实际中难以达到；二是随访时间较长，增加了失访的可能性，容易产生失访偏倚。

（二）病例对照研究

病例对照研究（case-control study）是在某种残疾发生之后去追溯假定致残因素的一种由果溯因的回顾性研究方法。它的基本原理是将已残疾者确定为病例组，没有发生过残疾但具有可比性的个体作为对照组。对病例组和对照组的个体应用统一的调查表格调取已有的记录，或以问卷调查进行病例组和对照组间假定的病因暴露水平的比较，从而推测假定致残因素与残疾的联系及其联系强度。

1.　研究目的

（1）致残因素研究：例如，在临床药物的应用中，一些对病情有效的治疗措施也可能产生尚未明确的致残作用，通过病例对照研究可以去研究致残因素与残疾结局的关系。再如，有的疾病预后有致残作用，也可以通过病例对照研究进行研究。

（2）检验致残因素假说：对描述性研究或探索性病例对照研究提出的初步致残机制假设，可再用病例对照研究深入研究，进一步检验该假设。

（3）评价防治措施的效果：可以将残疾预防措施作为暴露因素，通过病例对照研究研究暴露于干预因素下残疾的发生情况，以此来评价残疾预防措施的效果。

2. 研究类型　按照研究目的，可将病例对照研究分为探索性和验证性两种。

按是否采用配比对照组可以分为非配比病例对照研究、配比病例对照研究和病例对照研究的衍生类型。

（1）非配比病例对照研究：从所需研究的残疾人群和对照人群中随机抽取一定数量的样本，组成病例组和对照组开展研究。非配比病例对照研究一般要求对照组要符合对照条件，以及对照组人数等于或多于病例组，对于病例和对照之间的关系没有其他规定及限制。例如，根据第二次全国残疾人抽样调查，我国老年残疾主要集中在听力、言语残疾、肢体残疾、视力残疾和多重残疾。听力残疾最高为36.6%，肢体残疾为23.7%等。现在欲探讨某社区60岁及以上人群听力残疾发生的危险因素，可以将该社区60岁及以上的全部听力残疾的老年人作为病例组，非听力残疾的60岁及以上的老年人作为对照组，进行病例对照研究。

（2）配比病例对照研究：与非配比病例对照研究不同的是，配比病例对照研究要求病例组和对照组之间的关系符合规定或限制，一般要求两个组某些因素或特征保持相同。例如，可以根据研究目标要求对照组中配比因素所占比例与病例组一致，例如病例组中男性均占1/3，60岁以上者占50%，也可以病例和对照个体为单位按照1：1、1：2、1：3……1：R进行配比选择对照。

（3）病例对照研究的衍生类型：包括病例-队列研究、病例交叉研究、单纯病例研究、巢式病例对照研究、病例时间对照研究等。

3. 研究设计与实施

（1）提出研究假设，识别研究因素：在广泛查阅文献的基础上，提出研究假设。例如，通过文献研究，发现多个现况研究的结果显示不同环境出生缺陷发生率不同，提出环境异常有可能是引起出生缺陷的原因。

对于研究因素（暴露）的识别，其基本方法及原则与队列研究一致。

（2）选择病例和对照

1）病例的选择：残疾流行病学的病例往往是发生某种残疾的个体。纳入研究的病例采用的诊断标准应尽量是国际通用标准或国内统一的诊断标准。根据研究目的，有时需要对病例的人口学因素等作出限定，以控制外部因素，例如病例的性别、年龄、受教育程度等。

2）对照的选择：对照的首要条件是未发生所要研究的特定残疾的个体。对照是残疾个体来源的人群中未出现所研究特定残疾结局的个体，在某些特征方面应尽可能与病例组均衡可比，防止混杂偏倚。在选取对照的时候，应当确认对照的标准，确保对照与病例具有可比性。

3）配比：如果限定对照在若干个特征上与病例一致，称为配比，其目的是消除混杂因素的影响，提高相对危险度估计的精确性。由于年龄和性别对大多数其他因素的影响产生混杂，这两个因素是最常用的配比因素。

（3）样本量确定：病例对照研究需要足够的样本量，需要考虑人群中暴露于某因素者所占比例、该研究因素致残的相对危险度或比值比、Ⅰ类错误概率、把握度，然后按照相应计算公式计算或查样本量表，估计病例组和对照组各自所需人数。

（4）资料的收集：主要靠接受过统一培训的调查员进行询问调查，填写问卷，收集资料。有时需查阅档案（如病历），获得资料。

（5）数据资料分析：包括描述性统计和统计推断。描述性统计。对研究对象的人数及各种特征（如年龄、性别分布等）进行描述性统计。频数匹配时应描述匹配因素的频数比例。

统计推断。通过比值比OR（odds ratio）来估计残疾结局与暴露之间的关联强度，即该残疾结局发生的可能性与不发生的可能性之比。

4．偏倚及控制

（1）信息偏倚：在残疾流行病学调查中，个人在回忆暴露史或既往史时，可能会发生准确性和完整性的系统误差，从而引起回忆偏倚。此外，由于研究者已知研究对象的患病情况，自觉或不自觉地采取不同的询问方法而产生的系统误差。克服信息偏倚应尽量采用客观的方法来获取信息，收集资料时尽量广泛和详细，减少主观因素的影响。

（2）混杂偏倚：在研究暴露与结局的因果关系时，某个外部因素既会对暴露产生影响，又会对结局产生影响，并且该外部因素未被排除或控制，从而对暴露与结局之间联系的真实性产生影响，这就是混杂偏倚，例如性别、年龄一般都是混杂因素。预防和控制混杂偏倚的主要方法有限制、配比和分层分析。

5．研究特点 相比于队列研究，病例对照研究是一项省力、省时、省钱，并且容易组织实施的研究，不仅适用于探讨病因，而且在许多方面都广泛适用；在病例对照研究中，一次调查可同时研究一种疾病与多个因素的关系，既可检验危险因素的假设，又可经广泛探索提出病因假设，特别适合于探索性病因研究；并且收集资料后可在短时间内得到结果；通常对研究对象无损害。

但是，病例对照研究也存在不足：若某个（些）因素在人群中的暴露比例很低，则不适合运用病例对照研究；在选择研究对象时，选择性偏倚必然会存在；难以判断暴露与结局的先后；在获取既往信息时，回忆性偏倚难以避免，易发生混杂偏倚；由于不能计算发病率、死亡率，不能直接分析相对危险度。

第三节 残疾的病因学研究

流行病学中的病因研究发展快速，并已形成较为系统的因果观念。一些个体案例残疾的病因比较明确，或者是由于病因与残疾结果之间具有比较明确的因果关系，例如交通事故导致的肢体残疾；或者是由于既往研究已经具备明确的结论，例如沙眼传染病的致盲作用。但更多的时候，明确致残原因恰恰是极其困难的，例如某种药物具有良好的疗效，但长期服用暴露，不断累积导致的残疾在研发过程中难以发现。再如，慢性病导致的残疾极其复杂，可能涉及多因多果复杂关联的推断。目前，很多致残原因都是不明确的，因此，在残疾流行病学中开展病因学研究非常有必要。

一、病因概念及分类

病因问题是一个哲学问题，而哲学存在两种对立的因果观，即决定论和非决定论，前者认为因果联系是一种必然性，即确定的病因必然导致确定的结果，例如视网膜黄斑变性必然会导致视力衰退；后者又称概率论，认为因果关系是一种或然性，例如跌倒可能导致骨折。近年来，由于概率统计在流行病学中广泛运用，流行病学研究形成了较为系统的非决定论的因果观。

现代流行病学的病因观是20世纪80年代美国流行病学家利林菲尔德（Lilienfeld）首先提出来的，其将病因定义为：使人群发病概率升高的因素。

按照病因的作用程度，可以将病因分为直接病因和间接病因。例如，罹患麻风导致肢体残疾，麻风是残疾的直接原因；不健康的生活方式可能增高罹患糖尿病风险，而糖尿病又导致糖尿病足从而引起残疾，不健康的生活方式就是糖尿病足的间接病因。

按照病因来源，可将病因分为环境因素、卫生服务因素、个人行为因素、遗传因素。环境因素既包括自然环境，又包括社会环境；个人行为因素包括不良饮食习惯、不良卫生习惯、不良生活习惯等方面的因素；卫生服务因素是指在利用卫生照护过程中接触的因素，如抗生素的滥用。

按照与残疾的逻辑关系，可以将病因分为必要病因和充分病因。必要病因是导致残疾发生的必备因素；充分病因是指该因素存在时，必定导致残疾的发生。

二、病因学研究的过程

流行病学的病因研究主要是根据疾病在人群中的分布提出病因假设，进而予以验证并进行因果推断，其基本步骤包括：建立假设、验证假设、因果推断（图3-3）。

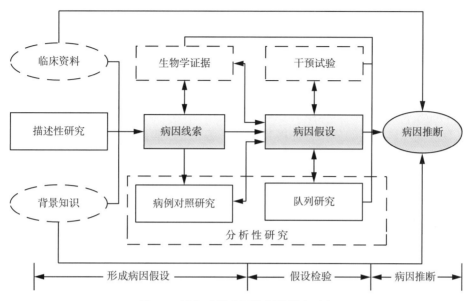

图 3-3　流行病学病因推断的基本过程

（一）建立假设

描述性流行病学是帮助我们建立假设的重要方法。描述性研究方法中的横断面研究、残疾监测资料、生态学研究等，可以得到某一类残疾在人群中的分布特征。根据分布特征，可能会发现某一因素或某些因素与残疾之间的统计关联。在此关联基础上，结合相应的医学知识进行推理，可以建立病因（致残）假设。例如，对残疾抽样调查数据进行统计分析，发现城乡居民在智力残疾方面患病率差异具有统计学意义，虽然居住地不一定是引起残疾的直接原因，但依旧符合流行病学病因的定义，可以提出假设"居住地是导致智力残疾的影响因素"。

此外，临床资料如诊疗记录、临床观察、死亡登记、病理资料、检验报告等也是产生病因假设的资料来源。假如几个病例在临床治疗过程中发生了残疾，且没有其他明显的致残因素，这样可以形成"该疾病可能致残"的假设。

建立病因假设，可以考虑采用Mill准则推断法。

1. 求同法　即从一致现象中获取病因假设，如果从不同情况下的某疾病患者中均观察到与某因素的联系时，那么该因素即有可能是该病的病因。例如，不同年龄、性别、职业的人群，在感染了沙眼后都有致盲病例出现，则沙眼可能是视力残疾的病因。

2. 求异法　即从差异现象中寻找病因假设。如果某种疾病、残疾的发病率在两组人群中有差异，并且在这两组人群中某一（些）因素的分布存在明显差别，那这一（些）因素就可能是该种疾病的病因。例如，某项研究发现，老年人抑郁的患病率远高于青少年，则怀疑年龄是抑郁的病因。

3. **共变法** 即从共变现象中寻找病因假设。某病的发生频度和强度随着某个因素出现的频度和强度的变化而变化，则该因素有可能是该病的病因。例如，研究发现，长时间暴露于85dB或更高噪声水平的人听力损失的风险要大得多，提示引起听力损失的病因可能是噪声。

4. **类推法** 即用类比法提出病因假设。假设一种疾病的病因已经清楚，而我们所要研究的某种疾病和该疾病的分布特征极其相似，那么可以假设两种疾病的病因相同。

5. **排除法** 即通过对假设的排除而产生假设的方法。先对所研究疾病的病因提出若干假设，再根据相关资料对假设进行逐一排除，最终最难排除的假设即为病因假设。

（二）验证假设

提出病因假设后，需要通过分析流行病学，如病例对照研究、队列研究方法，对假设进行进一步验证。

实验性方法是验证假设的最理想方法，但由于实施实验性研究比较困难或涉及医德方面的问题，在致残作用中更牵涉伦理问题，往往难以进行。因此，实际工作中多采用分析性研究方法进行验证。分析性流行病学常先用病例对照研究，因其方便、易行，节约人力、物力，可同时调查和分析多个因素与某病的关系，且能很快得到研究结果，对于罕见病的研究特别适用。队列研究用时长，费用高，不易很快得到研究结果，但其验证假设的能力强，一项设计良好的队列研究往往可以提出强有力的因果关系证据。在实际工作中，通常先采用病例对照研究对一项病因假设进行验证，在得到初步验证以后，再进行队列研究。

（三）因果推断

当通过观察发现某因素与某疾病、状态及残疾结局存在统计学关联时，需要进一步推断两者是否为因果关系。一般首先判断两者之间是否为真正的相关关系，如排除由各种偏倚所致的虚假联系及间接联系等。在确定两者之间的联系为真正的联系后，再以因果推断标准进一步判断，结合相关知识进行科学的概括与推理，从而作出该因素与所研究的疾病、健康状态、残疾结局之间是否为因果关系的结论。

三、病因研究方法及因果推断

（一）因果推断的基本步骤

因果推断是根据流行病学研究资料，判断某种暴露因素与某疾病、某健康状况之间关系的过程，在残疾流行病学中往往是某因素与某残疾结局之间的关系。其基本步骤包括以下几点。

1. **确定两事件间在统计学上是否存在关联** 如果两个事件间是因果关系，则两者间必然存在统计意义上的关联。可以通过统计学验证，判断两者之间的统计关联。

2. 判断两事件间统计学联系的性质　关联不等于因果关系。因为统计学上的关联，除因果关系外，也可能是虚假联系和间接联系。虚假联系是由于各种偏倚的存在，导致两个事件存在统计学关联，而实际不为真。间接联系是指两种因素之间虽然存在统计学关联，但这种关联是在第三因素作用下产生的。因此，在确定两事件间存在统计关联后，需要排除虚假联系和间接联系。

3. 运用因果推断标准进行检验判断　确定两事件间存在统计学关联后，根据因果推断标准检验其逻辑关系。

4. 进行科学概括与推理，作出判断　根据上述分析结果，结合其他资料，或者利用现有知识和理论进行概括、推理，并作出是否是因果关系的判断。

（二）因果推断的标准

1. 关联的强度　关联的强度可以用研究因素与残疾结局之间的关联强度指标予以衡量，如相对危险度（RR）、比值比（OR）等，强度越大，因果关联的可能性越大。

2. 关联的一致性　当验证某种暴露因素与残疾结局具有关联后，在不同时间、不同人群，采用其他研究方法观察，依旧能够观察到该暴露因素与残疾结局具有关联，称为关联的一致性，也称为关联的恒定性或稳定性。在这种情况下，两者间有极大可能存在因果关系。

3. 关联的特异性　最初，关联的特异性是指某种残疾结局只与某一因素的暴露有关。随着流行病学对病因认识的深入，关联的特异性概念也发生了拓展。当多种暴露因素均与一种残疾结局有关时，若某因素与该残疾结局的关联强度最大，则可认为该因素与该残疾之间关联的特异度强。关联的特异性越强，则因果关系的可能性越大。

4. 关联的时间顺序　关联的时间顺序是指在判断因果关系时，需符合"原因在前、结果在后"的时间顺序，即暴露必须发生在疾病之前。在病例对照研究或现况研究中，由于很难判断暴露因素与疾病之间的先后顺序，故无法作出是否存在因果关系的判断。

5. 剂量反应关系　所研究残疾发生的频率（致残率、死亡率等）或联系强度会随着某种暴露因素剂量变化而变化，说明两者可能存在剂量反应关系。这种情况下，因果联系的可能性较大。

6. 关联的合理性　如果观察到的某种结局与其他因素具有关联性，这种关联性可以通过现有的理论知识有效地解释，则它们关联的因果关系即具有合理性。若无证据表明两者之间联系的合理性，则因果联系的可能性降低。

7. 实验证据　实验证据即观察到的某种结局与暴露因素或者干预措施之间的关联可以通过实验流行病学研究得到支持。在这种情况下，两者因果联系的可能性增大。

（冷志伟　郭　超　李成福）

思考题

1. 如何改进我国残疾测量的标准？
2. 从研究残疾病因的角度思考，简述队列研究和病例对照研究的优缺点。
3. 简述病因判断的标准。

参 考 文 献

［1］白先春，毛雪，孙计领. 基于ICF的残疾测量工具开发与应用［J］. 中国统计，2019：28-30.

［2］郭超，郭帅，丁若溪. 改革开放40年来中国残疾统计体系的发展与未来建设［J］. 残疾人研究，2019：77-84.

［3］郭超，罗雅楠，丁若溪. 联合国华盛顿小组残疾/功能状况量表中文版的开发及其应用［J］. 人口与发展，2020，26：124-128.

［4］刘民，刘闯. 中国残疾人群现状与预防研究进展［J］. 中华流行病学杂志，2011，32：533-538.

［5］刘志超，毛小平，彭蕾. 智力残疾的致残病因调查分析［J］. 中国康复，2009，24：393-395.

［6］邱卓英，李安巧，黄珂. 基于ICF和联合国《残疾人权利公约》对国际组织有关残疾定义及其测量的内容研究［J］. 中国康复理论与实践，2018，24：1117-1121.

［7］孙计领，凌亢，白先春. 基于ICF的国际残疾统计研究与发展及其对中国的启示［J］. 中国康复理论与实践，2018，24：1127-1132.

［8］孙喜斌，魏志云，于丽玫. 中国听力残疾人群现状及致残原因分析［J］. 中华流行病学杂志，2008，29：4.

［9］谭红专. 现代流行病学［M］. 2版. 北京：人民卫生出版社，2008.

［10］王声湧. 伤害流行病学［M］. 北京：人民卫生出版社，2003.

［11］王一然，冷志伟，赵艺皓. 我国康复服务供需衔接的保障机制问题分析［J］. 中国卫生政策研究，2022，15：65-70.

［12］徐飚. 流行病学基础［M］. 上海：复旦大学出版社，2011.

［13］张钧. 全国残疾人人口基础数据库数据分析［J］. 残疾人研究，2013：76-79.

［14］郑晓瑛. 中国残疾报告制度研究［M］. 北京：北京大学出版社，2021.

［15］BEN HASSEN C，FAYOSSE A，LANDRÉ B. Association between age at onset of multimorbidity and incidence of dementia：30 year follow-up in Whitehall II prospective cohort study［J］. BMJ，2022，376：e068005.

［16］CERNIAUSKAITE M，QUINTAS R，BOLDT C. Systematic literature review on ICF from 2001 to 2009：its use，implementation and operationalisation［J］. Disability & Rehabilitation，2011，33：281-309.

［17］World Health Organization，World Bank. World Report on Disability［M］. Geneva：World Health Organization，2011.

第四章

残疾的疾病负担研究

疾病负担分析是衡量疾病、伤害和死亡给某人群健康所带来的健康损失和经济负担，是一种综合测量人群健康水平的方法。对残疾的疾病负担进行分析，有助于深入剖析各类残疾的致残危险因素及其对人群的健康损害和经济损失，进而为制定针对性的残疾防控策略提供参考。

第一节　疾病负担概述

随着经济发展和生活水平提高，疾病负担也有了新的内涵。经济发展水平较低时，多从疾病造成的死亡和寿命的损失来评价疾病负担，这类指标通常容易获得，计算方法简单，测量指标包括死亡率、发病率、患病率等直观的指标。随着经济水平提高，医疗水平提升，健康的长寿逐渐成为人们追求的目标，单纯用死亡率等指标来衡量疾病的危害略显不足。因此，开始将死亡和失能两种结局合并为一个指标来对疾病负担进行测量。这样就可以从更多角度来对疾病负担进行评价，既考虑了个体的生存时间和生存质量，还兼顾了家庭和社会的经济方面、家庭关系以及社会人群心理等多方面的影响。

一、疾病负担概念

疾病负担（burden of disease）是指疾病造成的健康、经济、资源的损失与产生的生物、心理和对社会的危害，以及对疾病结局如死亡、失能和康复等所带来的后果和影响。它既包括了疾病的直接资源消耗和社会经济负担，也包括了疾病不同转归所带来的负担。疾病负担从客观和主观两方面产生影响，客观是指疾病可以造成的健康和经济等损失，主观影响则主要指患者及其家庭对疾病的主观感受。例如，疾病会带来患者生活质量的下降，家庭成员的心理压力等。

疾病负担通常从个人、家庭和社会三个层次来进行测量。疾病个人负担是指疾病会造成患者寿命减少和日常活动、社交娱乐等多方面的功能损失。疾病家庭负担是指疾病会对家庭经济能力、日常生活、家庭娱乐、家庭成员关系等产生不良影响；疾病社会负担包括疾病对患者及其亲属以外的其他人造成的生理、心理和社会方面的影响以及社会在培养医护人员、采取防控措施、抢救相关患者等方面所承担的损失。疾病负担的影响如图4-1所示。

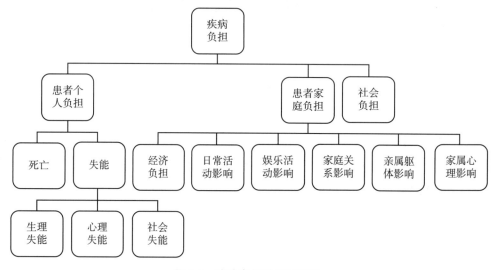

图4-1　疾病负担的影响层次

二、疾病负担的内容与分类

疾病负担包括疾病给人类造成的所有损失，如发病、死亡、残疾、生活质量下降以及其带来的经济损失等，通常根据负担内容可以分为疾病健康寿命损失和疾病经济负担。

（一）疾病健康寿命损失

目前通常使用伤残调整寿命年（disability adjusted life years，DALY）、伤残调整期望寿命（disability adjusted life expectancy，DALE）、潜在寿命损失年（potential years of life lost，PYLL）等衡量疾病健康寿命损失的综合指标来反映疾病负担。

20世纪80年代以前，疾病负担研究中没有考虑生存质量，单纯使用死亡率、死因位次、发病率等指标来衡量疾病负担。1982年美国疾病控制与预防中心（Centers for Disease Control and Prevention，CDC）开始使用潜在寿命损失年（PYLL）来评价疾病负担，提出"疾病负担"是指因疾病造成死亡从而引起的个体或人群寿命的减少。但PYLL仅考虑了死亡这一种结局，没有考虑疾病导致的失能的影响，且难以评价超过期望寿命的死亡带来的疾病负担，存在着很大的局限性。20世纪90年代以来，WHO和WB在其开展的全球疾病负担（global burden of disease，GBD）研究中，开发了用来分析疾病、失能、残疾等非健康状态对健康寿命造成损失的综合指标——伤残调整寿命年（DALY）和伤残调整期望寿命（DALE），研究了各类疾病对人口健康影响的特点、程度和范围。

1993年，WB开展了评估疾病引起健康损失的研究，用伤残调整寿命年来综合测量因疾病死亡和伤残所损失的健康寿命年，即综合计算该人群因早死而损失的寿命年（YLL）和因伤残而损失的寿命年（YLD），并考虑寿命年的年龄相对值（即年龄权数）和时间相对值（即贴现率）两个因素来进行加权调整。DALY综合考虑了死亡和伤残两个因素对人群健康的危害，以及年龄的相对重要性、疾病严重程度和贴现率变化等因素。2000年WHO在《2020世界卫生统计报告》中采用了伤残调整期望寿命（DALE）这一新的综合健康指标来测量191个成员的居民健康水平，其基本思想是先把伤残状况下的人群生存时间折算为完全健康状况下的生活年数，再与完全健康的生存时间合并，得到调整后的人群总体健康水平。

（二）疾病经济负担

疾病经济负担包括两部分：一是由于患病、伤残（失能）以及过早死亡给患者个人、家庭和社会所带来的经济损失；二是社会为防治疾病所消耗的经济资源，通常根据经济负担与疾病的相关性分为疾病的直接、间接和无形经济负担。直接经济负担是指就医过程发生的门诊费、住院费、药品费等直接医疗费用以及就医过程中必需的营养费、看护费、交通费等非医疗费用，这些费用直接用于疾病的预防和治疗。间接经济负担指劳务力因患病、伤残（失能）或过早死亡而带来的工作效率降低，从而导致的个人、家庭和社会的收入减少，培训费用、设施费用额外增加等经济损失。无形经济负担是指因疾病和伤害给患者本人、家庭及亲友带来的痛苦、悲哀以及生活质量下降。

三、影响疾病负担的社会因素

早期人群疾病负担主要由各种早亡引起，但近半个世纪以来，随着人口快速增长和老龄化，人均期望寿命增加，逐渐转为伤残或失能为主。导致死亡和伤残的主要原因也从传染性疾病逐渐转变为非传染性疾病。图4-2为1990—2010年全球导致DALY的前25种原因排名和变化。其中，部分易导致人群因病致残的伤害和慢性非传染性疾病对DALY贡献位次有了不同幅度的上升，如脑卒中、公路伤害、重度抑郁症、糖尿病、坠落等，同时，先天异常和营养不良的位次则有较大幅度的下降。

与此同时，随着社会经济发展、人均收入提高、营养状况改善、宣传教育普及、公共卫生措施日趋完善，以及医疗新技术的开发和使用，人类健康水平也有了显著提高，期望寿命进一步延长。然而，全球各地区健康状况和健康水平仍然存在着较大的差异和不平衡，除了人口快速增长、人口老龄化以及移民增加等人口学因素外，经济、环境和气候、科学技术发展等因素也对全球疾病负担有较大的影响。

1990年		2010年	
疾病或伤害		疾病或伤害	对DALY贡献的变化（95%UI）
1. 下呼吸道感染		1. 缺血性心脏病	30（21，34）
2. 腹泻		2. 下呼吸道感染	−44（−43，−39）
3. 早产儿并发症		3. 脑卒中	21（5，26）
4. 缺血性心脏病		4. 腹泻	−51（−57，−45）
5. 脑卒中		5. 艾滋病	353（293，413）
6. 慢性阻塞性肺疾病		6. 疟疾	18（−9，63）
7. 疟疾		7. 腰痛	43（39，48）
8. 结核		8. 早产儿并发症	−27（−37，−16）
9. 营养不良		9. 慢性阻塞性肺疾病	−2（−9，5）
10. 新生儿脑病		10. 公路伤害	33（11，63）
11. 公路伤害		11. 重度抑郁症	37（25，49）
12. 腰痛		12. 新生儿脑病	−17（−30，−1）
13. 先天异常		13. 结核	−18（−34，−5）
14. 缺铁性贫血		14. 糖尿病	70（59，77）
15. 重度抑郁症		15. 缺铁性贫血	−3（−6，−1）
16. 麻疹		16. 新生儿败血症	−4（−25，27）
17. 新生儿败血症		17. 先天异常	−28（−43，−9）
18. 脑膜炎		18. 自我伤害	24（−1，42）
19. 自我伤害		19. 坠落	37（20，55）
20. 溺水		20. 营养不良	−42（−51，−33）
21. 糖尿病		21. 颈痛	41（37，46）
22. 坠落		22. 肺癌	38（18，47）
23. 肝硬化		23. 其他肌肉骨骼疾病	50（43，57）
24. 肺癌		24. 肝硬化	27（19，36）
25. 颈痛		25. 脑膜炎	−22（−32，−12）
29. 其他肌肉骨骼疾病		32. 溺水	
33. 艾滋病		56. 麻疹	

注：实线代表排名上升，虚线代表排名下降。

图4-2　全球导致DALY的前25种原因排名和变化（1990—2010年）

（一）经济发展对疾病负担的影响

经济发展水平直接影响疾病负担和结构。在中低收入国家，2001年54%的死亡由慢性非传染性疾病导致，36%由传染性疾病导致，10%由伤害导致；导致死亡的前几位疾病主要是缺血性心脏病、脑血管疾病、下呼吸道感染（主要是儿童肺炎）以及艾滋病，传染性疾病和伤害对DALY的贡献高于非传染性疾病。而在高收入国家，慢性非传染性疾病导致死亡的比例远高于中低收入国家，达到了87.0%，伤害和传染性疾病导致的死亡仅各占7.5%和5.7%；导致死亡的前三位疾病为心脏病、脑卒中和肺部疾病，慢性非传染性疾病对DALY的贡献远高于传染性疾病。

（二）环境因素对疾病负担的影响

环境因素也是疾病负担的重要影响因素之一。研究表明，环境因素是全球至少一半以上疾病负担的主要来源，全世界24%的DALY和23%的死亡均可归因于环境因素，而在0～12岁儿童中，有36%的死亡是由环境因素导致的。此外，恶劣的居住环境是贫困人群患病最主要的诱因。WHO 2010年全球疾病负担研究结果显示，全球每年有320多万人的过早死亡及超过7600万的DALY损失是大气细颗粒物污染导致的，这一因素位居疾病负担影响因素的第9位；而在中国，大气颗粒物污染位居疾病负担影响因素第1位。因此，应通过分析疾病的环境诱因并采取相关措施来逐步改善公众健康。

（三）气候变化对疾病负担的影响

历史经验表明，人类健康水平受到极端天气和灾难性气候的巨大影响，如2003年欧洲的热浪袭击导致人口死亡率显著增加，5岁以下儿童约88%的DALY损失是由气候变化导致。因此，要减轻气候变化对健康的影响，其首要问题是需要多个政府部门、多学科及社区的深度参与和合作，评估本地区气候变化对健康的威胁，并制定相应的应对策略，如可持续能源系统、交通和城市规划的建设等。

（四）医药科技发展对疾病负担的影响

医药新技术的发展也深刻影响着疾病负担。《1999年世界卫生报告》指出，1952—1992年，医药科技的发展贡献了约50%全球整体健康水平的提升。如高效抗艾滋病病毒药物的使用显著降低了艾滋病的发病率和死亡率；经杀虫剂处理的蚊帐，配合以青蒿素为主的联合疗法大幅降低了疟疾的发病率和死亡率。因此，在全球健康领域应用新的科学技术，对于减轻全球疾病负担起到了重要作用，尤其是新的诊断技术、疫苗和药物的开发。

综上所述，疾病负担受到经济、环境、气候以及科技等多方面因素的综合影响。因此，要推进人口健康的可持续发展，除了要保障必要的基本公共卫生和医疗服务供给，还要大力发展社会经济，营造有益于改善健康水平的社会和自然环境，同时，积极开发创新医药技术，大力促进全社会医疗水平提高，缓解全球疾病负担，包括减少残疾导致的疾病负担。

第二节 残疾疾病负担测量与评估

一、残疾疾病负担测量

（一）健康寿命损失的测量

健康寿命损失传统上多用发病指标和死亡指标来测量，但这些指标无法反映出不同疾病和转归的生命质量差异，因而目前多采用潜在寿命损失年（PYLL）、健康调整期望寿命（health-adjusted life expectancy，HALE）、伤残调整寿命年（DALY）、健康相关生命质量（health-related quality of life，HRQOL）等综合指标来测量。残疾作为导致人群健康寿命损失的重要因素，其测量方法和其他疾病导致健康损失的测量方法是一致的。发病率和患病率、死亡率和病死率是常见的发病和死亡指标，在残疾的分布部分讲述。本章重点讲述残疾失能相关测量指标。

1. **病残率** 病残率表示病残在人群中发生的频率，为确诊的病残人数占调查人数的比例。

2. **潜在寿命损失年** 潜在寿命损失年是指某年龄组人群因早死所损失的寿命年的总和。常用于测量某种死因对特定年龄组人群的危害程度和大小，计算不同疾病或不同年龄组死者总的减寿年数。该指标可消除不同人群死亡者年龄构成对期望寿命损失的影响，但难以评价超过期望寿命的死亡所造成的疾病负担，适用于评价因某疾病早死所导致的寿命损失。

PYLL计算公式如下：

$$PYLL = \sum_{i=1}^{e} \left[(e - X_i) \times d_i \right] \qquad (4\text{-}1)$$

式中：e 为期望寿命；X_i 为死亡年龄组年龄中值；d_i 为该年龄组死亡人数。

3. **伤残调整寿命年** 伤残调整寿命年能综合测量患病、失能，残疾和死亡。它以时间为单位对生命数量和生命质量进行综合测量，可以定量计算因各种疾病造成的早死与残疾失能所致的健康寿命年损失。

DALY是一种健康差距测量方法，包括寿命损失年（YLL）和健康寿命损失年（YLD）两部分，通常用来度量疾病负担的大小，以及显示面临的健康问题和挑战。对某地区疾病或健康状况的DALY计算可以为某地区疾病风险因素分析提供数据基础。对全球疾病负担进行分析可以从流行病学角度客观评估疾病的死亡率和致残率，促进将非致命性健康结果和死亡一起纳入关于国际卫生政策的讨论。同时，疾病负担也可以量化健康产出，为使用成本效果或成本效益分析等卫生经济学评价方法对某些卫生政策措施的投入产出评价提供了基础。

某地区某人群DALY是指该人群，因某种健康状况过早死亡而丧失的寿命年（YLL）与因残疾失能而丧失的同等健康年（YLD）之和。即：

$$DALY = YLL + YLD \qquad (4\text{-}2)$$

DALY采用西方家庭模型寿命表编号第26级来进行计算，假定出生时期望寿命女性为82.5岁，男性为80岁，采用连续函数$Cxe^{-\beta x}$计算年龄权重，采用指数函数$e^{-r(x-a)}$计算贴现率，残疾状态的持续时间通常按照从0到1的残疾状态权重加权，从而转换成死亡损失健康生命时间。

（1）早死导致的潜在寿命损失年（YLL）计算

假若不考虑时间贴现和年龄权重，则YLL的计算公式为：

$$YLL = N \times L \qquad (4\text{-}3)$$

式中：L表示标准期望寿命；N表示死亡人数。

若考虑疾病权重和贴现率等因素，则完整公式为：

$$YLL = N \cdot Ce^{(ra)}/(\beta+r)^2 \big[e^{-(\beta+r)(L+a)}\big[-(\beta+r)(L+a)-1\big]-e^{-(\beta+r)a}\big[-(\beta+r)a-1\big]\big]$$

$$\qquad (4\text{-}4)$$

式中：a为发病年龄；L是通过标准期望寿命计算的年龄组平均死亡年龄；N是特定病因的死亡数；r为贴现率，全球疾病负担标准值为0.03；C为年龄权重修正常数，全球疾病负担标准为0.1658；β为年龄权重参数，全球疾病负担的标准值为0.04。

（2）残疾失能导致的寿命损失年（YLD）计算

YLD是将残疾失能的年数损失等价转化成死亡年数损失。计算YLD的基本的公式为：

$$YLD = I \times DW \times L \qquad (4\text{-}5)$$

式中：I表示观察期内的发病数；DW表示伤残权重（0到1）；L表示平均病程持续时间。

若考虑不同年龄权重和贴现率，则完整的YLD公式为：

$$YLD = I \cdot DW \cdot Ce^{(ra)}/(\beta+r)^2 \big[e^{-(\beta+r)(L+a)}\big[-(\beta+r)(L+a)-1\big]-e^{-(\beta+r)a}\big[-(\beta+r)a-1\big]\big]$$

$$\qquad (4\text{-}6)$$

由于还需考虑到某些疾病后遗症或者疾病严重程度不同，所以最后的YLD公式应该是：

$$YLD = \sum_{i=1}^{n} YLD\_i \qquad (4\text{-}7)$$

式中：YLD_i表示不同的疾病后遗症或者某种疾病的严重程度。

（二）疾病经济负担的计算

疾病经济负担可以采用抽样调查、收集公开发表文献中可利用的公开信息、全国疾病登记数据资料、就诊数据库回顾分析、专题横断面或前瞻性调查等方法来计算。

1. 直接疾病经济负担　直接疾病经济负担包括患者去医疗机构就医所花费的门诊诊疗费、住院费、药物费用等一系列医疗费用，以及与就医过程相关的营养费、就医交通费、住宿费等非医疗费用。直接疾病经济负担常用上下法（top-down method）、二步模型法（two-step model）、直接调查推算疾病平均直接费用等方法来计算。常用的二步模型法计算年门诊总费用及住院总费用的计算公式如下：

年门诊总费用＝∑（次均就诊费用×两周就诊率×年龄组就诊率×年龄组人口数×26）

$$\qquad (4\text{-}8)$$

年住院总费用＝∑（次均住院费用×年住院费×年龄组人口数）

$$\qquad (4\text{-}9)$$

2. 间接疾病经济负担　间接疾病经济负担是指由于疾病或残疾导致患者劳动能力受限或降低而造成的劳动力价值损失，不仅包括患者劳动能力下降导致收入下降或者无法劳动获得收入，也包括家庭成员因照护患者导致的收入下降或无法参与劳动获得收入，多用伤残调整寿命年来衡量。间接疾病经济负担的计算方法有人力资本法、摩擦成本法和支付意愿法等。常用的人力资本法以人均国内生产总值为基础，考虑各年龄组不同的生产力水平的权重，对各疾病损失的伤残调整寿命年（DALY）进行折算，得到疾病带来的社会经济损失。

3. 无形疾病经济负担　无形疾病经济负担是指患者及其亲属因疾病所遭受的痛苦、忧虑、悲伤等导致的生活质量下降。由于生活质量主要是个人主观感受，且生活质量指标难以确定，相关资料收集困难，因此无形疾病经济负担通常难以用货币来准确表示，无形疾病经济负担常用伤残调整寿命年（DALY）、质量调整寿命年（quality adjusted life years，QALY）和支付意愿法来计算。常用的支付意愿法主观性很强，易受到个人价值观和文化素质等因素影响，通常估算的无形经济负担具有很大的不确定性。

二、国内外残疾疾病负担现况

（一）全球疾病负担和残疾失能总体情况

WHO GBD 2019中，分别对全球204个国家和地区约369种疾病的DALY和HALE等评价指标进行了测算，其中包括了常见的残疾性疾病导致的疾病负担，如先天异常、营养不良、脑卒中、伤害等。

1. 健康调整期望寿命 2019年全球的出生期望寿命（life expectancy at birth）为73.5岁，其中男性为71.0岁，女性为76.1岁。健康调整期望寿命（HALE）为63.5岁，比1990年平均增长6.6岁。从1990年到2019年，全球几乎所有地区的健康调整期望寿命都有所增长，其中，增长较多的地区为撒哈拉以南非洲地区东部，15个国家中，有7个国家的健康调整期望寿命增长超过了10岁，平均年度增长最少达到了0.3岁。从全球来看，有21个国家和地区出生健康期望寿命增长超过了10岁，这21个增长快速的国家中，有20个是低收入或中低收入国家，其中增长最快的是埃塞俄比亚、卢旺达、厄立特里亚和乌干达，增长幅度达到了15.7～19.1年。1990—2019年，204个国家和地区中仅莱索托、斯瓦蒂尼、津巴布韦、乌兹别克斯坦4个国家健康调整期望寿命有所下降。

2. 伤残调整寿命年 从总体上看，全球伤残调整寿命年（DALY）总量在1990—2019年间变化不大（图4-3），主要表现为传染性疾病、孕妇、新生儿和营养（CMNN）疾病所带来的DALY逐步减少，而非传染性疾病带来的DALY逐步增加，二者基本相互抵消，而这些增加的非传染性疾病大部分都是重要的致残危险因素。2019年的全球DALY总

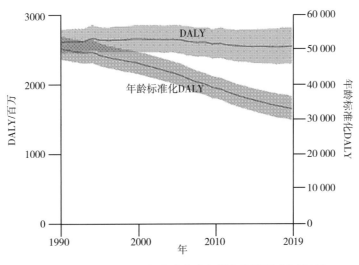

图4-3 1990—2019年全球疾病负担变化情况（DALY）

数为25.4亿，在过去的20年间，50岁以下人群DALY下降的趋势更为明显，尤其是0～9岁年龄组，而50岁及以上人群的变化相对较慢。在1990—2019年引起疾病负担增长的十大主要原因包括影响老年人的6种因素——缺血性心脏病、糖尿病、脑卒中、慢性肾病、肺癌和年龄相关的听力损伤，以及从青年人到老年人都更为普遍的4种因素——艾滋病、骨质疏松、下背疼痛和抑郁症。其中艾滋病、骨质疏松和糖尿病在过去的30年间增幅最大，分别增长了58.5%、30.7%、24.4%。引起负担减少的十大主要因素包括9种显著影响儿童的疾病：下呼吸道感染、腹泻、新生儿疾病、麻疹、营养不良、先天性出生缺陷、溺水、破伤风和疟疾，以及主要影响成年人的肺结核，其下降幅度从32.6%（新生儿疾病）到90.4%（麻疹）。

在引起疾病负担增长的十大主要原因中，糖尿病、脑卒中、慢性肾病、听力损伤、骨质疏松和抑郁等也是导致残疾的重要因素，而在引起负担减少的十大主要因素中，也包括过去易引发残疾的营养不良、先天性出生缺陷、传染性疾病等。由此可见，在过去的20年间，由非传染性疾病等致残因素导致的疾病负担增加极为迅速，而由先天性出生缺陷导致的疾病负担迅速下降。

3. 因伤残而损失的寿命年（YLD） 进一步分析导致各国DALY变化的情况可以发现两个明显的趋势，一是导致疾病负担增加的因素由传染性疾病、产妇、新生儿和营养性疾病转变为非传染性疾病，二是疾病负担的结构由过早死亡（YLL）导致的疾病负担为主转变为以残疾失能（YLD）导致的疾病负担为主。这两个趋势都可以通过测量由于非传染性疾病和伤害导致的健康寿命损失（YLD）占全病因DALYs的比例反映出来。在2019年，因传染性疾病、产妇、新生儿和营养性疾病导致的疾病负担为6.69亿DALY，其中因残疾YLD导致的疾病负担仅1.04亿，占15.55%，因非传染性疾病和伤害导致的16.20亿DALY疾病负担中，因残疾YLDs导致的疾病负担有6.93亿，占42.78%，是导致疾病负担的首位因素。从国家层面来看，多个国家因非传染性疾病和伤害导致的YLD占疾病负担的比例迅速上升，有11个国家和地区的一半以上的疾病负担由该原因造成。

也有不少利用GBD数据针对特定疾病致残导致的疾病负担研究，如有研究利用GBD 2019数据对全球听力损失的患病率和失能情况进行了研究，研究结果表明，2019年全球约有15.7亿人（95%UI：15.1～16.4）患有不同程度的听力损失，其中4.03亿人在使用助听设备后仍处于中度或重度听力损失，另外4.30亿人未使用助听设备。62.1%的听力损失者年龄超过了50岁。预计到2050年，听力损失者将达到24.5亿人，比2019年增加56.1%。另一研究利用GBD 2016数据对精神分裂症的患病率和疾病负担进行了研究，结果显示，全球年龄标准化后的精神分裂症的患病率约为0.28%（95%UI：0.24%～0.31%），且各国差异不大，全球精神分裂症患者数从1990年的0.13亿增长到2016年的0.21亿，为全球疾病负担贡献了0.134亿残疾生存年数。

（二）中国残疾疾病负担现状

1. 中国疾病负担总体情况　GBD 2019显示，中国2019年的出生期望寿命平均为77.6岁，其中男性74.7岁，女性80.8岁。健康调整期望寿命（HALE）为68.4岁（65.8～70.9）。2019年导致中国DALY的前10位因素是脑卒中、缺血性心脏病、慢性阻塞性肺疾病、肺癌、公路伤害、其他原因听力损失、下背痛、糖尿病、胃癌、头痛。除道路交通伤害、慢性阻塞性肺疾病和胃癌造成的死亡和残疾损失下降外，其他几种疾病造成的DALY都在持续上升（如图4-4）。

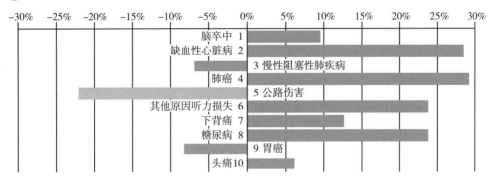

图4-4　2019年导致中国DALY的10大原因

注：数据引自IHME网站的GBD 2019中国概况，网址 https://www.healthdata.org/china。

2. 中国主要致残性疾病的疾病负担　中国居民的首要致残性疾病是心脑血管疾病，由于心脑血管疾病的危险因素暴露水平持续增加，中国心脑血管疾病的发病率和死亡率持续上升，疾病负担不断加重。心脑血管疾病的主要危险因素包括高血压、高血脂、糖尿病和超重/肥胖等。研究表明，和1990年相比，2010年中国糖尿病疾病负担总体增长幅度很大，其中YLL上升的速度最快，尤其以男性、中老年人群最为突出。中国脑卒中发病数量以平均每年8.7%的速度迅速增长，其导致的DALY也呈迅速上升趋势，远高于全球平均水平。

除心脑血管疾病外，肿瘤、伤害、抑郁症等也是主要的致残疾病，其导致的疾病负担研究是当前的研究和关注热点。2019年中国疾病负担排名前5位的恶性肿瘤分别是肺癌、肝癌、胃癌、食管癌和结直肠癌；有学者对2005—2009年我国肿瘤登记地区的肝癌疾病负担进行了研究，结果表明我国肝癌总体疾病负担男性高于女性，农村高于城镇，且城镇地区肝癌疾病负担呈迅速上升趋势；对中国人群伤害和抑郁症的疾病负担研究显示，伤害和抑郁症均是导致中国人群疾病负担的重要疾病，伤害主要危害青壮年人群，而性别和人口老龄化则是抑郁症YLD迅速增长的重要影响因素。

三、残疾的健康相关生命质量

（一）健康相关生命质量的内涵

WHO生命质量研究组在对二十多个国家及地区进行研究后，认为健康相关生命质量是各文化价值体系中个体对于自身的标准、目标以及与生命状况有关的满意与认知度，即健康相关生命质量是衡量在疾病、意外伤害及医疗干预影响下，与个人生活事件相联系的主观健康状态和个体满意度指标。其他学者也从自己的专业或兴趣偏好出发，对生命质量的概念进行了探讨，给出了不同的理解。健康相关生命质量主要由生理和职业功能、心理状态、社会互动状况、经济因素四个方面组成。HRQOL包括生理、功能、心理、社会和精神五个维度，每个维度下又包含若干个方面。生命质量概括为低层（生存质量）、中层（生活质量）和高层（狭义生命质量）三个层次，分别对应不同的需求层次，且应用于不同领域。总之，健康相关生命质量评价就是要对某一时间点上某个人群的生命数量和质量进行测量，其核心是对人群健康状态进行评价，即从生理、心理和社会生活三个方面来对个人功能进行测定，通过分析其改变来综合反映人群的疾病状态和健康水平。残疾本身即是一种健康状态，残疾健康相关生命质量评价也需要从生理、心理和社会生活三个方面来评价。也有学者认为应该从身体、心理、社会、精神四个方面来测量生命质量。其他学者认为应从生理功能、心理功能、角色活动、社会适应能力和对健康状况的总体感受等方面来对健康相关生命质量进行测量，如果是针对具体疾病的量表，还应该包括具体的疾病症状等内容。

（二）健康相关生命质量的测量方法

健康相关生命质量的测量方法主要有访谈法、观察法、主动报告法、症状定式检查法、标准化量表评价法等。当前国内外广泛使用的是标准化量表评价法。

目前国际上已有数百种生命质量测定量表。根据不同内容和适用对象对量表进行分类，可将量表大致分为普适性和特异性两大类。

1. 普适性量表 普适性量表常用于评价普通人群的总体健康状况，其测量对象是一般人群，或患有常见疾病的群体，通常不针对特定人群。它常用于不同国家、地区、民族的人群之间的生命质量比较，或宏观比较不同卫生保健项目的效果。它可以很好地测量疾病对健康状况的整体影响，并且可以在不同疾病之间进行比较，但反应性和灵敏性较差。根据编制方法不同，可将普适性量表分成两大类，一是以经济学为基础的总计指标法（aggregate index）编制的量表，二是以心理计量学（psychometrics）为基础的健康档案法（health profile）编制的量表。

总计指标法的基础是预期效用理论，通过引入效用和偏好，将健康相关生命质量表示为从死亡（0.0）到完全健康（1.0）这个数字区间上的一个取值，从而将量表得分转换成单一数值的分数来代表整体的生命质量情况。由于总计指标法仅产生一个总体评价结果，一般不能为个体患者治疗提供决策依据，多用来作为宏观医疗决策的根据。直接测量的总计指标评价方法有标准博弈法（standard gambling，SG）、时间交换法（time-trade-off，TTO）和意愿支付法（willingness-to-pay，WTP），权重已包含在量表中，通过量表测量可以得到健康相关生命质量得分。间接测量的总计指标评价方法有评价等级法（rating scale，RS），是一种以心理计量方式来测量效用的方法，即权重需要通过基于偏好的健康状态量表来测量获得。广泛使用的量表包括：健康状态指数（quality of wellbeing index，QWB）、欧洲五维健康量表（Euro quality of life five-dimension questionnaire，EQ-5D）、健康效用指数量表（health utility index，HUI）、健康相关生命质量指数（index of health-related QOL，IHQOL）等。在这些量表中，健康状态被分成不同维度，每个维度下又包含不同的功能水平。在使用时，研究者首先依据量表的不同维度将被调查者的健康状况进行分类，然后根据相应的公式进行计算，即可得到代表一般人群健康状态的平均偏好得分。

此外，健康档案量表可以对健康相关生命质量的各个维度进行多方位的评价，从而得出测量对象的生命质量综合情况，其主要优势在于覆盖了健康相关生命质量的所有方面，一般可以协助患者选择治疗方法，适用于任何人群。常见的测量量表包括：36条目简明健康量表（the medical outcomes study 36-item short form health survey，SF-36）、诺丁汉健康量表（Nottingham health profile，NHP）、疾病影响量表（sickness impact profile，SIP）、MeMaster健康指数（MHIQ3）、WHO生存质量测定量表（the WHO quality of life assessment instrument，WHOQOL）等。

2. 特异性量表　为增加量表的反应性，特异性量表通常仅纳入健康相关生命质量中与研究对象密切相关的部分。特异性量表通常和临床医生的常规分析领域密切相关，反映特定疾病比较重要的方面，反应性较好。但受限于一定人群和干预措施，特异性量表不能比较不同疾病之间的健康相关生命质量。

在特异性量表中，疾病特异性量表占比很大，并且广泛应用于临床。疾病特异性量表的设计依据是所研究疾病的具体情况，测量对象是患有特定疾病的人群。优点是反应性较好，能抓住自然病程或治疗中较小但有重要临床意义的变化。缺点是仅限于特定的疾病群体和干预措施，无法在不同疾病之间进行比较。常见的特异性量表有癌症患者生活功能指数量表等。

特异性量表通常是针对某一疾病特征或某一特定人群开发的，常用的特异性量表有：适用于癌症患者生命质量测评的癌症治疗功能评价（functional assessment of cancer therapy，FACT）、癌症患者生活功能指标（the functional living index-cancer，FLIC）等；适用于慢性阻塞性肺疾病生命质量测评的圣乔治问卷（St. George's respiratory questionnaire，SGRQ）、西雅图慢性阻塞性肺疾病问卷（Seattle obstructive lung disease questionnaire，

SOLDQ）等；适用于慢性心功能不全生命质量测评的明尼苏达心功能不全QOL量表（Minnesota living with heart failure questionnaire，MLHFQ）；适用于老年人生命质量测评的WHO生存质量老年量表（WHOQOL-OLD）、生命质量问卷老年版（quality of life profile-seniors version，QOLPSV）等。

（三）残疾健康相关生命质量研究

1. 与残疾健康相关的生命质量测量　健康相关生命质量测量目前已广泛应用于公共卫生、临床医学、药学和卫生管理学等学科领域，并开始用于各年龄、各疾病人群的相关研究。近年来，健康相关生命质量在临床医学的应用主要集中在肿瘤和慢性非传染性疾病。国外对儿童和老人的健康相关生命质量研究较多。如自1985年起，美国食品药品监督管理局（Food and Drug Administration，FDA）将生存质量评价应用于新药评价。自1993年以来，又将行为危险因素监测系统（behavioral risk factor surveillance system，BRFSS）用于监测美国各州18岁以上成人的生存质量，以确定卫生投入重点。

综合国内外健康相关生命质量研究领域的主流观点，健康相关生命质量评价的应用归纳起来主要包括以下几个方面：一般人群或特定人群健康状况测评、临床治疗方案的评价与选择、卫生资源配置与利用决策、健康影响因素与防治重点的确定。

2. 我国残疾健康相关生命质量的研究进展　近年来，已有很多学者开始关注残疾人的生命质量状况。研究者通过综述残疾儿童生命质量评价的相关研究进展，对残疾儿童生命质量评价的方法和测量工具，及其在残疾儿童生命质量评价中的应用情况进行了系统回顾，指出普适量表的适用对象主要为成年人，对于儿童而言适用性较差，而在学者评价儿童生命质量时使用较多的是中文版儿童生命质量测定量表，条目简单、适用性广、信度效度好，可作为评价残疾儿童生命质量的首选工具之一。另外，2007年颁布的《国际功能、残疾和健康分类儿童和青少年版》（International Classification of Functioning，Disability and Health for Children and Youth，ICF-CY）是特别针对婴幼儿、儿童以及18岁以内青少年的残疾分类系统，可基于对残疾儿童健康状况的全面描述，进一步对其生命质量进行评价。此外，还有学者对智力残疾儿童生命质量量表、视力残疾儿童生命质量量表等特异性量表进行了研究。

在具体研究中，学者采用体育锻炼行为量表和生命质量量表（SF-36）等对382名北京市残疾人进行问卷调查，定量分析了视力、听力、言语、肢体、智力和精神残疾六类残疾人体育锻炼行为和生命质量上的差异，并且评估了体育锻炼行为对不同类残疾人生命质量的影响。研究发现：六种类型残疾人在生理功能、生理职能、躯体疼痛、情感职能和一般健康状况5个维度具有显著的统计学差异（$P < 0.01$），在社会功能和精神健康两个维度具有统计学差异（$P < 0.05$）；残疾人大多数生命质量指标与锻炼行为有显著正相关，体育锻炼能够显著促进残疾人生命质量，该结论在肢体残疾、精神残疾和智力残疾三类残疾人群

尤其突出。研究者使用Nijmegen人工耳蜗植入量表对16名语前聋青少年人工耳蜗植入术后生命质量进行评估，发现语前聋青少年人工耳蜗植入术后基本声音感知、高级声音感知和社会活动能力显著提高，表明人工耳蜗植入能够提高语前聋青少年术后生命质量，术前使用助听器行听力补偿的患者在人工耳蜗植入术后能够收获更好的生命质量提高效果。对认知干预联合功能训练操对突发性耳聋患者的负性情绪及生命质量影响的研究发现，研究组患者干预后的症状自评量表（SCL-90）评分，以及日常行为、心理素质、社会适应力、睡眠障碍以及总体生命质量等方面明显优于对照组，认为将认知干预联合功能训练操的护理策略运用于突聋患者中，能有效缓解患者的负面情绪，提高治疗的依从性，有助于疾病的康复，提高患者的听力阈值水平，使患者生命质量得到提高。还有很多学者对残疾儿童的生命质量给予了很多关注，对低出生体重儿童、智力残疾儿童、癫痫儿童、视力残疾儿童等的生命质量开展了很多专题研究。

此外，还有很多研究集中在主要致残性疾病的健康相关生命质量上，如脑卒中、肿瘤等非传染性疾病和伤害等。研究者对国内期刊中的83篇肿瘤患者生命质量相关研究文献进行梳理，了解国内肿瘤患者生命质量研究和生命质量测量工具应用的现状。其中，59.0%的文献通过对生命质量的测量评价干预措施的有效性，32.5%的文献旨在探索肿瘤患者生命质量的影响因素，9.5%的文献单纯探讨肿瘤患者的生命质量状况。从测量工具使用来看，在普适性量表中，健康调查简明表（SF-36）和欧洲五维健康量表（EQ-5D）使用频率逐步增多，此外WHO生存质量测定量表（WHOQOL）、诺丁汉健康量表（NHP）等人群普适性量表也有学者使用。特异性量表中，QLQ-C30的使用频率最高（88.0%），16.9%的文献采用肿瘤患者通用量表（FACT-G）来替代普适性量表，而且随着时间的推移特异性量表的使用频率也在增加，并且不同类型癌症的特异性量表也逐步与FACT-G配套使用，如针对乳腺癌患者的通用量表（FACT-B）。利用中国健康与养老追踪调查（CHARLS）数据研究脑卒中患者的健康相关生命质量，基于欧洲五维健康量表（EQ-5D-3L）计算出脑卒中患者的健康效用平均值为0.62±0.23；并通过K-W检验、Tobit截取回归模型分析显示，婚姻状况、受教育水平、性别、吸烟状况、睡眠时长、社交活动频率、身体质量指数（BMI）会对其健康相关生命质量产生不同程度的影响。研究者使用欧洲五维度健康（EQ-5D）量表对我国西部地区农村脑卒中患者健康效用进行了测量，调查对象健康效用平均值为0.645±0.310，在EQ-5D量表的5个维度中，日常活动困难者占比最高（63.3%）。研究者发现，中国城乡慢性非传染性疾病患者的总体健康效用值为0.939±0.105，其中城市患者的健康效用值为0.966±0.090，高于农村患者（0.924±0.110），是否患有多重慢性病和是否困难户是城乡慢性病患者健康相关生命质量的共同影响因素。

（崔　斌　冷志伟　纪　颖）

思考题

    1. 概述残疾疾病负担的测量方法。

    2. 残疾的疾病负担受哪些因素影响？

    3. 如何衡量残疾人口生命质量？

参 考 文 献

［1］陈善平，贾岳朋，刘丽萍，等. 六种类型残疾人体育锻炼行为和生命质量的比较研究［J］. 体育研究与教育，2022，37（3）：75-82.

［2］崔朋伟，刘娜，段招军. 疾病经济负担研究进展［J］. 中国预防医学杂志，2016，17（8）：612-616.

［3］邓清文，刘文彬. 脑卒中患者健康相关生命质量及影响因素研究［J］. 南京医科大学学报（社会科学版），2020，20（5）：459-463.

［4］李茜瑶，周莹，黄辉，等. 疾病负担研究进展［J］. 中国公共卫生，2018，34（5）：777-780.

［5］刘韫宁，刘江美，殷鹏，等. 1990年与2010年中国恶性肿瘤疾病负担研究［J］. 中华预防医学杂志，2015，49（4）：309-314.

［6］吕繁，曾光. 疾病负担评价的理论框架及其发展［J］. 中华流行病学杂志，2001（4）：25-27.

［7］沈宛颖，曾昱兴，李文豪，等. 基于GBD大数据的中国抑郁负担现状和趋势分析［J］. 职业与健康，2021，37（8）：1087-1092.

［8］汪瑾，董佳怡，沈冲，等. 基于EQ-5D的江苏省某贫困县中老年健康相关生命质量评价研究［J］. 中国社会医学杂志，2022，39（1）：38-42.

［9］王俊，王丽丹，江启成. 我国肿瘤患者生命质量评价研究现状及特点［J］. 中华疾病控制杂志，2017，21（4）：422-424.

［10］王晓楠，王丽，范坤，等. 中国西部农村脑卒中患者健康相关生命质量及其影响因素：基于EQ-5D量表的调查结果［J］. 中华老年多器官疾病杂志，2020，19（9）：641-645.

［11］杨林，王贵荣，曹茜，等. 残疾儿童生命质量评价的研究进展［J］. 中国康复医学杂志，2018，33（6）：738-741.

［12］宇传华，罗丽莎，李梅，等. 从全球视角看中国脑卒中疾病负担的严峻性［J］. 公共卫生与预防医学，2016，27（1）：1-5.

［13］张耀光，徐玲. 健康相关生命质量简介及其国际应用［J］. 中国卫生信息管理杂志，2011，8（4）：42-44.

［14］CHRISTOPHER JL MURRAY，MAJID EZZATI，ABRAHAM D FLAXMAN，et al. GBD 2010：a multi-investigator collaboration for global comparative descriptive epidemiology［J］. Lancet（London，England），2012，（9859）：2055-2058.

［15］FIONA J CHARLSON，ALIZE J FERRARI，DAMIAN F SANTOMAURO，et al. Global Epidemiology and Burden of Schizophrenia：Findings From the Global Burden of Disease Study 2016［J］. Schizophrenia bulletin，2018，（6）：1195-1203.

［16］GBD 2019 Diseases and Injuries Collaborators. Global burden of 369 diseases and injuries in 204 countries and territories，1990-2019：a systematic analysis for the Global Burden of Disease Study 2019［J］. Lancet（London，England），2020，（10258）：1204-1222.

［17］KONRAD JANOWSKI，STANISŁAWA STEUDEN．The Temperament Risk Factor，Disease Severity，and Quality of Life in Patients with Psoriasis［J］．Annals of dermatology，2020，（6）：452-459．

［18］NING CAO，ZHIHUI HAO，LIWEI NIU，et al．The Impact of Risk Factor Control on Health-Related Quality of Life in Individuals with High Cardiovascular Disease Risk：A Cross-sectional Study Based on EQ-5D Utility Scores in Inner Mongolia，China［J］．Journal of epidemiology and global health，2022，（1）：133-142．

［19］HOWITT P，DAVZIA，YANG GZ，et al．Technologies for global health［J］．Lancet（London，England），2012，380（9840）：507-535．

［20］WHO．Study protocol for the World Health Organization project to develop a Quality of Life assessment instrument（WHOQOL）［J］．Quality of life research：an international journal of quality of life aspects of treatment，care and rehabilitation，1993，（2）：153-159．

第五章

肢体残疾流行病学

随着城市化和工业化进程的推进和人口老龄化的加剧，脑血管疾病等慢性病患病率上升并呈现出患病群体的年轻化，导致我国肢体残疾现患率将继续攀升。与1987年相比，2006年我国肢体残疾人数增加约1657万人，肢体残疾现患率从0.92%上升至2.34%，成为我国现患率最高的残疾类别。《国家残疾预防行动计划（2016—2020年）》和《国家残疾预防行动计划（2021—2025年）》将"伤害致残防控"定为行动目标之一。2021年，中国残疾人康复协会发布了《老年人跌倒预防与跌伤康复服务规范》。肢体残疾日渐成为老龄化中国的政策制定要点与社会焦点。但当前，我国康复服务利用不足的问题还十分显著。面对这种矛盾，对肢体残疾的流行特征、危险因素等核心问题进行梳理与分析，对进一步促进肢体残疾的预防与康复，控制和减少肢体残疾所致疾病负担而言具有重要意义。

第一节　概　　述

一、肢体残疾的定义

ICF对残疾的概念是从功能、结构与残损，活动与活动受限，参与和参与局限三方面加以界定，并涉及环境因素。因此，本章所指肢体残疾，也将从上述三方面分类阐述。

根据第二次全国残疾人抽样调查办公室信息，肢体残疾是指人体运动系统的结构、功能损伤造成的四肢残缺或四肢、躯干麻痹（瘫痪）、畸形等导致人体运动功能不同程度的丧失以及活动受限或参与局限，包括上肢或下肢因伤、病或发育异常所致的缺失、畸形或功能障碍；脊柱因伤病或发育异常所致的畸形或功能障碍；中枢、周围神经因伤病或发育异常造成躯干或四肢的功能障碍。

从活动层面看，肢体残疾人活动受限指其完成日常生活中的各种任务活动受到限制，表现为身体移动或运动功能障碍、日常生活活动能力障碍等。例如小儿麻痹症患者丧失伸膝运动功能后步行受限，再如双上肢无力患者进食受限。

从参与层面看，肢体残疾人的社会参与障碍指其回归正常社会活动或人际关系网络以及实现原有社会角色与功能时存在阻碍。例如，依靠轮椅代步的残疾人在无障碍环境建设不完善的公共场所中面临的移动和交通障碍，再如价值观偏见导致的在某些方面具有与正常人同等工作能力的残疾人的就业障碍。

二、肢体残疾的测量

（一）华盛顿小组残疾状况量表

2001年，联合国统计司成立专门工作组WG开发残疾状况国际标准化通用量表，目的是基于ICF所构建的残疾新内涵对残疾展开标准化测量与统计，以实现残疾人状况的国际比较。国内学者依据华盛顿小组残疾状况量表长表（WGES-F）制定了中文版，表5-1是中文版量表中与肢体残疾相关的模块，该模块采取调查对象自报的调查方式，针对其活动能力、自理能力和上身能力开展调查。

表5-1 华盛顿小组残疾状况量表长表（WGES-F）（肢体残疾有关模块）

条目	问题
C活动能力	
C1	您走路或上下楼梯有困难吗？
C2	您是否需要使用辅助设备或帮助来走动？ （1）是 （2）否（跳至C6） （3）拒绝回答（跳至C6） （4）不知道（跳至C6）
C3	您是否使用以下设备？ a.手杖或拐杖 b.助行器 c.腋杖 d.轮椅（若选4，则跳至C6） e.假肢 f.他人协助 g.其他（说明）
C4	在使用辅助设备时，您在平地上走100米（大约200步）有困难吗？
C5	在使用辅助设备时，您在平地上走500米（大约1000步）有困难吗？
C6	您上或下12个台阶有困难吗？
C7	在不使用辅助设备时，您在平地上走100米（大约200步）有困难吗？
C8	在不使用辅助设备时，您在平地上走500米（大约1000步）有困难吗？

续 表

条目	问题
F 自理能力	
F1	您在生活自理方面有困难吗（例如，自己洗澡或穿衣）？
G 上身能力	
G1	您将4斤的水从腰部位置举至视线水平的位置是否有困难？
G2	您用手或手指，捡起如纽扣或铅笔之类的小物件，或打开容器、水瓶是否有困难？

（二）WHO残疾评定量表

2010年，WHO开发了一项具有跨文化普适性的通用性残疾测量工具——《世界卫生组织残疾评定量表2.0》（World Health Organization Disability Assessment Schedule 2.0，WHODAS 2.0），与WGES-F一致，该测量工具的理论基础也是ICF分类体系。当前，WHODAS 2.0调查已被30多项人口调查纳入应用。表5-2展示了WHODAS 2.0中与肢体残疾相关的模块，WHODAS 2.0针对肢体残疾的测量主要使用了ICF中"活动与活动受限"层面的身体移动能力指标，包括对个体站立、居室内走动、居室外移动、步行较长距离等活动能力的评估。

表5-2 世界卫生组织残疾评定量表2.0（WHODAS 2.0）（肢体残疾有关模块）

条目	问题
	在过去的30天里，你在如下方面遇到过怎样的困难：
D2.1	长时间站立，例如30分钟
D2.2	从坐姿中站起身
D2.3	在家里四处走动
D2.4	离开居所
D2.5	走很长一段路，比如一公里或同等距离

注：WHODAS模块2讨论的活动包括站立、在家里四处走动、离开家和远距离步行。

三、肢体残疾的筛查和诊断

2006年我国第二次残疾人抽样调查采用分人群的肢体残疾筛查方法，当筛查对象为0～6岁儿童时，采用定点设站、集中筛查的形式，由专科医生进行儿童健康检查并填写《0～6岁儿童健康检查表》，问题包括"抬头、翻身、坐稳、爬行、站立、步行、跑步等和同龄儿相比有什么不一样？""肢体有无畸形、短缺、活动障碍、姿势异常？"两项，筛查阳性群体需按疑似残疾人继续进行临床诊断；当筛查对象为7岁以上人群时，采用入户筛查的形式，由调查员入户，使用《7岁以上人群残疾筛查问卷》中涉及肢体方面的问题进行筛查，问题包括"您家庭全部成员中是否有人在行走、站立、蹲坐、爬楼梯时有困难？""是否有人用手拿东西或写字、洗漱、穿衣等日常生活动作有困难？"两项，筛查阳性者（疑似残疾人），填写筛查交接单，转专科医生进行临床诊断。

疑似肢体残疾人转诊后，医生将结合病史、目测、查体三种方式对其进行诊断。病史方面，医生主要了解疑似残疾人肢体残疾的原因、部位，过去有无进行过残疾鉴定及是否获得证明。并观察患者肢体残缺情况，站立、行走情况，运动和功能情况。同时，结合针对躯干、肢体及关节畸形的部位和程度，肢体缺失的部位和程度，肌力和肌张力，关节活动程度，以及肢体功能障碍程度的查体结果进行诊断。

四、肢体残疾的分级

根据2006年第二次全国残疾人抽样调查定级标准和《残疾人残疾分类和分级》（GB/T 26341—2010）国家标准，肢体残疾按残疾程度分为四级：残疾一级、残疾二级、残疾三级和残疾四级。残疾一级为极重度，残疾二级为重度，残疾三级为中度，残疾四级为轻度。在不佩戴假肢、矫形器及其他辅助器具的情况下，根据人体运动功能丧失、活动受限、参与局限的程度，肢体残疾的等级划分具体原则如表5-3所示。

表5-3　肢体残疾的等级划分原则

肢体残疾等级	日常生活活动能力	人体运动功能丧失、活动受限、参与局限的程度（具备下列状况之一）
一级	不能独立实现日常生活活动	1. 四肢瘫：四肢运动功能重度丧失 2. 截瘫：双下肢运动功能完全丧失 3. 偏瘫：一侧肢体运动功能完全丧失 4. 单全上肢和双小腿缺失 5. 单全下肢和双前臂缺失 6. 双上臂和单大腿（或单小腿）缺失 7. 双全上肢或双全下肢缺失 8. 四肢在手指掌指关节（含）和足跗跖关节（含）以上不同部位缺失 9. 双上肢功能极重度障碍或三肢功能重度障碍
二级	基本上不能独立实现日常生活活动	1. 偏瘫或截瘫，残肢保留少许功能（不能独立行走） 2. 双上臂或双前臂缺失 3. 双大腿缺失 4. 单全上肢和单大腿缺失 5. 单全下肢和单上臂缺失 6. 三肢在手指掌指关节（含）和足跗跖关节（含）以上不同部位缺失（一级中的情况除外） 7. 二肢功能重度障碍或三肢功能中度障碍

续　表

肢体残疾等级	日常生活活动能力	人体运动功能丧失、活动受限、参与局限的程度（具备下列状况之一）
三级	能部分独立实现日常生活活动	1. 双小腿缺失 2. 单前臂及其以上缺失 3. 单大腿及其以上缺失 4. 双手拇指或双手拇指以外其他手指全缺失 5. 二肢在手指掌指关节（含）和足跗跖关节（含）以上不同部位缺失（二级中的情况除外） 6. 一肢功能重度障碍或二肢功能中度障碍
四级	基本上能独立实现日常生活活动	1. 单小腿缺失 2. 双下肢不等长，差距大于等于50mm 3. 脊柱强（僵）直 4. 脊柱畸形，后凸大于70度或侧凸大于45度 5. 单手拇指以外其他四指全缺失 6. 单手拇指全缺失 7. 单足跗跖关节以上缺失 8. 双足趾完全缺失或失去功能 9. 侏儒症（身高小于等于1300mm的成年人） 10. 一肢功能中度障碍或两肢功能轻度障碍 11. 类似上述的其他肢体功能障碍

注：肢体部位说明如下。①全上肢：包括肩关节、肩胛骨。②上臂：肘关节和肩关节之间，不包括肩关节，含肘关节。③前臂：肘关节和腕关节之间，不包括肘关节，含腕关节。④全下肢：包括髋关节、半骨盆。⑤大腿：髋关节和膝关节之间，不包括髋关节，含膝关节。⑥小腿：膝关节和踝关节之间，不包括膝关节，含踝关节。⑦手指全缺失：掌指关节。⑧足趾全缺失：跖趾关节。

第二节　肢体残疾的流行特征

不同国家或地区用以描述肢体残疾的术语、定义、测量工具、定级标准等不尽相同。ICF体系下，国内外既有研究中与肢体残疾有关的术语大致包括以下几类：侧重于身体功能、结构与残损层面的术语有肢体残损（extremity/limb impairment），侧重于活动与活动受限层面的常见术语包括移动/运动功能损伤（mobility/motor impairment）、日常生活活动能力（activities of daily living，ADL）障碍。而根据第一节的阐述，我国则直接采用"肢体残疾"的表述，该概念涵盖了ICF的三个层面。上述差异的存在对肢体残疾患病率、发病率等流行病学指标的横向国别比较造成了困难，因此，本部分将分人群、分地区对肢体残疾流行特征进行简要介绍。

一、人群特征

ADL包含实现自我照护的必需技能，包括洗澡、穿衣、进食、如厕等。1987年美国医疗费用调查发现，2790万65岁及以上普通美国公民（非社会福利机构收容人口）中有360万人（12.9%）在完成行走或日常生活活动时存在至少一项困难，其中，250万人存在洗澡困难（8.9%）、220万人存在行走困难（7.7%）、160万人存在床椅之间双向转移困难（5.9%）。65岁以后，ADL障碍率逐渐升高，并且在80岁后大幅提升，85岁以后的增长十分显著。一项美国早期调查发现，75～84岁的老年人，23%存在"行走半英里"困难，24%在举起重量低于10磅的物体时存在困难，55%存在弯腰、蹲伏、下跪的困难。

分性别来看，在美国，65岁以上女性的ADL障碍率在各年龄段均高于男性。非洲国家布基纳法索曾于2010年在首都瓦加杜古开展了一项覆盖981个样本的人口健康抽样调查，其中，女性身体移动功能障碍患病率为51.7%，男性为26.5%，女性身体移动功能障碍发生比是男性的3.79倍，女性患病率对男性的超越部分源于女性在营养补充、婚姻关系中的不平等地位，教育在其中发挥了较小的作用。

从种族差异角度看，移动障碍在不同种族间存在患病率差异得到了证实。美国马萨诸塞州春田市开展了一项老年残疾的种族差异研究，结果显示，残疾率最高和最低的分别是波多黎各地区的老年人和美国白人老年人。从行走障碍角度分析，老年人群体中，美国白人行走障碍患病率为7.69%，非裔美国人为12.36%，而波多黎各地区老年人为16.11%。

二、地区特征

据美国国家卫生统计中心（National Center for Health Statistics，NCHS）估计，1996年美国约14%的人口存在活动限制；约2.8%的15岁及以上美国普通民众（约520万人）报告存在出行困难，但后者很可能被低估了。一项基于英国健康调查数据的研究报告了英国中年人（50～64岁）身体移动功能障碍患病情况，以"行走1/4英里时是否存在由健康问题（如躯体、精神、情绪问题或疾病）导致的困难"作为衡量身体移动障碍的指标，并将"存在任何程度的困难"均视为具有移动障碍。结果显示，20世纪末和21世纪初，英国18%的中年男性和19%的中年女性存在移动障碍。荷兰一项1997—1998年的横断面国家健康调查数据提示了62 352名16岁及以上人群的自评健康状况，其中，身体移动障碍患病率约为7.4%。2019年开展的一项针对约旦1929名在校大学生有关上肢疼痛与残疾的调查报告了24%的患病率。第二次全国残疾人抽样调查数据显示，我国肢体残疾患病率为2.34%。

第三节　肢体残疾的危险因素与病因学研究

一、主要致残因素

（一）肢体残疾的主要致残因素总结

总体上看，造成我国肢体残疾的前十位原因依次为脑血管病、骨关节病、小儿麻痹症、工伤、交通事故、发育畸形、脑性瘫痪、脊髓疾病、感染和地方病。而主导性致残原因则存在年龄和地区的分层差异：脑血管病是城市中常见的肢体残疾原因，占比约为25%，骨关节病在农村地区肢体残疾原因中的占比将近20%；0～14岁肢体残疾儿童主要的致残原因包括脑性瘫痪、发育畸形、先天性发育障碍等，25～54岁青壮年的肢体残疾原因以小儿麻痹、其他外伤、交通事故和工伤为主，55岁及以上中老年肢体残疾人的主要致残原因包括脑血管疾病、骨关节病和其他外伤等。《第二次全国残疾人抽样调查医生手册》将导致肢体残疾的主要原因归总为五大类，见表5-4。

表5-4　肢体残疾的主要致残因素

类别	说明
先天性	因先天发育或遗传因素导致的肢体残疾，如先天性缺肢、短肢、侏儒症，脑性瘫痪，先天性关节挛缩症、先天性关节脱位、先天性成骨不全等先天性骨关节疾病，遗传性共济失调等神经系统遗传疾病及先天性神经系统发育异常等
外伤性	因外伤因素导致的肢体残疾，如骨折、关节脱位、肌肉韧带等软组织损伤、脑外伤、脊髓损伤、周围神经损伤及烧（烫）伤导致的肢体运动功能损伤、产伤致脑性瘫痪或神经损伤等
疾病性	因各种疾病因素导致的肢体残疾，如脑或脊髓疾病、脑血管疾病、糖尿病、周围血管病、运动神经元病、骨关节肿瘤、周围神经病、骨软化、骨坏死、类风湿性关节炎、强直性脊柱炎、大骨节病、骨关节病等
感染性	因细菌、病毒、真菌等感染因素导致的肢体残疾，如骨髓炎、化脓性关节炎、骨和关节结核、脊髓炎、脑炎等
中毒性	因接触毒性物质导致的肢体残疾，如农药中毒后遗留肢体残疾

（二）主要致残因素所致肢体残疾的流行特征分析

1. 脑性瘫痪　脑性瘫痪是导致儿童移动功能损伤的常见病因，脑性瘫痪引发的中国0～17岁儿童移动功能损伤现患率为1.25‰，而男性、多胎生产或家中曾有人罹患脑瘫的儿童更有可能发生脑瘫导致的移动功能损伤。

2. 公路伤害　WHO公开数据显示，每年全世界约有130万人死于公路交通事故，非洲平均死亡率相对其他大洲更高，但公路交通事故造成的死亡整体呈下降趋势，世界平均死亡率从2000年的19/10万下降至2019年的17/10万。但当前仍有2000万～5000万人受到非致命伤害，其中因许多公路伤害而发展为残疾。荷兰的患者出院登记系统显示，2009年约有18 900人在公路交通事故中严重受伤，造成38 000健康寿命损失年（YLD），平均每次事故造成约2.1YLD，其中33%的疾病负担源自小腿受伤。公路交通事故给国家造成了一定的经济负担，在发达国家，例如西班牙，2008年公路交通事故经济负担占其国内生产总值的0.04%。而全世界93%的公路交通事故死亡发生在低收入和中等收入国家，因此综合全世界各国来看，公路交通事故导致的经济负担更为沉重，约占大部分国家国内生产总值的3%。

3. 跌倒　跌倒是全球第二大伤害死亡原因，每年约有68.4万人死于跌倒，其中80%以上发生在中低收入国家。跌倒是导致老年人肢体残疾的主要原因。有学者曾开展过一项针对399名65～79岁日本老年人的为期两年的前瞻性研究，调查对象均未接受长期护理或未罹患肢体残疾，两年间，有13.5%的老年人发生过至少一次跌倒。同样也有回顾性研究显示，所调查的1042名65岁及以上美国老年人中，报告前一年至少跌倒过一次的比例达35%。此外，从跌倒致死率的年龄差异看，高龄老人是最主要的跌倒"受害者群体"，1984年，美国65岁以下人群的跌倒致死患病率为1.5/10万人，而这一指标在85岁及以上人群中则升高为147/10万人。我国老年人跌倒发生率为14%，其中6.3%发生骨折，1990—2019年，我国80岁及以上老年人跌倒发生率明显上升，但跌倒发生率没有在老年人群体中呈现显著的性别差异，因此，它是老年男性和女性人群共同面临的健康长寿挑战。当前，老年人跌倒防治已被写入"国家残疾预防行动计划"系列政策中，凸显了国家对于预防老年人跌倒和改善老年人康复水平的高度重视。

4. 糖尿病　在过去的二十年中，糖尿病作为最常见的代谢性疾病之一，其流行已成为世界范围内的公共卫生问题，但针对躯体残疾并发症的防治还不足。神经病变是糖尿病的常见并发症，其中较普遍的是远端对称性多发神经病，例如踝关节和膝关节无力，可能导致身体移动功能和日常生活活动能力障碍。

GBD为评估疾病的流行特征提供了强有力的数据支持。2020年的一项研究利用GBD数据估算了2016年全球范围内"糖尿病相关的下肢综合征"（diabetes related lower-extremity Complications，DRLECs）的疾病负担。结果表明，2016年，全球约有1.31亿人罹患DRLECs，约占全球总人口数的1.8%，患病率达1.77%。1990—2016年，年龄标准化后的全球人口DRLECs患病率均值增长了15.9%。2016年，DRLECs导致了1680万疾病所致伤残引起的健康寿命损失年，占据全球总体健康寿命损失年的2.1%，其中，仅源自神经病变的健康寿命损失年就有1290万，是占比第一的疾病负担病因。DRLECs造成的疾病负担呈增长趋势，1990—2016年，基于年龄标准化的健康寿命损失年的增长率为16.7%。

5. 孤独症　孤独症是一系列神经发展功能失调的综合。身体移动障碍被视为孤独症的相关症状，当前已有诸多研究发现了孤独症患者神经递质传递异常，这种异常可能会潜在地影响身体移动功能。1999—2003年，154名2～18岁儿童在美国新泽西医学院孤独症中心完成了儿科神经学家的神经系统检查，其中，肌张力障碍患病率约为51%，运动性失用症患病率约为34%，2～6岁儿童患病率高于7～18岁儿童。

6. 早产　运动功能障碍是未发展为脑性瘫痪的早产儿的普遍不良结局。一项回顾了Medline、PubMed、PsycINFO数据库中1990—2008年相关英文文献的综述报告显示，早产儿轻中度运动功能障碍患病率为40.5%，中度运动功能障碍患病率为19.0%；相比1990年以后出生的早产儿，1990年以前出生的早产儿的运动功能障碍程度更轻。

7. 脑血管病　脑血管病是老年人高发性疾病，也是致残率很高的疾病。《中国脑血管病防治指南》指出，在我国存活的脑血管疾病患者中，约有3/4不同程度地丧失劳动能力，其中重度残疾约占40%；全国每年用于治疗脑血管疾病的费用估计达100亿元以上，加上各类间接经济损失，每年因该病产生的费用接近200亿元人民币；脑血管病首次发病者约2/3是60岁及以上的老年人。最主要的导致肢体残疾的脑血管病是脑卒中。WHO公开数据显示，全球每年约有1500万人罹患脑卒中，其中1/3死亡，1/3永久残疾，脑卒中严重损害个人生命质量，给家庭和社会造成沉重的经济负担。美国65岁及以上群体的脑卒中患病率高达8.3%，相比而言，我国老年人脑卒中患病率较低，2012年全国脑卒中筛查调查报告显示60岁及以上群体的脑卒中患病率为4.94%。

8. 骨关节病　骨关节病也是导致肢体残疾的主要病因。骨关节病中最常见的是骨关节炎，与糖尿病、高血压并称"威胁人类健康的三大杀手"。21世纪初，我国60岁及以上人群的骨关节病患病率是50%，而75岁及以上人群患病率则高达80%，致残率为53%，严重影响老年人生存质量。

二、危险因素

除去医学视角，仍有许多其他危险因素可能增加肢体残疾的发生风险。从"还原论"向"系统论"研究范式的转向，从传统"生物医学"向"生物—心理—社会医学"理论模型的转向，从ICIDH向ICF分类体系的转向，以及健康的社会决定因素等理论的兴起，这些发展与转变彰显了"从交叉学科视角认识残疾、从个体与环境交互角度理解残疾"的思路。从还原论向系统论的转向，本质上是机体观察视角的改变和观察维度的提升，但二者的关系不是后者对前者的替代，而是相互补充、相互影响，共同强调了机体多维层面和外部环境等多要素的组合作用。在这种范式转向的影响下，人类对疾病的认知也逐渐突破生物医学限制，扩大至"生物、心理和社会"的融合性视角。更为具体的体现则是健康与功能分类体系从ICIDH向ICF的发展，从"病因—残损—残疾—残障"的直线思维转变成"个体与环境"的交互逻辑。健康的社会决定因素模型所指明的年龄、性别、体质等生物学因素，生活习惯、社会网络、生活与工作条件、社会经济地位等社会性因素，文化、价值观等环境因素等，都与个体健康有直接或间接的关系。人的社会属性是人作为社会实体所具有的本质特性，同时人又具有生物属性。因此，从交叉学科视角探索人的健康问题也就具备了必要性与科学性。本部分将基于上述理论，结合实证研究证据，从人口、经济、社会等视角梳理几项常见的肢体残疾危险因素。

（一）个人行为

个人行为直接作用于躯体，与肢体的病伤存在直接或间接的关系，骨骼肌肉疾病是导致残疾的主要危险因素，而使用计算机、使用手机、家务劳动、身体活动等个人行为与骨骼肌肉疾病之间存在密切关系。

计算机密集型工作者容易发生疼痛或肌肉骨骼疾病，尤其在手腕、前臂和脖颈等处，引发疼痛与疾病的原因可能在于计算机使用时长、不恰当姿势、快速的工作节奏、重复的动作模式、恢复时间不足等。使用手机也与颈部、上肢的肌肉骨骼疼痛有显著关联，二者间关系基于躯体的不恰当姿势等风险因素。有学者进行了一项围绕50名优秀的手机游戏选手的调查研究发现，超2/3的高频使用者报告了肌肉骨骼疼痛症状，包括头部、颈部、肩膀、上肢和背部。随着电脑、手机等电子设备的普及，人们的担忧越发强烈：年青一代是否会陷入骨骼肌肉疾病导致的残疾风险中。一项针对黎巴嫩的一个低收入社区435名妇女进行的横断面研究探索了家务劳动与肌肉骨骼病之间的关联，该研究报告称77%的女性在过去12个月内曾出现肌肉骨骼疼痛，劳动时长、劳动姿势等因素，与骨骼肌肉疾病呈现显著相关性。

相反，身体活动（physical activities，PA）在防控肢体病伤中发挥了积极作用。学者曾针对西班牙两所音乐学校的206名学生开展的观察性研究结果显示，身体活动与躯体疼痛具有显著的负相关关系，尤其是颈部、上背部和肩膀三个部位，参与身体活动的学生遭受了更少的骨骼肌肉疼痛。

（二）人口学因素

1. 性别　肢体病伤的性别差异已被多数研究所证实。仍然是上述西班牙音乐学校的研究，结果提示女性音乐生罹患颈部疼痛比是男性的1.1～5.2倍，腰部疼痛是1.7～8.7倍。一项针对206名大型公立学校电气工程与计算机科学专业学生的在线随机调查也报告了女学生与上肢或颈部疼痛的显著关联。新加坡开展的一项覆盖1108名转诊至上肢康复治疗门诊的肢体重复性劳损（repetitive stress injuries，RSI）患者的回顾性研究报告了女性更高的患病率。在所调查的1108名RSI患者中，女性患者人数大约是男性的3倍。一项对56篇文章进行的回顾性研究发现，有半数以上报告了"女性高于男性"的RSI患病率性别差异，这种性别差异被一些学者归因于性别间的性格差异或文化影响，女性面对自身疾患时寻医问诊的主动性与积极性更强烈，而在某些文化的影响下，男性报告身体异样、表达疼痛的言行可能会招致一些不良影响，由此导致了男性更低的疾病报告率。

2. 年龄　增龄、衰老是肢体病伤或身体移动功能障碍的主要危险因素之一。老年人的某些身体功能指标，例如体重、握力、平衡能力、身体活动等能力有所下降，发展为残疾的风险增加。步态障碍、下肢损伤、上肢损伤（包括疼痛、僵直）的发生均与增龄有关，随着个体的衰老，其发生率提高，并与功能损伤呈现相关关系。此外，很多与增龄正相关的疾病也呈现出对肢体残疾很强的独立贡献，例如，外周动脉疾病与血管功能、心肺功能和肌肉力量减弱有关，常表现为下肢行走困难、跛行、疼痛甚至不能行走。外周动脉疾病在总人群中的患病率为3%～10%，但在70岁及以上人群中高达15%～20%。

（三）社会支持

人具有社会性，人的发展离不开社会关联。20世纪70年代，社会支持作为一个专业概念首次出现于精神病学研究中，指亲友或其他社会群体对个体精神和物质上的关怀和帮助。围绕社会支持与身心健康关联的研究多集中于精神健康领域，个体所能够感知的社会支持被称为认知健康的上游因素。而就肢体残疾而言，一些研究结果提示，尽管社会网络与肢体残疾之间的关系并不强烈，但相关性是显著的。美国一项针对193名上肢障碍患者的研究指出，情感性支持（对"被关心和被重视"的感知）、工具性支持（对"有需要时能够获得切实帮助"的感知）与上肢障碍均存在微弱的负相关，社会心理疾病的积极影响（指感知和关注困难情况的积极面，有时表现为创伤后成长、效益发现或意义创造）与上肢障碍间存在中等强度的负相关。

（四）社会经济因素

1. 教育　教育影响肢体残疾发生与发展的机制多样，总体上可归结为三方面：第一方面在于教育本身的内容、工具、条件等对肢体残疾的影响，这种影响是最为直接的；第二方面在于教育对个体认知水平的影响，进而与个体健康状态产生关联，个体在受教育过程中接受知识、技能和价值观的输入，最终转化为自身的分析、判断、选择等能力；第三方面则借助教育对个体其他社会经济因素的影响，例如职业、收入、卫生服务利用等直接或间接影响个体健康水平的因素。

从维度一看，教学工具是教育的重要支点，前文已探讨了使用电子设备与肢体伤残的正相关关系，这自然而然引出了人们对"学科背景与健康水平"之间关联关系的思考，例如，某些学科的教学与实践严重依赖于计算机，研究显示，每日使用时长超过3小时的计算机使用者的肌肉骨骼症状发生比是使用时长不超3小时使用者的1.5倍，教学对计算机的依赖在一定程度上影响了学生的肢体健康水平。同样的逻辑也可以延伸到其他教学工具当中，上述针对西班牙音乐学校学生的研究，演奏时间更长的音乐生肩膀疼痛的发生比更高。

从维度二看，教育投资和职业培训是影响劳动力市场产出的重要因素，公司在这两个方面对员工的合理投资往往能换取更高的经济回报。研究者借用这一经济学理论分析了美国人力资本与非致命性工伤之间的关系，他们认为，通常情况下，有更多学习年限和工作经验的人遭遇非致命性工伤的情况较少。

从维度三分析，一般来说，越高的受教育水平是个体越好的职业、收入、生活水平和社会经济地位的预测因子，职业如何影响个体健康水平将在下文"职业维度"详细阐述。及时有效的卫生服务对于个体病残防控发挥着十分关键的作用，而教育对个体卫生服务利用的影响机制主要在于"健康素养"，健康素养即个体获得、解释和理解基本健康信息与服务，并运用信息和服务维护与促进自身健康的能力。安德森卫生服务利用行为模型指出，"需要"是决定个体是否利用卫生服务的直接因素，而"需要"源于个体对于卫生服务的认知，包括对自身疾病状态和健康状况的综合分析、是否需要寻求医疗服务的主观判断，以及对治疗方案的深入理解等。一些社会心理学家提出了"健康信念模型"，健康信念指个体为维持或促进健康，以及达到自我满足和自我实现而采取的行为与信念，该模型指标涵盖了疾病知识知晓程度、健康知识掌握程度等。作为减轻肢体残疾和改善肢体功能的重要手段，个体卫生服务需求与利用借助教育对个体健康素质的影响，在这一过程中发挥着重要作用。

2. 职业　职业也是衡量个体社会经济地位（Socioeconomic Position，SEP）的重要指标之一，职业对肢体残疾的影响机制主要在于工作内容、环境中所含的致残风险。

前文提及的针对新加坡肢体重复性劳损患者的回顾性研究显示，在1108名调查对象中，21.2%是家庭主妇。在分析了家庭主妇的劳动内容与肢体残疾的潜在关系后，研究者认为生物力学负荷可能会导致或加重肢体重复性劳损，原因在于家务劳动者的肩颈部位需要承担较高的静态负荷，或是躯体需要保持快速动作节奏，这导致了高精度和重复的肌肉使用。因此研究者号召应考虑将家庭主妇纳入职业分类体系。有研究初步探究了不同岗位的工作内容与非致命性工伤之间的关系。研究显示，受雇于销售、生产岗位的员工发生非致命性工伤的可能性分别是"管理、技术和专业类"岗位员工的1.4倍、2.9倍，而从事文书工作的员工发生非致命性工伤与不发生非致命性工伤的比值（Odds）相对其他参照群体而言下降了26%。

当前，研究中鲜见职业通过其他社会经济因素指标影响肢体残疾的主题，但不乏职业通过其他社会经济因素与个体健康水平产生关联的研究，卫生服务需求或利用是常见的中间指标，研究显示，退休前职位对我国老年人卫生服务需求中的住院服务需求有显著影响；住院和门诊服务的使用在不同职业群体间存在差异，并且在同一职业群体内部也存在差异。

第四节　肢体残疾的预防控制与康复

三级预防是健康促进的首要策略。依据不同的疾病进度，三级预防分为一级、二级和三级三个阶段。其中，一级预防又称病因预防，指为防止未来出现个体健康问题而在当前采取未雨绸缪的预防措施，顾名思义，要从导致肢体残疾的原因入手，消除或控制致残因素，从根本上减少肢体残疾的发生。一级预防是最为积极的残疾预防手段，实现一级预防的普及与深化是预防医学的根本目标之一。二级预防是面向疾病初期的预防手段，又被称作"三早"预防，即早发现、早诊断、早治疗。三级预防则是指当患者进入疾病后期，机体已出现较为严重的症状，并且存在残疾和死亡的可能性时，应当采取积极的治疗和康复，力求控制疾病进展，减少残疾与死亡的发生。

ICF分类体系也给残疾预防与康复以更多的思路和启示，ICF将残疾定义为个体与环境互动的一类健康结局和功能状态，相应地，残疾防控的切入点也被划分为三类：一是面向肢体残疾人的直接干预（包括健康咨询、医学治疗、康复训练、辅具配备等），二是周围环境干预（包括雇主、社会公众的态度与行为），三是面向社会中存在的肢体残疾致残因素或危险因素的控制。

本节将基于残疾的三级预防和ICF残疾防控思路，从全生命周期视角，综合阐述肢体残疾的预防与康复策略。

一、分人群采取分类重点预防措施

从全生命周期视角看，导致肢体残疾的主要原因在不同年龄段的分布不尽相同，因此，厘清肢体残疾致残因素的人群分布特征，分类采取科学的残疾预防手段，是预防肢体残疾的重要途径，有助于提高预防效率。

就老年人而言，控制老年人高发、易导致肢体残疾的疾病（如脑血管疾病、骨关节病等）对于预防肢体残疾而言具有重要意义。当前，老龄化已成为一个全球性人口健康挑战和公共卫生问题，WHO公开数据显示，60岁及以上老年人规模在持续增长，将从2019年的10亿人，增长至2030年的14亿人和2050年的21亿人，世界人口年龄结构正以前所未有的速度老龄化，并将在未来的几十年内加速，尤其是在发展中国家。我国老龄化从轻度到重度的三级进程更是急剧压缩推进。预防老年人高发的易致肢残疾病是防控肢体残疾的最有效的一级预防手段之一。

针对劳动力群体而言，交通事故、工伤等是导致肢体残疾的主要因素。第二次全国残疾人抽样调查数据显示，我国18～59岁青壮年群体工伤致残率达8%以上，交通事故致残率达7%以上。此外，针对青壮年的肢体残疾一级预防还应注重疾病谱的动态变化规律。人类疾病谱已完成从传染病为主向慢性病和损伤为主的结构性转变，很多人由于缺乏科学的保健知识，养成了不健康的生活方式，导致脑血管疾病患者规模加大且年轻化，尽快降低脑血管疾病的发病率和死亡率刻不容缓。

导致0～6岁儿童发生肢体残疾的原因主要为出生缺陷和发育障碍方面的问题。第二次全国残疾人抽样调查数据显示，导致我国儿童肢体残疾的首要病因是脑性瘫痪（占比超过40%），其次是发育畸形（占比超过24%）。

基于不同年龄群体的针对性监测和干预是重要的残疾预防原则，针对重点疾病的防治是肢体残疾"源头治理"的重要手段，而促进健康生活习惯的普及则具有"低投入－高收益"的预防效果。2019年，国家卫生健康委员会制定《健康中国行动（2019—2030年）》，提出健康知识普及、合理膳食、全民健身、控烟、心理健康促进、健康环境促进、妇幼健康促进、中小学健康促进、职业健康保护、老年健康促进、心脑血管疾病防治、癌症防治、慢性呼吸系统疾病防治、糖尿病防治、传染病及地方病防控共15项行动。全面布局人口健康保护网，重点加强高患病率、高致残率疾病的防控与规范管理，是残疾的一级预防重要举措。2021年，国家卫生健康委员会出台《健康儿童行动提升计划（2021—2025年）》，旨在保障适龄儿童免疫规划疫苗接种率，干预儿童肥胖、贫血、视力不良、心理行为发育异常等健康问题，有效防止儿童常见疾病，以及普及儿童健康生活方式，提升儿童及其照护人健康素养。

二、针对高危时段和高危空间采取重点监测与干预

2016年至今，国务院办公厅连续出台《国家残疾预防行动计划（2016—2020年）》《国家残疾预防行动计划（2021—2025年）》，将"伤害致残防控"作为行动目标之一，包括加强安全生产监管、加强道路交通安全管理、提高防灾减灾能力等具体任务，各省（自治区、直辖市）结合地区特点，针对高危时段、行业、单位、道路等采取了针对性监测和干预措施。例如，在安全生产方面，政府有关部门制定、出台生产经营单位安全生产主体责任规范等政策文件，实施检查评估与考核，完善生产安全监管责任机制，强化追责力度，推动责任切实落地。在交通运输方面，政府有关部门牢固树立"源头防治"原则，全面治理道路交通隐患，重点围绕国/省道、高速路、危险化学品运输路线、公交路线、道路交通事故多发地段开展隐患治理和交通设施的底数排查与整改，尤其是高峰行驶时段。在无障碍环境方面，加强危房改造，加强棚户区和老旧小区升级，以及无障碍设施配备和适老化改造。此外，在防灾减灾能力提升方面，我国也加强了科学研究，例如在地震灾害多发地区，地震监测、预测、预警能力和震后烈度速报能力均有了一定的提升。

三、完善残疾报告制度

2008年，《中共中央、国务院关于促进残疾人事业发展的意见》首次以国家正式文件形式提出"残疾报告制度"。残疾报告制度以国家有关部门的残疾监测为起点，旨在通过

部门间联动合作和数据共享，实现覆盖全人口的残疾筛查、诊断、评定、治疗与康复等环节之间的高效衔接。经过"十三五"期间残疾预防试验区的试点探索，目前残疾报告制度已在我国形成了一套初步的运转模式（详见"第十一章　残疾流行病学的学科创新和发展"），进一步完善残疾报告制度建设是残疾二级预防的关键制度性措施，能够从制度维度切实保障和推进残疾群体的早发现、早诊断和早治疗。

四、提高机构康复与社区康复水平

康复是三级预防的主要手段，目的在于最大限度地防止患者向残疾转归或残疾等级提升。康复是残疾人有别于其他弱势群体的最迫切、最亟须解决的现实问题，机构康复和社区康复是残疾人康复的主要途径，其中，社区康复是实现残疾人全面康复和社会融合的战略，也是实现残疾人"人人享有康复服务"目标的关键。

肢体残疾人的机构康复手段主要包括：①采取矫形性、替代性和补偿性手术治疗与其他医疗手段；②装配假肢或矫形器；③配备轮椅、助行器等辅助器具；④运动功能障碍康复治疗、训练（该项同属于机构康复和社区康复）等。

社区康复手段主要包括：①向患者提供康复咨询、职业咨询与培训以及受教育机会，建立患者档案，对其进行动态、全面管理，提供康复效果的客观评估；②设计以家庭为基础的康复方案，开展居家康复干预；③推动生活空间的无障碍建设，减少或消除残疾人活动的外部障碍；④采取及时有效的心理健康保护措施和社会融合促进手段。

此外，伴随计算机科学和人工智能的深入，残疾人康复技术正发生智能化蜕变。基于医学、信息、机械、电子、材料、力学等多学科的融合，康复机器人与智能辅助系统正快速发展，尤其是针对脑卒中、脊髓损伤等造成的神经损伤患者的偏瘫、截瘫症状，相关的研究主题包括康复机器人及多种康复训练模式、智能辅助系统与生机电技术、康复与辅助相关的多模态传感与控制方法、外骨骼和可穿戴系统、智能假肢与人机安全性等技术，这为残疾人享受高质量生活，积极融入社会提供了更多可能。

第五节　我国肢体残疾的流行病学研究证据和应用

一、肢体残疾患病率相关研究及其应用

2006年我国肢体残疾人比1987年增加约1657万人，肢体残疾现患率从0.92%上升至2.34%（含多重残疾），差值为1.42%。剔除多重残疾后，2006年我国单纯肢体残疾现患率为1.9%，在各类单纯残疾类别中位列第一。但从残疾程度看，两次调查中，肢体残疾人均以四级（轻度）残疾为主（56.79%～56.88%），一级（极重度）残疾占比最低（6.06%～6.31%）。

既有研究报告了我国肢体残疾现患率在不同社会人口学指标上的分布差异。从区域分布看，1987年至2006年的20年间，除西藏自治区肢体残疾患病率下降以外，其他省（自治区、直辖市）的患病率均有所增加；华北、东北及西部内陆地区保持较高的患病率，东南沿海地区保持较低的患病率。从城乡分布看，肢体残疾患病率的城乡分布次序发生调换，农村人口肢体残疾患病率已超过城市。从年龄分布看，两次调查中，肢体残疾的年龄别患病率均表现出随年龄增加而增加的趋势，但不同年龄段人群的肢体残疾患病率增长幅度差异较大：65岁及以上老年人肢体残疾患病率增幅最为显著，15～64岁人口次之，0～14岁少儿的患病率增长最不明显。性别分布方面，1987年男性人口肢体残疾患病率为1.05%，女性人口为0.78%，2006年男性和女性的肢体残疾患病率分别为2.52%和2.16%，与1987年相比，患病率均显著增高，男性肢体残疾患病率的增长幅度大于女性。

除1987年和2006年两次全国残疾人抽样调查以外，其余调查多面向持证残疾人，例如残疾人基本服务状况和需求信息数据动态更新调查等。但截至2019年底，我国残疾人口基础数据库入库持证残疾人约3681.7万，按照2020年我国约有1.08亿残疾人测算，我国残疾人持证率仅为34.1%，近2/3残疾人尚未进入残疾报告制度的筛查、诊断、评定体系，从而未实现康复服务衔接。因此，从数据角度看，当前缺乏更新年份的全国性残疾人抽样调查或长周期的队列跟踪调查导致了肢体残疾人现患率研究的数据"瓶颈"，仅面向持证残疾人的调查对了解人群层面残疾现患率的指导意义有限。

二、肢体残疾人的卫生服务相关研究及其应用

2006年第二次全国残疾人抽样调查为满足残疾人群的康复服务需求提供了数据基础。针对老年残疾人的研究指出，我国老年肢体残疾人康复服务需求与利用间缺口较大，医疗服务、辅助器具和康复训练利用小于需求的缺口将近34%、68%和63%。而我国损伤致残老年人医疗服务、辅助器具和康复训练利用小于需求的缺口分别将近38%、75%和64%。通过2006年调查数据测算出的缺口，一方面提示了康复服务需求实现的严峻性，另一方面也表明了不同康复服务项目利用的不平衡性。根据中国残疾人联合会统计数据，2020年，我国基本实现了残疾儿童和持证残疾人基本康复服务和辅助器具适配的全覆盖，但持证残疾人与实际残疾人规模间的差异提示了我国残疾人康复服务需求与利用的衔接亟待完善，进一步彰显了提高康复服务水平、完善残疾报告制度建设的紧迫性和关键性。基于广东省2006年和2012年残疾人监测数据的对比性研究发现，相较于2006年，2012年广东省总体老年残疾人接受康复服务的比例得到大幅提高，表明该地区6年来残疾人康复服务工作取得了一定成效。与此同时，和全体残疾人的康复服务利用情况相比，老年残疾人的康复服务需求实现率仍然较低等问题也暴露出来。例如，老年残疾人康复服务类型单一，主要集中在治疗与康复训练方面。诸如此类的研究为政策制定的方向与发力重点提供了重要依据。

（王一然　郭　超）

思考题

    1. 我国肢体残疾有哪些流行病学特点？

    2. 肢体残疾的危险因素有哪些？

    3. 预防和控制肢体残疾有哪些方法？

参 考 文 献

［1］陈鸣声. 安德森. 卫生服务利用行为模型演变及其应用［J］. 南京医科大学学报（社会科学版），2018，18（1）：5-8.

［2］陈巧丽. 老年残疾人口康复服务利用状况研究——基于2006年和2012年广东省残疾人监测数据分析［J］. 管理观察，2016（20）：87-88，91.

［3］侯增广，赵新刚，程龙，等. 康复机器人与智能辅助系统的研究进展［J］. 自动化学报，2016，42（12）：1765-1779.

［4］雷雨，王晓东，李毕华，等. 外周动脉疾病运动疗法研究进展［J］. 中国老年学杂志，2022，42（5）：1246-1250.

［5］栾承，刘民. 我国肢体残疾预防策略的探讨［J］. 中国康复医学杂志，2008（4）：369-371.

［6］栾承，刘民. 中国2006年和1987年人群肢体残疾患病率分析［J］. 中华流行病学杂志，2008（7）：639-642.

［7］ALMOMANI F, ALGHWIRI AA, ALGHADIR AH, et al. Prevalence of upper limb pain and disability and its correlates with demographic and personal factors［J］. Journal of Pain Research, 2019 Sep 6; 12: 2691-2700.

［8］ARAI T, FUJITA H, MARUYA K, et al. The one-leg portion of the Stand-Up Test predicts fall risk in aged individuals: A prospective cohort study［J］. Journal of orthopaedic science, 2020, 25（4）: 688-692.

［9］ASFAW A, PANA-CRYAN R, QUAY B. Association between longest - held occupation and Social Security Disability Insurance benefits receipt［J］. American journal of industrial medicine, 2020, 63（8）: 676-684.

［10］HE P, CHEN G, WANG Z, et al. Children with motor impairment related to cerebral palsy: prevalence, severity and concurrent impairments in China［J］. Journal of paediatrics and child health, 2017, 53（5）: 480-484.

［11］KIM M, KURUMA H, THAWISUK C. Effectiveness of elongation band exercise on the upper limb strength and range of motion among older adults［J］. Journal of Exercise Rehabilitation, 2022, 18（2）: 110-116.

［12］LAM W, LIU RT, CHEN B, et al. Health Risks and Musculoskeletal Problems of Elite Mobile Esports Players: a Cross-Sectional Descriptive Study［J］. Sports Medicine-Open, 2022, 8（1）: 65.

［13］MAURER-GRUBINGER C, HAENEL J, FRAEULIN L, et al. The movement profile of trunk and neck during habitual vacuuming［J］. Scientific Reports, 2021, 11（1）: 20401.

［14］MICHALSKA M, KAZIMIERCZAK W, LESZCZYńSKI W, et al. Contemporary follow-up imaging after endovascular repair of lower extremity atherosclerotic lesions［J］. Polish Journal of Radiology,

2018, 83: e634-e642.

[15] MING X, BRIMACOMBE M, WAGNER GC. Prevalence of motor impairment in autism spectrum disorders [J]. Brain and Development, 2007, 29 (9): 565-570.

[16] NOTA SP, SPIT SA, OOSTERHOFF TC, et al. Is social support associated with upper extremity disability? [J]. Clinical Orthopaedics and Related Research, 2016, 474 (8): 1830-1836.

[17] ONADJA Y, ATCHESSI N, SOURA BA, et al. Gender differences in cognitive impairment and mobility disability in old age: a cross-sectional study in Ouagadougou, Burkina Faso [J]. Archives of gerontology and geriatrics, 2013, 57 (3): 311-318.

[18] RINNE H, LAAKSONEN M, BLOMGREN J. Use of outpatient and inpatient health care services by occupation-a register study of employees in Oulu, Finland [J]. BMC health services research, 2022, 22 (1): 597.

[19] RODRIGUEZ-ROMERO B, PEREZ-VALINO C, AGEITOS-ALONSO B, et al. Prevalence and associated factors for musculoskeletal pain and disability among Spanish music conservatory students [J]. Medical Problems of Performing Artists, 2016, 31 (4): 193-200.

[20] SANCHEZ-VILLAMANAN MDC, GONZALEZ-VARGAS J, TORRICELLI D, et al. Compliant lower limb exoskeletons: a comprehensive review on mechanical design principles [J]. Journal of neuroengineering and rehabilitation, 2019, 16 (1): 55.

[21] SANCHEZ SANTOS MT, WILLIAMSON E, BRUCE J, et al. Cohort profile: Oxford Pain, Activity and Lifestyle (OPAL) Study, a prospective cohort study of older adults in England [J]. BMJ open, 2020, 10 (9): e037516.

[22] SHARMA K, ACHARYA S, SINGHAL DK, et al. Prosthetic treatment need and associated life course determinants in partially edentulous adults of age 18-35 years in Udupi taluk: A cross-sectional study [J]. The Journal of the Indian Prosthodontic Society, 2019, 19 (1): 20-25.

[23] SYAMALA KR, AILNENI RC, KIM JH, et al. Armrests and back support reduced biomechanical loading in the neck and upper extremities during mobile phone use [J]. Applied ergonomics, 2018, 73: 48-54.

[24] WEIJERMARS W, BOS N, STIPDONK H. Health burden of serious road injuries in the Netherlands [J]. Traffic injury prevention, 2016, 17 (8): 863-869.

[25] XIA X, YUE W, CHAO B, et al. Prevalence and risk factors of stroke in the elderly in Northern China: data from the National Stroke Screening Survey [J]. Journal of neurology, 2019, 266 (6): 1449-1458.

[26] YANG Z, CHEUNG TW. The inclusion of homemakers as an occupation amongst people with upper limb repetitive stress injuries [J]. Work, 2016, 55 (1): 181-186.

[27] YE P, ER Y, WANG H, et al. Burden of falls among people aged 60 years and older in mainland China, 1990-2019: Findings from the Global Burden of Disease Study 2019 [J]. The Lancet Public Health, 2021, 6 (12): e907-e918.

[28] ZHANG Y, LAZZARINI PA, MCPHAIL SM, et al. Global disability burdens of diabetes-related lower-extremity complications in 1990 and 2016 [J]. Diabetes Care, 2020, 43 (5): 964-974.

第六章

视力残疾流行病学

视觉是人脑获取外界信息最主要的来源，视觉异常会对认知的高效执行产生不良影响。随着医学模式转变、公众健康需求和交叉学科的融合发展，眼视光公共卫生学应运而生。眼视光公共卫生学是在解除公众眼病、提供眼保健服务等临床医学的基础上，通过应用流行病学与卫生统计学方法，研究和解决眼科学和视光学中有关公共卫生问题的一门学科。眼科流行病学作为眼视光公共卫生学的分支，对于眼科临床医学的发展也发挥越来越重要的作用。临床研究的开展离不开流行病学的方法设计，社区人群中眼健康的服务和管理离不开流行病学的统计和人群干预、效果评估。通过眼病现况调查，可以获得眼病，特别是盲、视觉损伤、低视力、屈光不正等的流行现状、病因和趋势，实现眼病的早期人群和高危人群的筛查，探寻眼病的发病原因和视力残疾的危险因素，针对性地制定防治手段，并对干预效果进行评价，确定视力残疾防治和眼保健的工作重点。

第一节 概 述

"眼睛是心灵的窗户"，作为人体重要的感知器官，大约90%的信息获取由眼睛来完成。眼睛通过对颜色、亮度进行识别，带给我们精彩纷呈的世界，它也是我们获取外界信息重要的渠道。眼部结构精细，轻微损伤就可能会引起其结构改变，使得视功能减退，甚至丧失，导致视力残疾，影响人口素质，制约社会经济发展。

一、视力残疾简介

视觉器官包括眼球、眼眶、眼的附属器、视路、视皮层及眼的相关血管、神经结构。眼睛是以光作为适宜刺激的视觉器官，从光学角度来看，可将其视为一个精密的复合光学系统。眼球光学系统包括角膜、房水、晶状体、玻璃体，如同一件精密的光学仪器，任何屈光界面和介质出现问题，都会影响正常的光学成像和视觉感受。视功能包括形觉（视力、视野、对比敏感度）、光觉（暗适应）和色觉。相较于传统的器质性疾病，如白内障、青光眼等，功能性眼病常表现为不伴有器质损害的视觉功能异常，如屈光不正、弱视等。

视力残疾自古有之，表示视力残疾常用的词包括"盲""瞎""瞽""盰""失明""丧明"等。视力残疾是世界范围内严重的公共卫生问题。我国是世界上盲和视力损伤最严重的国家之一。导致视力残疾的主要原因是白内障。我国先后开展了"百万贫困白内障患者复明工程""视觉2020"等项目推进防盲治盲工作。在防盲治盲的实践中，我国眼科界面临建立持续、高效的防盲治盲机制的任务，近年来青少年近视问题尤其值得关注。

二、视力残疾定义

我国开展的两次全国残疾人抽样调查对视力残疾的定义如下。

在1987年全国残疾人抽样调查中，视力残疾被定义为由于双眼视力障碍/视野缩小，无法完成常人可胜任的学习、工作等活动（含盲和低视力）。

2006年第二次全国残疾人抽样调查对视力残疾作了以下界定："由于多因素的难以矫正的双眼视力低下/视野缩小，日常生活、社会参与受到影响（含盲和低视力）。"调查采用问卷筛查和临床诊断相结合的方式。以ICF为指导框架，采取问卷筛查、医生诊断、残疾评定和致残原因分析等方式进行调查。在残疾筛查方面，由调查员进行入户调查，筛选疑似残疾人进入诊断和评定阶段。在医生诊断方面，由专科医生按照残疾类型分别进行诊断。在残疾评定标准方面，结合WHO残疾评定量表（WHO Disability Assessment Schedule，WHO-DAS Ⅱ量表）进行测量。

相比第一次全国残疾人抽样调查，第二次全国残疾人抽样调查对视力残疾的定义，更注重日常生活和社会参与情况，彰显了人文关怀与社会进步，并且第二次全国残疾人抽样调查时设备和工具更精确、统一、方便，检查诊断分组更细致、可操作性更强，致残原因分析更科学，对视力残疾的康复建议要求也更高。

三、视力残疾诊断标准及其变化

疾病诊断与疾病的定义密切相关，视力残疾的诊断与使用的诊断工具有关。

（一）WHO标准

各国采用的视力残疾标准与各国的社会经济发展状况、测量方法等有关，WHO分别于1973年、2009年制定了视觉损伤的分类标准（表6-1，表6-2）。标准不仅考虑视力状况，也考虑到视野情况。在国际疾病分类中，盲包括双眼盲和单眼盲两类，低视力则包括双眼低视力和单眼低视力两类。

依据视力和视野状态，我国将视力残疾分为四级，其中以一级最为严重。视力残疾一级和二级为盲，三级和四级为低视力。要结合两眼视力综合诊断视力残疾。当患者检测出两眼视力不一致时，选择视力情况更好的眼睛作为诊断标准。例如，某患者仅左眼盲或者左眼低视力，但右眼视力达到0.3及以上时，则不应诊断为视力残疾。

表6-1　WHO视觉损伤的分类（1973年）

视觉损伤		最好矫正视力	
类别	级别	较好眼	较差眼
低视力	1	＜0.3	≥0.1
	2	＜0.1	≥0.05（指数/3m）
盲	3	＜0.5	≥0.02（指数/1m）
	4	＜0.02	光感
	5	无光感	

表6-2　WHO视觉损伤的分类（2009年）

	类别	日常生活视力	
		低于	等于或好于
0	轻度或无视觉损伤		0.3
1	中度视觉损伤	0.3	0.1
2	重度视觉损伤	0.1	0.05
3	盲	0.05	0.02
4	盲	0.02	光感
5	盲	无光感	

（二）华盛顿工作小组残疾状况量表中文版视力相关部分

联合国统计司于2001年成立了WG来编制残疾标准量表，推动并协调国际卫生统计合作，其重点是构建适用于人口普查及国家调查且具有全球可比性的残疾标准。WG设立后的第一个任务，就是要拟定一系列问题，从而供人口普查或者调查时对残疾人进行甄别。WG残疾测量标准是建立在ICF基础上，即把残疾看作建立在损伤、活动限制和参与限制基础上的总体概念，表示健康状况中个人与背景因素（包括环境因素与个人因素）相互作用中体现出的负面表现。其中，WG残疾状况量表短表和长表应用最为广泛。

北京大学人口研究所作为国内WG代表单位，长期专注于残疾流行病学、残疾预防等相关研究，参与了国家残疾人抽样调查与动态更新等残疾统计与资料的整理，还参与了全国残疾人抽样调查和动态更新等残疾统计和数据的汇编工作。北京大学人口研究所课题组基于长期的工作，编制了中文版残疾状况量表短表与长表，旨在推进残疾状况长短量表在我国残疾调查和统计中的应用，以利于收集有国际可比性的残疾数据并进一步开展残疾统计工作。其中，视力相关部分的问题包括，"您是否戴眼镜？""即使戴眼镜，您看清东西也有困难吗？"及选答题目"即使戴眼镜，您看清别人的脸也有困难吗？""您在戴上眼镜之后，看清硬币上的图案还会有困难吗？"

（三）我国两次全国残疾人抽样调查视力残疾标准

视力残疾标准和评定方法既需要有一定的延续性和连贯性，保证与以往的调查连贯，与其他行业标准衔接，同时又需要与国际社会相关的残疾标准和统计方法接轨，利于国际比较。我国两次全国残疾人抽样调查对视力残疾的分级标准和对盲与非盲的视力界定维持不变。

1. 1987年全国残疾人抽样调查标准 视力残疾被分为盲和低视力，且各自都包含两级，盲为一级盲和二级盲，低视力为一级低视力和二级低视力（表6-3）。其中只有双眼全都盲/低视力才可诊断为视力残疾。当患者检测出两眼视力不一致时，选择视力情况更好的眼睛作为诊断标准。

2. 2006年第二次全国残疾人抽样调查标准 视力残疾按视力和视野状态分级，盲为视力残疾一级和二级，低视力为视力残疾三级和四级（表6-3）。盲或低视力均指双眼而言，若双眼视力不同，则以视力较好的一眼为准。如仅有单眼为盲或低视力，而另一眼的视力达到或优于0.3，则不属于视力残疾范畴。

表6-3 1987年与2006年我国视力残疾的分级

类别	分级		最佳矫正视力
	1987年	2006年	
低视力	一级低视力	三级	0.05～＜0.10
	二级低视力	四级	＜0.3
盲	一级盲	一级	无光感～＜0.02；或视野半径＜5度
	二级盲	二级	0.02～＜0.05；或视野半径＜10度

注：最佳矫正视力是指用适当镜片矫正所能达到的最佳视力，或者是使用针孔镜所测得的视力。

除了分级上的区别，第二次全国残疾人抽样调查还新增了对视野的界定："不管视力情况如何，若某人视野半径＜10度（以注视点为中心），则都应判定为盲；当视力、视野均有残疾时，则以视力定残疾"。

（四）视力残疾诊断方法

采用手针孔镜、排镜、电筒、遮眼板、手持裂隙灯、点子棒、直接检眼镜等器具对不同年龄人群进行视功能检查（表6-4、表6-5），依据WHO视力残疾诊断标准，对视力残疾的分级进行相应调整，即原来的5级、4级对应现在的一级，原来的3级、2级、1级分别对应现在的二级、三级和四级。

表6-4　1987年我国视力残疾诊断所需的设备和工具

诊断对象	工具
0～3岁	乒乓球；壹分及伍分硬币或其他类似实物
3岁以上	国际标准视力表（或儿童图形视力表）
所有人	笔式手电筒、贴有E字视标的大型手电筒、针孔镜片或串镜若干、检眼镜、放大镜、简易测视力卡片、简易视野测定卡片

表6-5　2006年我国视力残疾诊断所需的设备和工具

诊断对象	工具
0～6岁	白布—黑布、颜色鲜艳的玩具、儿童图形视力表、彩色小珠子
7岁以上	视野卡片、标准对数视力表
所有人	遮眼板、手电筒、手持裂隙灯、点字棒、排镜、检眼镜、针孔镜

第二节　视力残疾的流行特征

1987年全国残疾人抽样调查、2006年第二次全国残疾人抽样调查是目前全国范围内的两次残疾人专项调查，2003年、2004年和2021年全国开展了部分省、自治区、直辖市的盲和视力损伤流行病学调查，都是以人群为基础的横断面研究，是目前公认的全国视力残疾基础数据来源。

一、视力残疾调查

（一）全国残疾人抽样调查（1987年）

第一次全国残疾人抽样调查由民政部牵头，多部委共同组成了全国残疾人抽样调查领导小组，并由该调查小组负责组织实施，这是中国有史以来首次专业性强、样本量大的特殊社会调查。

本次调查经过一系列抽样，共计调查369 816户，调查对象达到1 579 314人，占同年全国总人口数的1.50‰。眼科医生将初筛疑似残疾人逐一排查、确诊，并按照标准划分残疾等级。结果显示，此次调查中被诊断为视力残疾的人数占调查总人数的7.16‰，达11 303人。经推算，同年我国视力残疾约有755万人。

（二）第二次全国残疾人抽样调查（2006年）

第二次全国残疾人抽样调查于2006年4月1日在31个省（自治区、直辖市）同时开展。本次调查由第二次全国残疾人抽样调查领导小组进行统筹安排，该小组包含国家统计局等共16个部委、团体。此次调查样本量达到252.6万人。经推算，我国视力残疾人约占全国总人口数的6.34%，达1233万人。

（三）全国九省市盲和视觉损伤调查（2006年和2014年）

2006年和2014年，在卫生部医政司、国家卫生和计划生育委员会的组织下，我国研究团队开展了两次九省市盲和视力损伤流行病学调查。研究选取了北京、江苏、广东、黑龙江、江西、河北、宁夏、重庆和云南9个省、自治区、直辖市的农村乡镇50岁及以上居民为研究对象。调查结果显示，2014年，在51 310名检查者中，以日常生活视力计算，盲患病率为0.66% ～ 5.35%，中、重度视觉损伤患病率为6.05% ～ 15.30%；以最佳矫正视力计算，盲患病率为0.47% ～ 5.01%，中、重度视觉损伤患病率为1.96% ～ 8.74%。按照日常生活视力来评估，我国盲和中重度视力损伤患者的患病率分别下降了37.8%和15.4%；以最佳矫正视力计算，下降27.2%和37.6%。据估算，在50岁以上人群中，我国盲人数量减少了70多万，重度视力损伤患者减少了50余万。

从1990年到2019年，我国致盲率年龄标化患病率从0.64%下降至0.48%，WHO正式认证我国消除了致盲性沙眼这一公共卫生问题。随着社会经济发展，我国中度、重度视力损伤患者大幅增加。1990—2019年，我国中度视力损伤人数增加了133.67%，重度视力损伤人数增加了147.14%。

（四）全国十五省市盲和视力损伤调查（2021年）

2021年，由全国防盲办依托单位北京同仁医院牵头的全国十五省眼健康调查在东中西部的15个省、自治区、直辖市开展，包括北京、江苏、上海、广东、浙江、黑龙江、河北、江西、河南、山西、新疆、宁夏、重庆、云南、四川，该调查围绕我国盲和视力损伤的患病率及其变化、原因等进行，并将青年人群的眼健康状况纳入调查，填补了青年群体数据空白。

二、视力残疾分布特征

（一）人口性别年龄分布特征

根据第二次全国残疾人抽样调查结果推算，我国视力残疾1233万人，占残疾总人数的14.86%。当调查对象同时存在两种或两种以上残疾，则定义为多重残疾，其中有两种残疾者在多重残疾人口中占比最高，达81.27%。将多重残疾的人口分解到各类残疾中，视力残疾1691万人。第二次全国残疾人抽样调查数据表明：我国视力残疾现患率为0.96%，女性视力残疾现患率高于男性，分别为1.17%和0.76%。分年龄来看，0～14岁最低，为0.07%，15～59岁为0.41%，60岁以上为4.78%。视力残疾人中70%为老年人；视力残疾是老年人群中发病率最高的残疾类型，视力残疾老人占老年残疾人口四分之一（图6-1）。

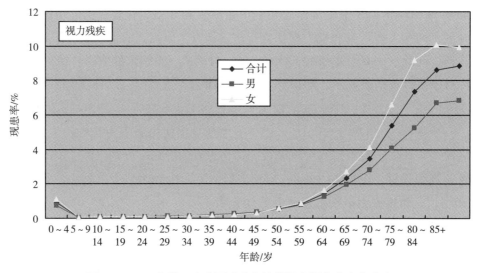

图6-1　2006年第二次全国残疾人抽样调查视力残疾患病率

（二）时间特征

残疾诊断随着时间变化，残疾的流行特征随之发生变化。随着人口老龄化的加速，视力残疾人口也将持续增长。1987年和2006年的数据表明，20年间，我国老年人口视力残疾程度、复杂程度及严重程度均呈下降趋势，这与改革开放带来的经济发展、社会进步、医疗卫生条件的改善及大规模防盲治盲等因素密不可分。1987—2006年，中国儿童视力残疾标化现患率从86.37/10万升至108.38/10万，但盲和低视力的变化方向不同，盲的标化现患率从39.84/10万下降到35.77/10万，而低视力现患率从46.53/10万上升到72.61/10万。低视力逐渐成为中国儿童视力残疾的主要问题。

人口老龄化导致的视力残疾人口上升是主要因素，与非传染性致残因素随着年龄增长患病率增高有关。但随着老龄化程度的提高和高龄人口占比上升，视力残疾规模会继续扩大。两次残疾人抽样调查60岁及以上和65岁及以上人口比例见表6-6。

表6-6　1987年和2006年老年人口视力残疾发生比例比较

年份	视力残疾占所有残疾人口的比例/%		视力残疾占调查人口的比例/%	
	60岁及以上	65岁及以上	60岁及以上	65岁及以上
1987	39.71	31.92	21.92	11.78
2006	52.80	44.84	24.03	28.87

（三）地区特征

第二次全国残疾人抽样调查资料表明，我国各地区之间视力残疾患病率有较大差异，东部地区、中部地区和西部地区现患率分别为0.81%、1.01%和1.12%。按照八大经济区划分，北部沿海地区、东北地区、南部沿海地区、黄河中游地区和东部沿海地区高于全国平均视力残疾现患率，而西南地区、长江中游地区和西北地区视力残疾现患率高于全国平均水平。四川省视力残疾率为1.97%，湖北省视力残疾率为1.40%。四川省盲率和低视力率明显高于其他省市，例如，安徽、云南、广西、北京、江苏、上海、天津、山东、吉林、广州的盲率分别为0.69%、0.57%、0.53%、0.49%、0.49%、0.43%、0.31%、0.31%、0.22%、0.20%，四川省则高达0.77%；北京市顺义区、江苏、云南、山东、吉林、广西的低视力率分别为0.99%、0.70%、0.66%、0.62%、0.47%、0.47%，而四川省的低视力率则高达1.20%。

我国视力残疾率农村高于城市，分别为1.07%和0.70%。分省份来看，湖北省城市视力残疾率为0.93%（95%CI：0.88%～0.98%），农村为1.62%（95%CI：1.24%～2.00%）；四川省城市视力残疾率为1.40%，农村为2.22%。

（四）残疾等级

总体而言，我国视力残疾人口以三、四级为主，表现为轻度和中度。两次调查相比，轻中度比例略上升，重度比例下降（表6-7）。

表6-7 1987年和2006年视力残疾不同等级患病率

分级	1987年		2006年	
	患病率/%	95%CI	患病率/%	95%CI
一级	0.20	0.20～0.21	0.22	0.09～0.22
二级	0.10	0.09～0.10	0.09	0.09～0.09
三级	0.10	0.09～0.10	0.10	0.10～0.11
四级	0.32	0.31～0.33	0.53	0.52～0.54

第三节 视力残疾的危险因素和病因学研究

视力残疾的原因复杂多样，主要包括遗传和发育致残、意外伤害和疾病致残、环境因素和行为因素致残等。随着社会经济发展、人口结构变化，引起盲和视觉损伤的因素也在发生变化。老龄化、营养等都会对视力残疾的发生产生影响，表6-8列出我国进行的两次全国残疾人抽样调查中视力残疾（含多重残疾）致残原因。2006年我国第二次残疾人抽样调查数据显示，我国导致视力残疾的前五位眼病分别是白内障、视网膜色素膜病、角膜病、屈光不正和青光眼。儿童与老年人视力残疾的发病原因和发病率相差很大。儿童致盲及低视力的主要眼病是先天性遗传性眼病，其次是屈光不正、弱视、白内障、角膜病、视网膜色素膜变性、眼外伤等；老年人致盲及低视力的眼病主要是白内障、角膜病、青光眼、老年性黄斑变性、糖尿病视网膜病变。

表6-8 1987年和2006年视力残疾（含多重残疾）致残原因　　　　　　　　　%

致残原因	1987年	2006年
遗传，先天异常或发育障碍	4.28	5.21
白内障	46.06	55.24
青光眼	5.11	4.93
沙眼	10.12	0.94
角膜病	11.44	6.50
视神经病变	2.41	4.32
视网膜色素病变	5.89	10.28
屈光不正	9.73	5.47
外伤	1.73	2.07
中毒	—	0.10

续　表

致残原因	1987年	2006年
其他	2.61	2.54
原因不明	0.62	2.40
总计	100.00	100.00

注：第一次全国残疾人抽样调查规定，若导致双眼残疾的眼病为不同种，则以最后致残病的病种为准。第二次全国残疾人抽样调查规定，双眼致残原因不一致的，根据造成定级眼致残的原因判断致残因素；如果双眼定级结果一致，根据可治眼致残原因判断致残因素。

一、先天性因素

遗传病、先天缺陷与先天性残疾具有密切的关系。在中国，遗传或者先天异常仍是导致儿童视力残疾最主要的因素。2006年角膜病及视神经病变所致患儿视力残疾比例较1987年降低，而屈光不正或者弱视所致患儿视力残疾的比例明显升高，可能是造成儿童致盲患病率降低及低视力患病率增加的因素之一。

致盲先天性及遗传性眼病种类繁多，常见的有先天性白内障、先天性青光眼、先天性小眼球、先天性虹膜脉络膜缺损、遗传性角膜变性、视网膜母细胞瘤、家族性遗传性视神经萎缩等。遗传及致畸因素，如母亲怀孕时营养或代谢失调、妊娠早期病毒感染、酗酒、接受过量X线等，都可引起先天性白内障，新生儿发病率为4‰。先天性小眼球（congenital microphthalmos）是一种先天性眼眶异常，为胚胎期胚裂未闭合，神经上皮增殖形成囊肿，囊内视网膜发育不良，结构不清。患者表现为无功能的小眼球，治疗常采用手术摘除。脑膜脑膨出（meningoencephalocele）为先天性眶壁缺损、颅内组织（脑组织、脑膜、脑脊液等）突入眼眶，压迫眼部组织产生相应的临床症状。

先天性白内障致病基因的筛查是遗传学领域的研究热点，目前已报道的致病基因有60个，相关突变位点600余个，包括最新报道的$INPP5K$、$NACC1$、AGK等；此外，以microRNA为靶点的lncRNA研究是阐明白内障发生机制和防治研究的新领域；对先天性白内障γD晶状体蛋白P23T突变体沉积物的结构分析为其形成机制的剖析奠定了基础。

二、后天性因素

后天性因素包括疾病因素和环境因素。随着沙眼等传染病的控制，白内障、视网膜色素膜病、角膜病、屈光不正和青光眼等成为主要致残原因。因角膜病致残者中，感染及外伤是主要原因。早产儿视网膜病变、老年性黄斑变性、糖尿病性视网膜病变等因素值得关注。

（一）感染性疾病

1. **沙眼**　沙眼是由沙眼衣原体侵犯眼结膜引起的慢性传染病，根据病情的不同发展阶段可导致眼睑组织破坏、眼睑畸形及失明等。沙眼曾是我国第一位致盲眼病。我国沙眼致视力残疾患病率在第一次和第二次全国残疾人抽样调查中分别为102.01/10万和17.62/10万；沙眼致视力残疾在视力残疾总人口中的占比分别为14.25%和1.87%。沙眼致视力残疾具有空间聚集性，"高-高"聚集地区为湖北省、四川省、安徽省、陕西省、贵州省、湖南省和重庆市。

2. **寄生虫病**　旋盘尾线虫、猪肉绦虫、棘球绦虫等感染后均可造成视力损伤。

盘尾丝虫病是指由旋盘尾线虫寄生于人体皮肤、皮下组织和眼部引起的寄生虫病，属于地方病，又被称为河盲症或瞎眼丝虫病。患者主要表现为：苔藓样皮炎、皮下结节和视力障碍。盘尾丝虫病在非洲、热带美洲等地区普遍流行，数据显示在流行区该病甚至可造成5%～20%的成年人失明。

囊尾蚴病是猪肉绦虫的囊尾蚴寄生于人体所致，常见的寄生部位为皮下组织、肌肉、脑或眼等组织，感染后根据寄生的部位、时间，感染的程度等，可引起脑中枢神经系统症状、眼部疾病等不同的临床症状和体征。脑囊虫可引起视盘炎症和水肿，导致视力下降，寄生于眼部的囊尾蚴则可引起玻璃体混浊、视网膜剥离、葡萄膜炎、眼内炎和白内障等。

包虫病又称棘球蚴病，是棘球绦虫的幼虫——棘球蚴感染人体所致的一种寄生虫病，常见的寄生部位为肝和肺，还可寄生于脑、心、肾、骨等部位。包虫病可分为细粒棘球蚴病（eehinoeoecosis granulosa，EG）和泡状棘球蚴（eehinocoecosis alveolaris，EA）两类。细粒棘球蚴病又称包虫囊肿，多为原发性，常见于儿童。泡状棘球蚴多为继发性，因为其对组织造成的破坏十分严重，犹如恶性肿瘤，又被称为"寄生虫肿瘤"和"第二癌症"。成人包虫感染后会出现寄生部位的占位性压迫症状以及全身的毒性症状，主要的临床表现为颅内压增高及视力损伤等。

（二）非传染性疾病致残因素

2006年第二次全国残疾人抽样调查资料显示，残疾人的致残原因以后天获得性残疾为主，非传染病致残占3/4。在获得性残疾中，非传染病致残所占比重最大。不同类型残疾的主要残疾因素也存在不同。视力残疾中，非传染性疾病致残的比例较高，包括白内障、角膜病、青光眼、屈光不正、眼外伤、职业性眼病等。目前我国主要致盲性眼病已由沙眼为代表的传染性眼病转变为糖尿病视网膜病变等代谢性眼病和老年性白内障等年龄相关性眼病。

1. **白内障**　我国多省市的流行病学调查显示1987—2006年视力残疾病因发生显著变化，白内障成为致盲的首要原因。"百万贫困白内障患者复明工程"项目是我国防盲治盲工作的里程碑。在防盲治盲的实际工作中，我国眼科界面临探索建立持续、高效的防盲治盲机制的任务。

2. 青光眼 是因眼压升高引起视神经萎缩和视野缺损的不可逆性致盲眼病。青光眼症状隐匿，常被形容为"光明的偷窃者"。多数青光眼患者是在急性发作时或疾病的晚期才被发现，极易致残。因此，对青光眼的高风险人群（年龄＞40岁、有家族史、长期使用激素、经常不明原因眼胀眼疲劳、有糖尿病、高度近视或远视）进行筛查至关重要。该病是终身性疾病，不能治愈，如果早期控制有望终身保持良好的视功能。

3. 屈光不正 我国是全球近视患病率最高的国家之一，近视患者人数最多，且近视的患病率仍在不断增加。当近视进展到高度近视（平均等效球镜度MSE：−9.0D≤MSE-≤6.0D；和眼轴长度AL：25mm≤AL≤27mm）、超高度近视（平均等效球镜度MSE≤−9.0D；和眼轴长度AL＞27mm）后，由于合并眼底病变、青光眼、白内障等疾病，中、重度视力损伤和盲患病率也迅速上升，中、高度近视眼底病变已成为东亚地区致盲的首要原因，尤其值得关注。近视是遗传和环境共同作用的结果。病理性近视中遗传占主要作用，钾通道（*KCNQ5*）、*Lumican*、*ZFHX*1B、*SNTB*1等基因突变和高度近视相关，*RetNet*基因变异与早发性高度近视相关，*NDUFAF6*杂合突变与病理性近视发病有关。青少年近视问题近年来也尤其值得关注，全球最大规模的防盲项目"视觉2020"行动将屈光不正和低视力作为工作重点。

4. 早产儿视网膜病变 是一种致盲性眼病，易发生在出生体重较低、合并呼吸障碍及大量吸氧的早产儿。早产儿用氧时间需要注意控制，还要尽早对早产儿进行眼底检查。出生孕周≤34周，或出生体重≤2千克及患有严重疾病的早产儿应接受眼底检查，并按要求随诊，以便早期发现并及时采取冷凝、光凝、手术等治疗，减少严重的后遗症。

5. 老年性黄斑变性 是老年人群不可逆性失明的主要原因，为眼底黄斑衰老性改变，主要表现是中心视力减退、视物模糊或变形等。该病大多始发于50岁，年龄越大发病率越高。其发病机制尚不清楚，可能与遗传、慢性光损伤、营养障碍、中毒、免疫性疾病、心血管系统及呼吸系统等全身性疾病等有关。

6. 糖尿病性视网膜病变 糖尿病在眼部的严重并发症是糖尿病性视网膜病变，病变晚期严重损害视力以致失明。糖尿病病程越长，发病率越高；病情发展快慢与血糖水平，血糖控制情况，是否合并高血压、高血脂等全身其他病变，以及糖尿病患者的个体差异有关。

（三）环境因素

环境因素包括生物学、化学、物理学等各种天然存在的和人为的因素。环境物理因素中包括光学致盲（如激光、红外线等）、电学致残（如雷电导致雷击伤）、热学致残（如冻伤、烧烫伤、低气压致残）等。环境化学因素包括化学污染物致残等。

1. 眼外伤（ocular trauma） 按致伤原因可以分为机械性和非机械性两类。以机械性眼外伤最为常见，损伤严重。眼外伤是机械性（钝挫伤、穿通伤、眼内异物）、物理性（热、低温、紫外线、红外线、微波、激光电离辐射等）或化学性伤害作用于眼部，导致的视觉器官结构和功能的损伤。眼外伤是引起角膜病致残和视力损害的主要原因之一，特别是单眼失明的首要原因。眼外伤已经成为儿童非先天性单眼盲的首要原因。第二次全国残疾人抽样调查资料显示，眼外伤导致的单纯视力残疾眼病占3.05%。男性、青壮年、儿童高发，意外伤害导致的眼外伤通常会严重影响患者的身心健康和生活质量。

2. 药物致盲 近年来，随着面部微创注射美容技术和头面区医疗注射药物的增多，术后不良反应和相关并发症导致的失明日渐受到关注和重视。美容填充剂注射、头面部过敏性皮炎、鼻炎等注射糖皮质激素等引起的视力残疾可能与注射物质引起的眼部血管阻塞有关。这类医源性眼部血管疾病虽然少见，但发病突然，且一旦发生则进展迅速，可能造成不可逆的严重视力损伤，尤其需要引起重视。

第四节　视力残疾的预防控制和康复

残疾预防和控制是降低残疾负担的根本出发点。2017年，国务院颁布实施《残疾预防和残疾人康复条例》，进一步巩固残疾预防与康复工作的法律地位；残疾预防和康复已被列入"健康中国"战略和国家基本公共服务目录。党的十九大报告提出"发展残疾人事业，加强残疾康复服务"。2021年，中国残联、教育部、民政部、人力资源和社会保障部、国家卫生健康委、国家医疗保障局制定了《"十四五"残疾人康复服务实施方案》；党的二十大报告提出"完善残疾人社会保障制度和关爱服务体系，促进残疾人事业全面发展"。要抓住机遇，立足现实，以人为本，贯彻以防为主，防治结合的方针，推动解决存在的突出矛盾，推进我国残疾预防及残疾人康复事业可持续、良性发展。我国高度重视视力残疾防治工作，以防盲治盲为重点，初步构建了"以政府为主导、各方面共同参与"的工作机制，基本上形成了一整套适合中国国情的眼病预防和治疗模式。

一、我国视力残疾预防控制和康复现状

我国残疾人康复机构和专业队伍经历了从无到有、逐渐壮大的过程。1988年10月建立的中国康复研究中心是我国第一个现代化的综合性康复机构。根据中国残疾人事业发展统计公报，截至2018年底，我国现有9036家残疾人康复机构中共有1346家能够开展视力残疾康复服务工作，康复机构在岗人员达到25万人，其中专业技术人员达到17.6万人。

我国在抓好机构建设的同时，也非常重视康复人才的培养。2018年我国共有621所设康复专业的中等、高等职业技术学校和普通本专科院校，当年共有29 334名康复专业毕业

生。为了进一步强化康复专业人才的培养，康复大学建设先后被纳入《中华人民共和国国民经济和社会发展第十三个五年规划纲要》等四个国家级规划，康复大学是由中国残疾人联合会、国家卫生健康委员会与山东省合建的公办大学，驻地青岛市国家高新技术产业开发区。2019年6月11日，在博鳌亚洲论坛全球健康论坛大会上，康复大学（筹）正式揭牌。2021年3月，"建成康复大学"被纳入《中华人民共和国国民经济和社会发展第十四个五年规划和2035年远景目标纲要》，学校规划在校学生规模10 000人，其中本科生5000名、研究生5000名。

（一）视力残疾康复工程起步

1987年我国第一次残疾人状况抽样调查显示：全国残疾人总数高达5164万，但这些人中大多没有得到必要的康复服务。1988年由国务院批准颁布实施的残疾人事业"五年工作纲要"（1988—1992年）是我国第一个残疾人事业发展规划，标志着针对残疾人的第一批专项康复项目正式启动，"纲要"中确定了开展白内障复明手术等三项抢救性康复工程。此后，历次"五年规划"都有视力残疾相关内容出现，到"十三五"末期，贫困残疾人辅助器具相适应、防盲治盲恢复工程、残疾人社区康复服务项目和精准康复等业务相继开展，残疾人康复服务事业基本形成了完备格局。

（二）视力残疾康复体系逐渐完善和形成

我国视力残疾康复服务领域不断拓展。一是康复训练涉及领域广泛，包括从白内障复明手术到盲人定向行走训练、辅助器具适配与供应服务等。二是康复服务量大幅增加，如白内障复明手术，从"八五"期间的107万例增加到"十二五"期间的378.7万例，低视力配用助视器从"八五"期间的3.9万例增加到"十二五"期间的57.7万例。三是同步推进社区康复。由于康复需求的复杂多样，我国从1986年开始引入社区康复，2000年中国残疾人联合会同14个部门共同签署"关于加强社区残疾人工作的意见"，持续扩大社区康复覆盖面。2018年开展社区康复服务的市辖区已达到1001个，县（市）达到1749个。四是实施残疾人精准康复服务行动。2016年，中国残疾人联合会、国家卫生计生委员会、国务院扶贫办联合下发《残疾人精准康复服务行动实施方案》，从项目思维模式转变为全局思维模式，由以完成规划任务为主转变为针对残疾人需求为主，全面规划、主动组织提供基本康复服务，确保残疾人"人人享有基本康复服务"。

（三）视力残疾社会化康复体系建立

我国已建立了由组织管理网、技术指导网、康复服务网共同构成的管理、指导与服务统一协调的社会化康复服务工作体系，体现出政府引导、部门合作、公众参与和共同促进的社会化工作机制。组织管理网由全国和地方残疾人康复工作办公室组成，负责残疾人康复工作的组织管理、编制计划、筹措资金、统筹落实。技术指导网由医疗及康复机构、专业协会和各类专家组成，负责技术标准的制定、人员培训、技术推广以及业务指导和咨询等工作。康复服务网由各级各类医疗卫生机构、社区服务机构、学校、幼儿园、福利企事业单位、工疗站、残疾人活动场所等现有机构、设施等组成，形成社会化体系，为各类残疾人提供康复医疗、训练指导、心理疏导、知识普及、残疾人亲友培训、简易训练器具制作、用品用具服务、转介服务等多种康复服务。

二、视力残疾预防和康复的基本策略和基本原则

中国残疾人事业发展统计公报表明，"十一五"和"十二五"十年间，我国有802万白内障患者重见光明，其中281万贫困白内障患者免费接受了复明手术，白内障致盲人数首次负向增长；有75万低视力者通过配用助视器，进行视功能训练，从而走出朦胧世界。虽然相关工作取得了重大历史突破，但是随着人口老龄化加剧、生活方式改变等影响因素的变化，视力残疾的防控和康复也面临着相应挑战，包括存在一些影响和制约残疾人"人人享有康复服务"目标实现的突出矛盾：残疾人康复需求不断加大与康复服务供给不足之间的矛盾，康复服务机构迅速增加和康复人才队伍匮乏之间的矛盾，残疾人支付能力低下与保障机制不健全之间的矛盾等。

（一）视力残疾预防和残疾人康复的基本策略

2017年，国务院第161次常务会议颁布施行了《残疾预防和残疾人康复条例》（以下简称《条例》），标志着我国残疾预防和残疾人康复法规政策逐步完善。《条例》针对影响和制约残疾预防和残疾人"人人享有康复服务"目标实现的突出矛盾，明确了我国残疾预防和残疾人康复工作的基本原则、方针和要求，旨在推动解决影响和制约残疾预防和残疾人康复中存在的突出矛盾，推进残疾预防，并从现阶段经济社会发展水平出发重点保障残疾人的基本康复需求。2021年《"十四五"残疾人康复服务实施方案》的制定，标志着我国在开启全面建设社会主义现代化国家新征程中，进一步加强残疾人康复服务，提升残疾人康复服务质量，对于增强残疾人保障和发展能力、增进残疾人民生福祉、实现残疾人对美好生活的向往具有重要意义。

（二）视力残疾预防和残疾人康复的基本原则

1. 坚持"以人为本、从实际出发"原则 残疾预防和残疾人康复工作首先要坚持"以人为本、从实际出发"的原则。坚持以人为本，是以提高人民健康水平、改善残疾人生活质量为出发点、以实施残疾预防、残疾人康复为宗旨。坚持从实际出发，就是要充分考虑我国经济社会发展的实际情况以及经济社会发展存在的地区差异，应在注重预防和康复工作的同时，选择成本低廉、效果显著、群众接受度高的措施和技术方法。

2. 坚持"预防为主、预防与康复相结合"方针　坚持预防为主，就是要推动关口前移，防范在先，在全面实施基础上突出重点，有效减少和控制残疾的发生发展。关口前移，不仅要有效控制传统意义上的致残因素，更要有效控制在残疾发生、发展过程中起决定作用的"上游因素"。这要求建立健全残疾预防政策法规体系，依法推进残疾预防工作，尤其要推动完善母婴保健、疾病防控、安全生产、道路交通安全、食品药品安全、环境保护、残疾康复等重点领域的法律法规。

坚持预防和康复相结合。残疾预防是最理想的措施，而获得良好的康复服务是残疾人的基本权利。《条例》明确规定"国家采取措施为残疾人提供基本康复服务，支持和帮助其融入社会。禁止基于残疾的歧视"。预防和康复相结合，包括为低视力人群以及居民提供眼健康义诊及科普宣教服务，在提升低视力人群康复保障的同时，加强社区居民对低视力的认知和防范意识，把低视力康复服务前移到未病预防，助力残疾人脱贫攻坚。

3. 面向全人群、全生命周期预防视力残疾　《条例》第十条明确指出："残疾预防工作应当覆盖全人群和全生命周期，以社区和家庭为基础，坚持普遍预防和重点防控相结合。"这些基本工作理念是国内外既往残疾预防工作成功经验的高度总结。

树立全人群、全生命周期理念，将预防残疾践行于整个生命周期，将有助于避免并降低人生各个阶段残疾的发生率。许多研究结果显示，生命历程观点在健康促进和提高人口健康功能水平中发挥着重要作用。20世纪80—90年代国际上就提出了"成人疾病的胎儿起源"假说，我国学者开展的多项研究也得出类似的结论。从生命历程的角度来看，生命早期健康促进活动能够改善生命全过程中的健康水平并降低残疾风险；"中年人"要尽量维持最佳功能状态来防止和推迟慢性病发生；"老年人"则要着重预防和延缓疾病及残疾发生、维持独立生活能力、改善残疾老年人生活质量。

4. 完善措施保障残疾人基本康复服务　完善保障措施是确保为残疾人提供基本康复服务的关键，主要涉及以下方面。

一是加强医疗康复保障。《条例》规定，"各级人民政府应当按照社会保险的有关规定将残疾人纳入基本医疗保险范围，对纳入基本医疗保险支付范围的医疗康复费用予以支付"。将与视力残疾有关的作业疗法（限器质性病变导致的生活、工作能力障碍），认知知觉功能障碍训练（限器质性病变导致的认知知觉功能障碍）、日常生活能力评定、康复综合评定、平衡试验、平衡训练、耐力训练、徒手手功能训练、日常生活动作训练、职业功能训练等医疗康复项目纳入基本医疗保险支付范围。开展长期护理保险试点的地区，按规定将符合待遇享受条件的残疾人纳入保障范围。加强残疾人医疗救助，做好医疗救助与基本医疗保险、大病保险的互补衔接。

二是完善康复专项保障，强化对特殊残疾群体的保障力度。残疾人康复事业的发展是一个不断制度化的过程，对重度残疾人、农村残疾人、贫困残疾人和残疾儿童应给予特别关注。目前已建立和正在建立的有三项重要制度，包括残疾儿童康复救助制度、重度残人护理补贴制度和基本型辅助器具配置补贴制度。《关于建立残疾儿童康复救助制度的意见》于2018年6月经国务院常务会议审议通过发布，全面实施残疾儿童康复救助制度，做好儿童视力残疾筛查、诊断、康复救助衔接，逐步实现0～6周岁视力残疾儿童在康复手术、辅助器具配置及康复训练方面的免费全覆盖。推进残疾儿童康复救助项目，对弱视儿童进行救助。建立包括残疾孤儿在内的孤儿基本生活保障制度，实施"儿童福利机构建设蓝天计划"和"全国残疾孤儿手术康复明天计划"。重度残疾者在残疾人中属于特殊的困难群体，由于自理能力严重损失，他们一般都面临着医疗负担重、康复与护理需求紧迫、贫困程度高等一系列问题。针对重度残疾者急需康复护理与辅助设备配置两大需求，《条例》提出要"健全重度残疾人护理补助制度、以重点康复项目向城乡贫困残疾人、重度残疾人发放基本康复服务，基本辅助设备配置要依据国家相关规定给予补助"。

5. 加强康复体系建设，提高康复服务质量 加强残疾人康复服务体系建设、提升残疾人康复服务专业化水平和实施残疾人精准康复行动是提高康复质量的重要举措。

在加强残疾人康复服务体系建设方面，贯彻落实《关于加快推进康复医疗工作发展的意见》，加强康复医院、康复医疗中心和综合医院康复医学科建设。加强儿童福利和工伤康复机构建设，增强面向残疾孤儿、工伤致残人员的康复服务能力。支持特殊教育学校和普通学校资源教室配备满足残疾学生需求的教育教学和康复训练等仪器设备，优先为残疾学生提供康复辅助器具适配及服务。鼓励、支持社会力量兴办康复医疗、康复辅助器具适配等服务机构，增加残疾人康复服务供给。加强各级残疾人专业康复机构建设。推动县（市、区）普遍建立残疾人康复服务设施，因地制宜，开展残疾儿童康复训练以及康复辅助器具展示、租赁、咨询等服务。完善标准、规范，组织开展评估，推动残疾人专业康复机构贯彻全面康复理念，完善服务功能，提升规范建设和服务水平。贯彻落实《残疾人社区康复工作标准》，深化残疾人社区康复，立足社区资源，完善康复设施、队伍，开展日间照料、工疗、娱疗、康复辅助器具租赁等适宜康复服务。深化残疾人家庭医生签约服务，依托家庭医生签约服务团队为残疾人就近就便提供康复医疗、训练、护理、指导等服务。

在提升残疾人康复服务专业化水平方面，加强康复人才教育培养。加强临床医学、特殊教育、社会工作等专业教育中的康复知识、能力培养，普及残疾人康复专业知识。支持有条件的院校设置康复治疗、康复工程等专业，增加康复治疗专业人才培养供给。强化康复工作人员岗位培训。开展残疾人专业康复机构专业技术人员规范化培训。推进残疾人康复相关职业建设。完善残疾人康复相关职业分类、职业标准，加强职业能力评价，完善残疾人康复从业人员职业晋升路径。推进康复医疗、康复工程、特殊教育等专业领域职称工作，支持各类康复专业技术人员参加社会化职称评审。加强残疾人康复科技创新。

在实施残疾人精准康复行动方面，主动调查、掌握视力残疾人康复需求。开展全国残疾人基本服务状况和需求调查，定期掌握残疾人康复需求与服务状况。依据残疾人康复需求调查结果，分级制订年度康复服务计划，以县（市、区）为单位，组织相关专业机构、家庭医生签约服务团队等力量，通过上门服务、实施转介等方式，为残疾人提供或帮助残疾人获得康复医疗、训练、护理、辅助器具适配等基本康复服务。保障基本康复服务质量。修订残疾人基本康复服务目录，细化残疾人康复服务项目。针对不同残疾类别、不同康复服务项目，制定、完善康复服务标准、规范。健全残疾人康复服务质量监测体系，开展服务质量评价、满意度调查，有效保障基本康复服务质量。

三、视力残疾的三级预防

三级预防策略是视力残疾的重点预防控制策略。联合国《关于残疾人世界行动纲领》明确指出，残疾预防和康复服务要坚持立足社区的方针，这一方针强调社区中个人和家庭的充分参与，强调依靠切实可行、科学性强又受社会欢迎的方法和技术。坚持普遍预防和重点预防相结合，有利于提高残疾预防的成效。普遍预防的重点在于公众教育和健康促进，重点预防则在于干预。《条例》明确要求，一方面要做好残疾预防宣传教育工作，普及残疾预防知识，另一方面要重点预防主要致残因素，优先干预致残风险较高的地区、人群、行业及单位。

近20年来，影响我国人口视力致残的因素已由传染性向全身系统性转化，符合残疾流行病学变化格局和眼疾病谱变化。同时，说明视力残疾预防政策需随着视力致残病因改变而适时进行相应调整。

（一）一级预防

立足社区，坚持全人群策略与高危人群策略相结合，开展视力残疾预防的宣传教育，加强初级眼保健，关注儿童用眼，加强致残原因研究，开展全生命周期残疾预防。

1. 开展残疾预防的宣传教育　加强公众对残疾预防的认知，推动残疾预防宣传教育工作，普及多数残疾可以预防，减少危险因素暴露有助于残疾预防。加强培养眼病防治相关的专业人员，为居民提供高效、便利的公共卫生服务。提高全社会对视力健康、防治的认识，加强知识普及。

2. 加强初级眼保健　加强用眼卫生，提倡科学用眼，增加户外运动，合理营养。尽可能控制全人群眼部疾病的发生风险。重点关注儿童视力健康，预防儿童和青少年视力损伤，定期开展视力检查。

3. 加强新形势下致残原因研究　随着全民健身和竞技体育的全面发展，运动相关的眼损伤日益增多，运动相关眼损伤及其预防对策亟待开展相关研究。

4. 全生命周期残疾预防　儿童处于视觉发育的关键时期，开展儿童视力检查，预防儿童和青少年视力损伤，使用保护性眼镜。此外，儿童发生眼外伤若治疗不及时可导致视力残疾，终身负担加重，因此，尤其需要重视。儿童眼外伤的预防、致伤特点、治疗策略与成人不同，应区别对待。

在年轻人群开展眼部健康检查，及早发现和及时解决问题；在职业人群中减少职业眼伤，做好职业防护；在老年人群中，预防和降低老年人群常见眼病的发生，提高老年人的健康水平，促使其"积极"和"健康老龄化"。

既往老年人视力残疾预防都侧重于"防盲治盲"，但是随着致残因素变化，老年人视力残疾预防政策应该向"眼部健康"过渡，并在全生命周期中进行防范。防治内容也应由"以传染性眼病致残为主"转变为"以慢性疾病所致眼病致残为主"。

5. 加强社会保障　人口老龄化程度高直接影响改善视力残疾人口结构的努力目标以及视力残疾者经济保障的内容。首先，尽早防治老年人眼病及常见眼病能有效地减少老年人发生视力残疾。二是老龄化本身就意味着个人面临挑战，出现老年视力残疾就意味着其个人将面临更大挑战与危机。因此，国家及地方政府对于视力残疾人口特殊社会政策的制定，应该涉及对视力残疾老人给予一定的经济帮助。

（二）二级预防

及早发现致残因素，及时治疗，降低致盲性疾病的发生，是主要的二级预防策略。

1. 开展眼外伤防治研究　我国目前已经建立了中国眼外伤登记网，并开展了多中心队列研究中的应用，在此基础上开展相关防治、致病机制研究，对于视力残疾的二级预防至关重要。

2. 加快药物研发　抗血管内皮生长因子（vascular endothelial growth factor，VEGF）药物治疗早产儿视网膜病（retinopathy of prematurity，ROP）的研究逐渐成为近几年的研究热点。

3. 加强致残因素研究　视力残疾程度不仅与社会因素有关，与生物因素也有密切关联。视力残疾预防需考虑到其社会学及生物学特点，重视高危人群的防范工作，制定并执行更加精准的预防对策，以提升预防效率。

（三）三级预防

在视力残疾人群中推广康复和适应工具，以尽可能减少视力残疾所带来的负面影响。

1. 加强致盲疾病的诊治　2005年以来，我国防盲与眼科流行病学研究取得了显著进展。全国眼病和视力损伤抽样调查发现白内障（56.7%）、视网膜葡萄膜病（14.1%）和角膜病（10.3%）是目前我盲和视力损伤的主要原因。"视觉第一中国行动""百万贫困白内障患者复明工程"等重大防盲项目也取得了巨大成就。2005—2009年我国共施行了387.1万白内障复明手术。全国已建成白内障无障碍县673个、无障碍市70个、无障碍省（自治区）2个；已为175 501例低视力患者验配了助视器，为47 009例盲人提供了定向行走训练。初级眼保健和沙眼、糖尿病视网膜病变的防治也取得了一定成果。然而，国家防盲任务虽已经完成并效果显著，但还远未达到"视觉2020"行动的目标要求，特别是还存在白内障手术率仍然偏低、主要致盲性眼病并未根治。我国目前正处在老年视力残疾防治的第二阶段，对于白内障及屈光不正等疾病的预防与治疗仍然是老年视力残疾防治与康复工作的重点。今后应继续"高质量、低价格"地开展白内障、视网膜病、角膜病、沙眼、屈光不正、低视力、青光眼等防盲工作。

2. 加强流行病学研究　视力残疾流行病学研究存在缺少创新性、深度和广度不够等问题。今后，应切实把握好眼科流行病学的良好发展趋势，开展原创性的分子流行病学研究。进一步研究视力残疾病因，加深视力残疾致病规律认识；加强视力残疾普查或监测并实现信息共享；监测残疾患病率，致病风险，病因及时序变化；评价预防政策与行动实施成效。加强治疗药物，康复器具等研究以降低成本，提高治疗与康复覆盖面。

3. 加强友好环境构建　作为一种特殊的残疾类型，视力残疾人口在现实生活中有其特殊的需求，要加强社会支持性环境的建设，为视力残疾人生活、出行提供各种条件，满足生存和发展的双重需求。环境构建既包括自然环境，还包括社会环境的构建；既包括物质环境，还包括社会支持的构建。

4. 促进视力残疾人康复服务利用　目前视力残疾老年人对服务需求的满足度普遍较低，我国应该着力提升医疗服务与技术水平，给予老年人更多的治疗机会并满足其治疗康复需要，从而降低视力残疾规模与水平。

第五节　我国视力残疾的流行病学研究证据和应用

一、我国视力残疾流行病学研究现况简述

在政府和全社会共同努力下，我国视力残疾预防工作已取得积极进展和明显成效：由传染性疾病、营养不良、药物中毒等导致的视力残疾大幅下降；妇幼保健和出生缺陷预防工作的开展使遗传或先天性发育障碍导致的视力残疾的预防取得一定成效；康复工作的开展及白内障复明、低视力康复等重点康复工程的实施使大量残疾人得到不同程度的康复。近年来，我国又逐步加强了慢性病、精神障碍、伤害等的防治工作，为做好疾病和伤害致残预防工作奠定了基础。

然而，尽管取得了很多成绩，我国视力残疾的预防、康复工作仍存在一些不足，如白内障手术率低、覆盖率低，手术后预后不理想；对青光眼、老年黄斑变性、糖尿病性视网膜病变等一些难治性致盲眼病的防治和研究工作目前尚不完备；儿童眼病的筛查普及率并不高；国产助视器，数量、质量与品种与国外发达国家相比差距较大；视力残疾人眼病健康意识不足等。由于社会经济的快速转变以及人口转型和疾病模式的转变，视力残疾的诊断标准发生变化，致残模式也发生了一定的转变。加强视力残疾的可测量化以及国际、地

区间的比较是今后的发展方向。针对屈光不正等新出现的致残疾病的病因学研究、干预措施探索，在改善残疾人生活质量、制定和评估政策等方面发挥着重要的作用。

二、视力残疾流行病学研究应用案例

（一）视力残疾现患率的研究

中国于1987—2006年开展了两次全国残疾人抽样调查，其中对视力残疾的现患情况进行了较为系统的测量。根据1987和2006年两次抽样调查数据，中国1987年和2006年视力残疾的现患率分别为1.01%（盲患病率为0.43%，低视力患病率为0.58%）和0.94%（盲患病率为0.31%，低视力患病率为0.63%）。第二次抽样调查数据显示，我国成年人大约有1233万人患有视力残疾；我国不同地区人群视力残疾的现患率在7.08‰～12.16‰，以北部沿海地区最低，西南地区最高。我国2019年的中度视力残疾、重度视力残疾、失明的年龄标准化患病率分别为2.57%、0.25%、0.48%；中度视力残疾、重度视力残疾、失明的整体患病率和总人数则分别为3.23%（4592万）、0.33%（467万）和0.61%（869万），均低于全球平均水平；但我国2019年按年龄分类的中度视力障碍患病率相比1990年上升了12.17%，增速远高于其他国家。尽管中国的视力残疾患病率低于全球平均水平，但视力残疾和失明的患病率增长速度很快，其中以中重度视力残疾的患病形势最为严峻。儿童青少年是视力保护的主要群体，2019年北京市0～6岁儿童视力残疾筛阳性率为1.89‰。

（二）视力残疾病因和影响因素研究

我国学者还针对视力残疾相关病因和危险因素开展了一系列的流行病学研究。根据第二次全国残疾人抽样调查的结果，在已明确的致残原因中，白内障是引起视力残疾的第一位致病因素，白内障导致的视力残疾占视力残疾人群总数的56.7%；另外几大主要的视力残疾病因依次是视网膜和葡萄膜疾病、角膜病、屈光不正和青光眼，分别占视力残疾人群总数的14.1%、10.3%、7.2%、6.6%。对于中国儿童，遗传或先天异常是视力残疾的首要原因，其次则为屈光不正或弱视导致的视力残疾。近年来中国各省、市开展的眼病现况调查以及视力残疾的病例分析显示白内障仍是视力残疾的第一致病原因，视力障碍的患病率随年龄的增长而增加，女性以及受教育程度低者更容易发生视力残疾。我国研究人员利用2019年全球疾病负担、伤害和风险因素研究（GBD）数据对中国视力残疾和失明现况进行了研究。结果显示：1990—2019年，中国视力损伤的主要原因分别为白内障、未矫正屈光不正、黄斑变性；导致70岁以下人群视力残疾和失明的主要危险因素是维生素A缺乏症、早产儿视网膜病变、脑膜炎；白内障则是70岁以上人群视力残疾和失明的主要危险因素。

（三）视力残疾治疗和康复成效研究

视力残疾人康复服务状况仍有待进一步改善，康复需求和实际获得的康复服务之间仍然存在较大的差距。有研究通过分析2018年度241 865名视力残疾人康复需求与康复服务实名制数据，发现视力残疾人报告的康复需求主要集中于视力辅助器具、药物和护理三个方面，共有21.0%视力残疾人报告康复需求，18.0%的视力残疾人获得了相应的康复服务。在流行病学实验性研究中，研究者将视力残疾人作为研究对象，随机分组，设立实验组和对照组，观察视力残疾干预措施和治疗效果，不断探索更有效的视力残疾治疗、康复方法。一项在上海开展的随机临床试验，共将招募108名3～12岁重度弱视儿童随机分为试验组和对照组，试验组接受阿托品联合贴片疗法，对照组仅接受贴片疗法，并在试验进行后第三个月、第六个月进行随访，发现阿托品CAPT联合贴片疗法对儿童弱视眼视力的改善程度高于单独贴片。另一项研究将40名从养老院招募的70岁以上视力残疾老人随机分为试验组和对照组，试验组参加为期16周（每周3次、每次90分钟）的太极拳活动，对照组不进行任何干预，16周后采用被动膝关节复位、肌肉力量、平衡控制能力等测试，发现练习太极拳可以提高视力残疾老年人的平衡控制能力，改善其生活质量。

（刘菊芬　冷志伟）

思考题

1. 视力残疾有哪些流行病学特点？
2. 视力残疾的危险因素有哪些？
3. 预防和控制视力残疾有哪些方法？

参 考 文 献

[1] 程凯. 我国残疾人康复工作的回顾与展望 [J]. 中国康复理论与实践，2008，14（3）：201-205.

[2] 崔斌，郑晓瑛，陈功. 先天性残疾与获得性残疾预防策略的比较性研究 [J]. 人口学刊，2010，181（3）：35-41.

[3] 傅培，杨柳，薄绍晔，等. 全国0～6岁儿童视力残疾抽样调查 [J]. 中华医学杂志，2004，84（18）：1545-1548.

[4] 管怀进. 我国防盲与眼科流行病学研究的现状及发展 [J]. 中华眼科杂志，2010，46（10）：938-943.

[5] 郭超，罗雅楠，丁若溪，等. 联合国华盛顿小组残疾/功能状况量表中文版的开发及其应用 [J]. 人口与发展，2020，26（2）：124-128.

[6] 何平，戴婉薇，陈功，等. 中国儿童1987与2006年视力残疾分析 [J]. 中国公共卫生，2017，33（12）：1673-1676.

[7] 蓝方方，甘露，赵武校. 远用光学助视器在视力残疾患者康复中的临床应用 [J]. 国际眼科杂志，2011，11（12）：2244-2245.

［8］李瑞. 中国古代主要视力残疾词汇的使用及演变研究［J］. 文学教育（上），2020（5）：185-187.

［9］鲁心灵，李欣，邱卓英，等. 视力残疾人康复需求和康复服务发展状况Logistic回归分析研究［J］. 中国康复理论与实践，2020，26（5）：513-517.

［10］唐晓雪，郭超，郑晓瑛. 巩固防盲治盲工作成效 不断提高老年人眼健康水平——基于1987年和2006年全国残疾人抽样调查［J］. 人口与健康，2019，258（2）：23-27.

［11］魏波，魏国强. 两次全国残疾人抽样调查视力残疾标准和评定方法的比较［J］. 实用防盲技术，2007，2（1）：24-26.

［12］殷荣宾，孙雷，王国祥，等. 应用ICF理论研究体育活动对青少年近视的影响［J］. 中国康复理论与实践，2018，24（10）：1223-1227.

［13］赵家良. 防盲治盲依然是我国眼科界面临的巨大挑战［J］. 中华眼科杂志，2009，45（9）：769-771.

［14］赵家良. 眼视光公共卫生学［M］. 3版. 北京：人民卫生出版社，2017.

［15］周云. 美国视力障碍者的社会保障及残疾预防政策［J］. 残疾人研究，2017（1）：93-96.

［16］曾彩琼，闫玉梅，徐帆，等. 认知的影响因素及其与视觉功能关系概述［J］. 中国斜视与小儿眼科杂志，2021，29（3）：42-43.

［17］曾玉，席淑新，叶志成，等. 技能训练对成人低视力患者自我效能和生活质量的影响［J］. 中华护理杂志，2013，48（5）：411-414.

［18］WANG S，WEN W，ZHU W. Effect of Combined Atropine and Patching vs Patching Alone for Treatment of Severe Amblyopia in Children Aged 3 to 12 Years：A Randomized Clinical Trial［J］. JAMA Ophthalmol，2021，139（9）：990-996.

［19］XU T，WANG B，LIU H. Prevalence and causes of vision loss in China from 1990 to 2019：findings from the Global Burden of Disease Study 2019［J］. Lancet Public Health，2020，5（12）：e682-e691.

［20］ZHAO J，XU X，ELLWEIN L B. Prevalence of Vision Impairment in Older Adults in Rural China in 2014 and Comparisons With the 2006 China Nine-Province Survey［J］. Am J Ophthalmol，2018，185：81-93.

第七章

精神残疾流行病学

随着生活方式的改变和环境压力的增大，精神疾病成为威胁人类健康福祉的重要原因。全球范围内精神障碍所造成的疾病负担占全部疾病负担的 10.5%。其中，中国约占全球精神疾病负担的 17%，印度占约 15%。目前，我国精神卫生的状况不容乐观。精神分裂症、抑郁症、痴呆症和其他精神神经和物质依赖障碍所致的疾病负担甚至超过了一部分致死率较高的慢性病。近年来，我国精神残疾患病率增长十分迅速，平均每年上升 13.3%，已经成为威胁我国人口健康的重要问题。2022 年 7 月 29 日，国家卫生健康委员会发布了关于建设国家精神疾病医学中心的通知，遴选北京大学第六医院、中南大学湘雅二医院、首都医科大学附属北京安定医院、上海市精神卫生中心为医学中心主体医院，为应对精神卫生问题，预防精神残疾迈出关键一步。

第一节 概 述

精神残疾已经成为危害我国人口健康的重要问题之一。相比其他类型的残疾人，精神残疾人面临更多的失业风险、就业障碍、就业歧视、生活质量损失、精神和躯体疾病风险等，给残疾人个人、家庭和社会造成沉重的经济和医疗负担。伴随社会转型和压力的增大，罹患精神疾病人群规模上升，精神健康问题成为重要的公共卫生问题，精神残疾导致的疾病负担迅速攀升，严重威胁着人类健康。本节将对精神残疾的定义、测量和分类进行概述。

一、精神残疾的定义

（一）精神障碍

精神障碍（mental disorder）的临床特征是个人认知、情绪调节或行为严重紊乱，常因痛苦或重要功能区受损导致。

（二）精神残疾

精神残疾（mental disability）是指各类精神障碍持续一年以上未痊愈，存在认知、情感和行为障碍，以致影响其日常生活和社会参与。

精神障碍与精神残疾既有内在联系又有细微的区别，从涵盖范围来看，精神障碍包括更大的外延空间；从疾病严重程度来看，精神残疾是精神障碍中较为严重的疾病。精神障碍的影响因素不仅包括个人因素，如自我思想、情绪、行为管理以及与他人互动的能力，还包括社会、文化、经济、政治和环境因素，如国家政策、社会保护、生活水平、工作条件和社区社会支持等。精神障碍或精神残疾已经成为重要的人口健康问题，由其带来的社会问题也日益引起社会和学者的重视。

二、精神残疾的测量

由于国际社会的残疾定义、统计和测量标准不统一，使得精神残疾数据也难以实现国际比较和统一管理。下文就国际上和我国常见的测量方法进行介绍。

（一）国际测量方法

虽然华盛顿残疾统计小组相关国际量表缺乏对精神残疾的测量，但有针对残疾人精神健康状况进行测量模块。表7-1展示了华盛顿工作小组残疾状况量表长表（WGES-F）的精神健康模块，该模块采用自报的方式针对焦虑和抑郁症状精神状况进行测量。

表7-1　华盛顿工作小组残疾状况量表长表（WGES-F）问题——H精神状况（焦虑和抑郁）

条目	问题
H1	您经常感到担心、紧张或焦虑吗？
	（1）每天都有　　（2）每周都有　　（3）每个月都有　　（4）一年中有几次
	（5）从来没有　　（6）拒绝回答　　（7）不知道
H2	是否因担心、紧张或焦虑而服用药物？
	（1）是　　（2）否（如同时H1选择（5），跳至H4）　　（3）拒绝回答　　（4）不知道
H3	您最近一次感到的担心、紧张或焦虑是哪种程度？
	（1）一点　　（2）很多　　（3）介于一点和很多之间　　（4）拒绝回答　　（5）不知道
H4	您经常感到抑郁吗？
	（1）每天都有　　（2）每周都有　　（3）每个月都有　　（4）一年中有几次
	（5）从来没有　　（6）拒绝回答　　（7）不知道
H5	您是否因抑郁而服用药物？
	（1）是　　（2）否（如同时H4选择（5），跳至I）　　（3）拒绝回答　　（4）不知道
H6	您最近一次感到的抑郁是哪种程度？
	（1）一点　　（2）很多　　（3）介于一点和很多之间　　（4）拒绝回答　　（5）不知道

（二）我国测量方法

在我国第二次全国残疾人抽样调查中，针对精神残疾的测量通常依据个人或家庭成员自报以及医师诊断来进行测量。具体分为以下几个步骤。

一是由专科医生对精神残疾进行筛查。依据 WHO-ICF（WHO International Classification of Functioning, Disability, and Health）框架，并结合筛查结果来对精神残疾进行确诊。其中，筛查采用问卷调查的方式，以社区为基础对可能患有精神障碍的残疾人进行筛选，随即，通过面对面的访谈来确定患有精神障碍的残疾人。筛查所采用的调查表根据联合国建议的"残疾统计发展指导原则"（Guidelines and Principles for the Development of Disability Statistics）所编制。该方法已在三个试点研究中进行了测试，并证明对于中国人群具有较高的可靠性。

二是对精神残疾进行确诊。经调查问卷筛查出有疑似精神残疾的成年人，转诊至精神科医生处进行确诊。精神科医生由执业五年及以上的临床精神科医师担任。调查利用 WHO 残疾评定量表第二版（World Health Organization Disability Assessment Schedule, Version Ⅱ, WHO DAS Ⅱ）诊断是否患有精神残疾及其残疾的严重程度，该评定工具被用于评估精神障碍患者的社会功能局限性。如果需要，家庭成员或看护者可以留在面试室回答医生提问的问题。WHO-DAS Ⅱ 是一个用于全面评价精神障碍（特别是精神病性障碍）患者社会功能的半定式他评量表，整个量表的面谈时间需要大约20分钟。

WHO DAS Ⅱ 得分在52分以上的人被诊断为患有精神残疾，其中，得分在52～95分的精神残疾人群的严重程度为四级残疾（轻度障碍），96～105分为三级残疾（中度障碍），106～115分为二级残疾（重度障碍），≥116分为一级残疾（严重障碍），18岁以下残疾儿童，则依据适应行为表现进行精神残疾的划分。各级严重程度精神残疾分类见表7-2。

表7-2　精神残疾严重程度分类

精神残疾分级	内容
一级	生活完全不能自理，忽视自己的生理、心理的基本要求。不与人交往，无法从事工作，不能学习新事物，需要环境提供全面、广泛的支持，生活长期、全部需他人监护。
二级	生活大部分不能自理，基本不与人交往，只与照顾者简单交往，能理解简单照顾者的指令，有一定学习能力。监护下能从事简单劳动。能表达自己的基本需求，偶尔被动参与社交活动；需要环境提供广泛的支持，大部分生活仍需他人照料。
三级	生活上不能全部自理，可以与人进行简单交流，能表达自己的情感。能独立从事简单劳动，能学习新事物，但学习能力明显比一般人差。被动参与社交活动，偶尔能主动参与社交活动；需要环境提供部分的支持，即所需要的支持服务是经常性的、短时间的需求，部分生活需由他人照料。
四级	生活上基本自理，但自理能力比一般人差，有时忽视个人卫生。能与人交往，能表达自己的情感，体会他人情感的能力较差，能从事一般的工作，学习新事物的能力比一般人稍差；偶尔需要环境提供支持，一般情况下生活不需要由他人照料。

资料来源：第二次全国残疾人抽样调查办公室.第二次全国残疾人抽样调查资料［M］.北京：中国统计出版社，2007.

三是对精神残疾可能的致残原因进行调查。确诊为精神残疾的患者被分配到后续的诊断程序中,由精神科专科医生使用《ICD-10-AM精神障碍症状检查表》完成对精神残疾患者的诊断,从而确诊病因。精神残疾的病因主要被分为器质性障碍和精神障碍,具体可分为痴呆症(包括老年痴呆、帕金森病性痴呆等)、其他器质性精神障碍(包括癫痫所致精神障碍)、使用精神活性物质所致的障碍、精神分裂症、妄想性障碍、分裂情感性障碍、其他精神病性障碍、心境障碍、神经症性障碍、行为综合征、人格障碍、孤独症、癫痫、其他类型和原因不明。

第二节 精神残疾常见致残病因流行特征

由于国际上鲜有专门针对精神残疾的流行病学研究,且相关研究也多为针对常见病因的流行现况调查,下文对常见的精神残疾致残病因的现患水平、分布特征进行介绍。

一、精神分裂症

作为最常见的精神障碍,精神分裂症致残和致死率高,严重影响了患者及家庭的生活质量。精神分裂症的起病年龄在青少年期,现患率为0.3 ~ 1.0%。一项2005年的系统性研究表明,发展中国家精神分裂症患病率为0.26%,发达国家为0.33%。另有流行病学研究表明,精神分裂症患病率在0.14% ~ 0.46%。随着社会经济加速转型,我国精神分裂症患病率逐渐上升,1980—2013年,精神分裂症患病率由0.29%增长至0.84%。1982年全国性精神障碍调查研究表明,终身精神分裂症患病率为0.57%,时点患病率为0.48%;1993年全国性调查表明,终身精神分裂症患病率为0.66%,时点患病率为0.53%,较1982年有所增加。已有研究发现,精神分裂症的患病率具有显著的城乡差异和地区差异,城镇患病率要显著高于农村(0.66% vs 0.47%,OR = 1.44,95%CI:1.30 ~ 1.59),各省份中广西、甘肃和山西的精神分裂患病率最高,在0.81% ~ 0.98%。

精神分裂症会导致躯体功能的下降,社会参与和自我照料能力的降低,给患者、家庭和社会都带来了巨大的社会经济负担。作为全球造成疾病负担的最主要原因,精神分裂症带来了0.17亿DALYS的损失。在欧洲,有超过80%的精神分裂症患者处于失业状态;在美国,有大约20%的精神分裂症患者无家可归。

二、痴呆症

痴呆症负担重、增速快,给社会经济发展和公共卫生带来了严峻挑战。2015年,全球约有4700万痴呆症患者,规模相当于全球老年人口的5%。随着人口老龄化加深,痴呆症患者规模迅速攀升,全球每年新增患者近900万人,约等于每3秒新增1例病例。据估计,2030年痴呆症患者规模将增至7500万人,2050年将增长至1.32亿人。作为老年人致残的主要原因之一，痴呆症给患者、家庭、社区和社会带来了严重的负担。2015年，痴呆症导致的经济负担约8180亿美元，占各国国内生产总值的1.1%左右，到了2030年，痴呆症患者护理费用将高达2万亿美元，可能导致卫生与护理系统不堪重负。对于低收入和中等收入国家，痴呆症将带来更为严峻的挑战：约60%的患者将生活在低收入和中等收入国家，超过70%的新增病例也发生在这部分地区，高额的非正规护理和间接护理费将使得数百万人陷入长期贫困，进一步加剧地区和人群间的不平等。WHO在第70届世界卫生大会上通过《公共卫生领域应对痴呆的全球行动计划》，呼吁各国在2025年前制订国家痴呆行动计划。世卫组织精神卫生差距行动规划（Mental Health Gap Action Programme，mhGAP）干预指南也将痴呆症作为重点症状之一。

中国是世界痴呆症患者最多的国家，也是痴呆症患者数量增速最快的国家之一。60岁及以上痴呆症患者有1000万～1100万人，占全球的1/4，总体现患率为5.3%，给社会带来巨大的经济负担。据估计，我国痴呆症患者每人每年的护理总费用高达2万美元；其中，由于阿尔茨海默病造成的经济费用损失为1680亿美元，所造成的社会经济负担占国内生产总值的1.47%。随着中国人口老龄化速度加快、程度加深，痴呆症所致的经济负担将快速攀升。据预测，到了2030年，阿尔茨海默病经济负担将增至当前的2倍以上，2050年将高达10倍以上。然而，由于患者规模庞大、对疾病的认知不足以及高额经济负担等原因，中国有70%～80%的痴呆症患者未接受治疗。目前，老年痴呆症筛查已被列入国家重点战略部署规划，《"健康中国2030"规划纲要》中也将加强老年痴呆症有效干预作为重要目标。

三、抑郁症

抑郁症又称抑郁障碍，以显著而持久的心境低落为主要临床特征，是心境障碍的主要类型，也是最常见的精神疾病之一。抑郁症与压力和遭遇有关，给患者的日常生活、生活质量带来严重影响，甚至会导致自杀。2012年，全球有3.5亿人遭受抑郁症的影响，到了2030年抑郁症将排在全球疾病负担的首位。南美和西欧的研究表明，成年人重性抑郁障碍的患病率为2%～6%。

随着社会经济快速转型与发展，我国精神健康问题日益突出，抑郁患病率逐渐攀升。截至目前，我国仅有两项全国性的精神障碍调查（1982年和1993年），且仅调查了狂躁型抑郁症。由于调查使用测量标准、调查区域不同等原因，我国关于抑郁症患病率的流行病学研究结论存在差异。一项系统性研究显示，在我国，时点重性抑郁症患病率、12个月重性抑郁症患病率和终身重性郁症患病率分别为1.6%、2.3%和3.3%，抑郁症患病率农村高于城镇（2.0% vs 1.7%），女性高于男性（2.1% vs 1.3%）。另有研究报道，我国男性重性抑郁障碍患病率为2.2%（95% CI：1.5～2.8），女性为3.3%（95% CI：2.3～4.1）。

在所有抑郁症人群中，中老年人抑郁症问题已成为公共卫生的重要问题之一。随着社会经济发展，中老年患抑郁症的人群不断上升。美国研究表明，45～64岁成年人患有重性抑郁障碍的比例为3.6%，65岁及以上的老年人比例为1.7%。我国研究表明，在老年人群中，重性抑郁症的患病率为1%～4%，抑郁症的患病率为8%～16%。

四、孤独症

孤独症谱系障碍（autism spectrum disorders，ASD），是儿童早期发生的一组精神疾病。其亚型包括孤独性障碍（autism or autistic disorder，AD）和非特异性广泛性发育障碍（pervasive developmental disorder not otherwise specified，PDD-NOS），其中，AD是ASD中最主要的一种亚型。在过去40年，发达国家儿童孤独症患病率增长迅猛，从2人/万增长至150人/万左右。有研究者估计，2010年全球27岁以下患ASD的患者有520万，患病率为0.76%，其中AD患病率为0.24%，男性约为女性的3倍（0.36% vs 0.12%）。孤独症的患病率极低，对其开展流行病学调查需要花费大量的时间和人力成本，因此，发展中国家开展专门的儿童孤独症流行病学调查非常少。

我国缺少针对孤独症的全国流行病学调查，大多停留在区域性的调查，对于孤独症的全国患病率存在争议。2006年第二次全国残疾人抽样调查的数据表明，中国孤独症致残的现患率为0.0238%，但考虑到中国缺乏合格的识别诊断孤独症的专业人员，以及对孤独症致残的研究较为落后，该现患率可能低估了实际的孤独症患病率。一项系统性研究估计，我国孤独症患病率为12.8/1万。有研究表明，我国孤独症患病率呈现逐年上升趋势，其中，1996—2005年、2006—2010年、2011—2015年AD的患病率分别为0.09%、0.17%和0.18%。但也有研究认为，2006—2015年ASD和AD患病率大体保持稳定，分别为0.35%、0.18%。

第三节 精神残疾的危险因素和病因学研究

一、常见病因

在整个生命周期中，大部分的精神健康结局是由遗传因素和非遗传因素相互作用相互影响的。虽然导致精神残疾的病因极为复杂，病理生理机制尚不明确，但了解精神障碍的病因非常必要，下文将对导致精神残疾的主要致残疾病——精神分裂症和痴呆症的相关病因学研究进行介绍。

（一）精神分裂症

关于精神分裂症病因尚未明确，发病机制受多种危险因素的影响，包括环境因素和遗传因素。遗传因素被认为在精神分裂症的发展中起着重要作用，精神分裂症的遗传率可达80%。如果父母中有一方患病，遗传给后代的概率是13%。如果父母双方均患病，风险超过20%。流行病学证据表明，环境因素会影响精神分裂症发展。这些环境风险因素可以是生物的、生理的、心理的以及社会的，可能在一个人生命的不同时期（如胎儿期、儿童期、青春期和成年早期）起作用，其中一些因素在个体层面起作用，另一些因素在人群层面起作用。研究发现，某些儿童期和青少年期的危险因素可以预测精神病患者的发病年龄，出生并发症、在冬季或春季分娩、行为异常或运动和语言发育迟缓、暴露于不良生活事件和暴露于药物使用等与精神分裂症患病风险相关。有研究发现，出生并发症和大麻滥用是非家族性精神分裂症患者更早发病的预测因素。然而，神经生物学研究表明，精神分裂症是由多基因多因素所决定的，是基因和环境相互作用的结果。

（二）痴呆症

痴呆症是一组多病异质性疾病，具有特征性神经病和神经化学改变，发病机制尚不明确，下文将对目前最为常见的病因学假说微管相关蛋白Tau异常假说进行介绍。

微管相关蛋白Tau异常假说认为，Tau蛋白具有合成和稳定神经元细胞的作用。对于痴呆症患者，Tau蛋白总量显著增加，且以异常过度磷酸化形式为主。在经历过度磷酸化后，Tau蛋白与微管蛋白的结合力大大下降（仅有正常Tau蛋白结合力的1/10），失去了维持微管稳定的作用，影响了正常轴突的转运，进而发生脑神经退行性病变。

二、危险因素

目前国际上对于社会因素对健康问题的影响已经广泛接受，同样精神健康也不例外。本部分将就精神健康的社会决定因素展开介绍，这对于开展精神健康促进或精神残疾的预防和减少健康不平等具有重要的意义，能够使卫生工作者针对人群精神健康水平提升设计更为有效的干预措施。

与其他慢性病相比，精神健康社会决定因素具有复杂化和多维度等特点。一般来说，精神健康的社会决定因素可分为人口、生物、环境、邻里、经济和社会几类因素。从宏观上看，人口因素涉及社区多样性、社区稳定性和人口密度；环境因素涉及自然灾害、战争/冲突、气候变化和迁移；邻里因素涉及居住社区的物理环境（如建筑环境等）；经济因素涉及社区剥夺、经济不平等，社会因素涉及社区社会资本、社会问题。从微观上看，人口因素涉及年龄、性别和种族因素；生物因素涉及基因、身体健康和生育历史；环境因素涉及创伤等；邻里因素涉及居住社区邻里关系及家庭环境；经济因素则由教育、收入、职业和相对剥夺等构成；社会因素由社会资本和社会支持构成（图7-1）。下文将在介绍相关理论的基础上，就几个重点的社会决定因素进行说明。

（一）社会经济因素

精神疾病研究发展相对缓慢、诊疗水平和卫生资源的配置效率较低，精神疾病及相关残疾人群所面临的健康不平等问题非常突出，社会经济因素对于精神疾病及相关残疾的影

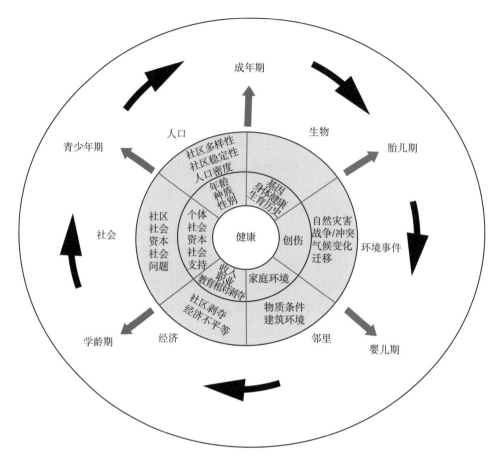

图7-1 精神健康的社会决定因素

响相较于其他慢性疾病将尤其重要。此外，与其他慢性病相比，精神疾病本身会带给患者更多的"病耻感"和"被歧视"，加上精神疾病卫生知识普及度低、患者就诊率普遍偏低等原因，使得精神健康问题的"不平等性"更为复杂。影响精神健康个体层面的社会经济指标包括教育、收入和就业状况。

1. 收入 收入衡量了社会经济状况中的"物质环境"，能够直接或间接地作用于精神健康。收入的提高能够改善个体的工作环境和居住环境，促进个体健康资源的利用和健康服务的获取，从而起到促进健康的作用。

绝对收入理论和相对收入理论分别阐述了收入对健康的作用。绝对收入理论认为，收入的提高有助于改善健康水平，较高收入水平能够获得更好的生活自理和社会服务，在一定程度上影响了他们的生活质量与医疗卫生产品的获得。相对收入理论认为，相对收入水平较低的人群更容易产生情绪压抑和沮丧，并产生相对剥夺感和心理压抑，可能诱发心理压力和焦虑，从而造成低水平的精神健康状况。

"贫困"是衡量经济状况的一个重要指标，是收入较低、物质资源尤为匮乏的状态。

贫困可能通过以下途径影响健康。首先，贫困会给个人、家庭带来巨大的压力。贫困对个体、家庭的影响是持续且长期的。通常，贫困人群居住环境拥挤、卫生条件较差，加之经济受限，加大了个体和家庭的精神压力，对个体精神健康造成不良影响。其次，贫困会导致个体的"社会角色"无法实现。例如，陷入极度贫困的单身母亲，无法给子女创造其所需要的物质生活条件，从而影响到了其实现母亲角色的能力。最后，贫困使得个体遭受"社会排斥"。例如，在消费市场上，由于经济拮据而限制了生活必需品的使用，遭受到"经济"方面的排斥，贫困也会使得个体丧失社会认可，遭受到"文化"方面的排斥，而社会排斥又是导致精神疾病风险的重要原因。

2. 教育　教育代表了一种重要的"自致性社会身份"，是蕴藏于个体"内部"的一种资源——人力资源。"教育"能够帮助个体创造出"其他资源"，是获得高薪收入和高层次职业的"敲门砖"。与其他社会经济状况的指标相比，"受教育程度"是一个相对稳定的指标，在成年期后恒定不变。以教育为指标研究社会经济状况与健康的关系，在一定程度上排除了健康对教育的影响，更多衡量了教育对健康结局单方面的作用。

一方面，教育本身作为"人力资源"的一种，直接作用于精神健康。人们接受教育的过程，是知识、技能、价值和行为习惯累积的过程。随着教育年限上升，个体学习知识的能力会相对提高，受教育程度较高群体的学习效率、阅读写作、分析交流、判断以及创新的能力会相对较高；学校教育还能帮助改善个体的习惯和态度，增强人们的努力程度、自信心、信任、积极主动性；逻辑思维、认知、理性思维能力、解决复杂问题的能力也会随着受教育程度的提高而得到提升。然而，那些教育缺失的人群，容易受到"宿命论"的影响，常变得无助，精神健康水平也会相对较差。另一方面，教育会通过作用于其他社会经济状况指标来间接地影响精神健康。一般来说，受教育程度较高的群体，其收入状况和就业状况都较为良好，在获取社会公共资源方面的能力较强，患病时选择就医的比例较高。此外，也有研究发现，教育水平与较好的生活方式等有关。相反地，有研究认为，教育程度高的群体在遭受负向生命历程事件时，比教育程度低的人群更容易发生抑郁症等健康问题。

衡量受教育程度的极端情况是"文盲"。由于"文盲"在成年期前形成，能够更稳定地衡量社会经济对于成年期健康的作用。"文盲"不具备阅读、写字的能力，获得社会支持的能力较低，拥有的社会资源较少，常伴随着低下的自我认知以及贫瘠的生活状态，容易遭受偏见，被贴上社会"标签"。与"非文盲"相比，"文盲"的职业层次和收入都较低，更容易暴露在负向事件下，整个生命历程中负向事件的累积暴露越大，患精神疾病的风险越高。

3. 就业　就业状况在一定程度上体现了个人权利的获得，与卫生健康服务、教育和良好生存环境的获取关系紧密。就业状况是衡量社会经济状况的重要指标之一，在一定程度上反映了"社会地位"。较高职业地位人群拥有良好的社会关系网络，具有较强的应对压力能力和较少的不良行为方式。当然，也有研究认为，较为自由的职业人群由于自我调节能力较差，心理健康状况往往表现不佳。

"失业"是"就业状况"中最为特殊的状态，失业群体社会经济状况差且收入较低，属于多重的社会弱势（social disadvantage），以失业状况为研究对象，能够较好地衡量低社会经济状况与"脆弱人群"（vulnerable populations）健康的关系。通常来讲，失业人群健康状况较差，具体原因如下。

第一，失业人群会遭受社会排斥。由于失业人群无法通过就业途径实现自身的价值，个体及其家庭成员的身份地位都会受到影响，社会工作网络体系也会随之断裂，导致其罹患精神疾病的风险上升。失业人群也常被排除在福利制度之外，现有的社会保险制度只能在一定时期内给失业者提供基本保障，长期失业和未缴纳过失业保险的人群会被社会保险制度完全排斥在外，成为极其脆弱的群体，一旦遭遇疾病或伤害，承受能力会很差。第二，失业群体会陷入"社会剥夺"中。由于被排斥在营利性工作之外，失业群体成为最容易陷入"贫困"的人群。失业群体除了面临物质资料被剥夺，还面临着自尊、尊严和自我认同被剥夺，这必将会产生心理失衡和心理压力，乃至引发其他健康问题。健康的人格和个体的情感发展都是在家庭和社会参与中充实自身而形成的；在失业期间，失业群体被剥夺了"就业"促进精神健康的优势条件，如有组织的生活、共同的经历、社会交往、集体目标、社会地位和活动。同时社会参与程度降低，个体的自尊心受到影响，导致焦虑和自我怀疑，对精神健康产生不良影响。第三，失业人群的不良健康行为风险远高于就业者，失业人群更趋向于过度饮食、酗酒、大量抽烟和缺乏锻炼，从而影响精神健康。

（二）社会资本

20世纪90年代，罗伯特·普特南提出了社会资本的概念，为社会环境影响健康提供了解释路径。社会资本测量包含认知、结构、归属、桥接和链接五大方面。其中，认知是指对社会关系质量的知觉，结构是指社会关系的数量，归属是相似地位个体间的链接，桥接是不同地位个体之间的链接，链接指不同权力水平的链接。

有证据显示，社区水平的社会资本对于同一个社区中不同人群的影响有差异。丰富的社会资本对社会经济地位较低人群的精神健康水平提升有显著影响，但是对于社会经济地位较高人群的影响作用却不显著。原因可能是由于社会资本可以帮助弱势群体缓解导致精神疾病的压力，而非弱势群体能够寻求并依靠的方法较为多元。因此，在预防弱势群体精神疾病及相关残疾时，可以将社会资本作为干预目标。

（三）区域环境因素

精神疾病的健康不平等性是多维的，不仅表现在个体层面上，也表现在区域水平上；不仅体现在单一层次上，也体现在多重维度上。研究发现，区域水平的环境结构（如社会剥夺）对精神疾病患病风险的影响，会随着个体自身社会经济状况的变化而不同，如富裕地区生活的"穷人"罹患精神分裂症风险高于贫困地区的"穷人"。

随着社会经济和人口健康转型，区域发展差异和个体精神健康的关系越来越得到西方学者的关注。有关区域社会经济状况对个体精神健康的研究，最早可追溯到1939年。有研究者对芝加哥精神疾病住院治疗风险在区域上的差异进行了研究，首次发现精神障碍在贫困区域（deprived areas）有较高的患病率。20世纪70—80年代，英国开始涌现出一批关于精神健康区域社会经济状况差异的研究。该系列研究围绕城市环境与精神疾病展开，发现了精神疾病城市区域的聚集效应，但由于资料和技术的缺乏，并没有系统性地分层对社会经济关系进行探讨，存在生态学谬误。

随着统计技术的发展和理论研究的进步，开始出现一批关于多层次社会经济状况与精神健康的研究。关于区域层次经济水平与健康关联关系研究结果有不同的观点，有研究发现，区域富裕程度与人群幸福感和健康状况存在较强的正向关系。有研究认为，地区失业率的上升，会导致人群"相对剥夺感"的上升，使人更倾向于暴力，降低了社会规范和制度对社会成员的约束力，降低了社会凝聚力。

关于区域环境因素如何作用于精神健康，有以下几种观点。

1. 整合资源模型（collective resources model）　通过整合区域资源来作用于个体健康。社会经济状况越好，区域整合资源的效率越高。一方面，社会经济状况较好的区域拥有高品质服务设施、财富、就业机会和社会支持等资源，能够促进个体健康水平的提高；另一方面，其居住人群暴露在不良环境下的可能性较低，人群拥有更为健康的生活方式和健康行为。此外，该模型指出，社会经济状况较差的个体，缺乏获取健康促进资源的能力，对于区域资源服务的依赖会更大，因此，区域社会经济状况对于促进社会经济状况较差个体健康水平的提高影响更强。

2. 双重危险假设（double jeopardy hypothesis）　健康危险因素有双重来源，一方面是个体资源的限制，另一方面是居住区域的资源限制。该理论认为，社会经济状况较差人群的健康水平会随着居住区域社会经济状况的降低而恶化，即居住在社会经济状况较差区域的"穷人"的健康水平，要比居住在社会经济状况较好人群的"穷人"更差。

3. 根本原因理论（theory of fundamental causes）　区域社会经济状况是个体社会经济状况与健康之间的调节因素。大多数社会经济状况较好的人群更倾向于居住在社会经济状况较好的区域，所以，这部分人群更容易利用区域的社会经济资源。但是，并非所有社会经济状况较好人群都居住在社会经济状况较优越的区域，部分居住在社会经济状况较差区域的"富人"，仍然具备获取物质资源和健康资源的能力。因此，该理论认为，区域社会经济状况对社会经济状况较好的人群影响较小，对社会经济状况较差人群的影响较大。

4. 当地社会不平等模型（local social inequality model）　个体社会经济状况与区域社会经济状况的"相对不平等"会交互作用于健康状况。生活在富裕区域贫困人群的健康状况比贫困区域的贫困人群要差。与贫困区域的贫困人群相比，生活在富裕区域贫困人群社会融入较差，与邻居攀比等导致的"非健康"作用都会对健康不利。社会经济状况好的区域有更多的资源，处在这些区域的低收入群体，比处于社会经济状况较差的区域医疗服务可得性好，社区经济状况平衡了低收入群体在获取资源上的不平等性。

（四）环境事件

环境事件通常指在社会发展进程中影响范围大、影响程度深的事件，常由自然灾害、战争与冲突、重大公共卫生事件和重大社会变迁等构成。关键期暴露于环境事件会增加精神疾病及相关残疾的风险。健康差距"压力过程"模型等也阐释了消极生活事件、经济困境等与精神疾病之间的关系。

第四节 精神残疾的预防控制与康复

一、精神残疾的预防控制

（一）一级预防

一级预防是最积极、最主动的预防，是预防、控制和降低精神疾病及相关残损的根本措施，能为政策制定者和医疗卫生从业者提供普遍的、有选择性的和指示性的疾病干预措施。一般来说，可以分为全人群一级预防策略和高危人群一级预防策略。

1. 全人群预防策略　服务对象是整体人群，通常采用增加社会支持、改善健康行为、开展健康教育等普适性的预防措施提升全体人群的精神健康。第一，改善健康行为。证据显示，有氧运动、太极拳等锻炼行为对于改善人群精神健康具有重要作用，能够提高人群的生活满意度，降低抑郁症状。第二，增加社会支持。研究发现，开展社交活动，对于促进人群精神健康具有重要作用，并且对老年女性的作用更大。社交活动能够增加人群的社会支持，显著减少人群的孤独感和抑郁症患病风险。第三，防止虐待。实施照护人员及机构的监督策略及社区支持策略，对于降低人群受虐风险具有重要作用。照护人员策略包括减压服务、护理教育等措施；照护机构策略包括改善疗养院条件、开通虐待老人举报热线和开展长期护理专业人员培训等；社区支持策略则包括开展社区援助和社会活动等，使人群能够在必要时自述问题以及获得援助。

2. 高危人群预防策略　服务对象是精神疾患高风险人群，通常以高风险人群为目标进行干预，针对罹患精神疾病风险明显高于平均水平的个体或人群开展干预，选择性预防更具针对性，通常采用慢性病管理、经济支持、改善暴露环境等手段。对人群而言，慢性病患者、社会经济地位较低、有战争创伤或生活在社区冲突地区的人群，都是选择性预防的目标人群。第一，加强慢性病管理。开展慢性病预后管理和宣传教育，对改善抑郁症具有积极作用。研究发现，通过他汀类药物治疗高胆固醇血症，对预防或推迟痴呆症发生具有显著影响；利用助听器改善听力损失，能显著增加人群社会参与，对改善认知功能、降低抑郁症状风险具有重要作用。第二，提供经济支持。研究发现，向有战争创伤经历或居住在社区冲突的人群提供经济支持，能够显著降低抑郁症的发病风险。第三，改善暴露环境。研究显示，减少环境中神经毒素的暴露，能够起到预防或延迟痴呆症发病的效果；通过颁布对高速公路限速、佩戴防撞头盔和安全带的法规预防生命早期的颅脑创伤，对于降低外伤所致痴呆症具有重要作用。

（二）二级预防

二级预防通过对可诊断疾病的早期发现和治疗，降低人群中已确诊残疾的流行率，对于患者疾病预后、控制疾病发展具有重要意义。由于精神疾病病因学研究较为局限，一级预防的工作常难以开展，难以针对特定危险因素进行预防，二级预防对精神疾病预后非常重要。下文从早发现、早诊断、早治疗三个方面对精神残疾的二级预防进行阐述。

1. 早发现　早发现的关键策略之一，是提高人群及其家属的精神疾病知晓率。

从政府层面来看，普及宣传精神疾病知识，有利于在早期预防精神疾病。全球多个国家将痴呆症的早期评估和诊断纳入国家政策中。例如，爱尔兰的《爱尔兰提升痴呆症人群服务倡议》和丹麦《国家痴呆行动计划》强调痴呆症早期诊断的重要性。我国出台的多份文件均提到了老年精神疾患的二级预防问题，例如《中国精神卫生工作规划（2012—2015年）》强调精神疾病预防中"早发现"和"早治疗"的重要性，并重点强调了老年期痴呆症。

从社区层面来看，以社区为依托，是二级预防实施的重要手段。基层卫生服务机构是疾病防控体系的网底，在疾病防控中起到了关键作用。若能将老年期精神疾病及相关残疾的早期识别纳入社区卫生服务，对于二级预防的顺利开展具有重要作用。证据表明，对人群开展以社区单元为基础的二级预防服务，如老年家庭评估和社会服务，对于降低抑郁风险以及提高人群的生活满意度具有重要作用。此外，基于社区卫生服务开展定期精神疾病筛查，对于识别精神疾病危险因素及相关因素、提高居民精神疾病早期自我识别能力具有重要作用。

2. 早诊断　早诊断中最为重要的是缩短精神疾病治疗前期，以及确立有效的精神疾病诊断标准。首先，缩短精神疾病治疗前期（the duration of untreated psychosis，DUP），精神疾病治疗前期间是指精神病患者自起病到开始治疗的时间间隔，精神疾病治疗前期间较长的精神病患者转归较差。对于精神疾病疑似人群，应及时就诊，以最大限度缩短精神疾病治疗前期，从而降低精神疾病所导致的功能损伤，从而使患者拥有较好的社会功能。证据显示，病前身体功能较差、社会支持水平低下、社会经济地位较低的群体，其精神疾病治疗前期间较长，转归较差。丹麦的一项精神病早期治疗及干预研究（tidlig intervention in psychosis，TIPS）显示，面向公众、学校和全科医生，开展关于"首发精神病症状识别和治疗"的强化教育，对于缩减精神疾病治疗前期间具有重要作用。缩短DUP并给予有效的干预治疗可以延缓异常病理和生理过程，从而纠正功能缺陷。其次，确立有效的精神疾病前期诊断标准。对于精神性疾病，较为著名的诊断标准有美国的危险因素识别、管理和教育机构（PRIME）制定的精神疾病风险症状量表（SIPS），以及澳大利亚个人与危机评估机构（PACE）制定的危险精神状态综合评估量表（comprehensive assessment of at risk mental states，CAARMS），通常用于精神疾病风险综合征或精神超高危期症状等前驱期症状的识别。对于痴呆症，常用的临床诊断标准有精神疾病诊断与统计手册（DSM）、美国国立神经病、语言交流障碍和卒中研究所——老年性痴呆及相关疾病学会（NINCDS-ADRDA）诊断标准、国际疾病分类（ICD）、Alzheimer病诊断-治疗中心（AD-DTC）诊断标准等。常用的诊断工具包括剑桥认知检查表（CAMCOG）、痴呆问卷（DQ）、老年精神状况量表（GMS）及其机器计算机诊断系统（AGECAT）以及社区痴呆筛查表（CSI-D）。

3. 早治疗　早治疗是指针对精神疾病的前驱期症状进行及时有效的治疗，尽可能缩短住院时间，使患者尽早返回家庭和社会。早治疗可以使精神疾病所致功能损伤降低，自伤可能性降低，从而使患者拥有较好的社会功能。通常在早期治疗后，即使精神疾病发作也能够及时地被识别和治疗，治疗的依从性和疗效会更好，康复也会更快。早期治疗常用的方法包括药物干预、病因治疗、营养补充剂、心理干预等。通常使用抗精神病药物、新型抗抑郁药等进行药物干预；使用甘氨酸等营养补充剂进行营养干预；利用认知行为疗法、基于需要的干预（needs-based intervention）、认知促进治疗（CST）、强化治疗、家庭干预等进行心理干预；使用分泌酶抑制剂、免疫治疗、基因治疗和RNA干扰等手段进行病因治疗。此外，也有采用穴位激光照射、针灸和中药等方式的中医治疗。

（三）三级预防

精神残疾三级预防策略是指在残疾发生后积极康复，采取各种措施减轻、限制精神残疾继续发展，以改善功能状况并提升社会参与。研究表明，即使是严重程度较高的重性精神疾病，也能够通过持续积极的治疗来延缓病情的恶化，通过持续的社区护理达到促进功能改善并提升社会参与的效果。通常来说，三级预防模式可分为机构导向型康复、社区导向型康复、居家导向型康复。

第一，机构导向型康复。机构康复手段主要包括外源性药物干预（包括抗精神病药物、认知增强剂、营养补充剂等）、行为干预（包括有氧运动及锻炼、正念冥想、睡眠卫生、参与社交和认知刺激等）和物理治疗（包括重复经颅磁刺激、经颅直流电刺激和低强度聚焦超声波等）。

第二，社区导向型康复。精神疾病病程较长，通常"看病在医院，康复在社区"。在我国，近90%的患者经住院治疗后，均会回到社区生活。以社区为基础的康复服务，对于患者回归社会、改善社会功能尤为重要。目前，常用的社区导向型康复模式是主动式社区干预模式。该模式以患者为中心，以康复为导向，开展多学科服务团队共同合作的社区康复，主要针对患者的功能缺陷、资源利用能力以及社区生活等方面，采用因人而异的社区治疗计划，以增强患者的社会生活适应。服务内容包括处方药物及药物知识科普、药物管理、个别心理支持性治疗、危机干预、起居生活的援助、经费管理的协助、躯体健康关心、职业介绍及培训、家庭关系协调及回归社会指导等。然而，干预模式标准和干预时长对康复效果产生重要影响。

第三，家庭导向型康复。居家康复重点包括依从性干预、危机干预和社会功能干预。由于精神疾病病程长、患者知识缺乏和家庭经济状况低下等原因，使得居家的患者存在依从性降低，出现自行减药、停药的问题，从而引起疾病复发。研究发现，对患者和照护者开展系统性健康教育，可提高患者的服药依从性，对病情巩固和稳定具有积极效果。然而，目前因居家康复缺乏系统化和规范化，患者本人和家庭成员对疾病知识缺乏认识且面临经济困难，患者病情常出现反复或加重。

二、精神疾病及相关残疾防治康复情况

在中国，精神疾病患病水平不断攀升，但精神卫生资源却面临缺口巨大、配置不均衡的问题。由于历史原因，中国精神健康的医疗卫生水平的发展还处在较低水平。

1991年，《全国精神病防治康复工作"八五"实施方案》制定了"社会化、综合性、开放式"的精神疾病防治康复工作模式。目前，我国精神病防治康复工作已走过最初经验总结的阶段，探索出一套综合性防治措施的工作模式，并取得显著成效。精神病防治康复工作系统是以精神病院、综合医院精神科为骨干，社区为基础，家庭为依托所构建的模式，由"精防"康复领导小组协调和组织本地区精神病防治康复工作，由全国精防技术指导组承担社区精神病防治康复的技术指导和人员培训。其中，医疗机构针对患者病情，提出了相应的治疗方案，开展社区和家庭的深入指导及相关院外服务；社区则负责患者建档立卡和调查摸底，积极开展社区的精神疾病防治康复服务。

但是，当前现有精神疾病及相关残疾防治康复体系存在不足。防控工作存在区域不平衡、尚未建立多部门参与的防控体系等问题，防治康复效果还有待提升。此外，当前预防措施较为传统，防控效果不佳；防控重点集中在社会危害性较大的重性精神疾病的救治，缺少专门针对人群的预防策略，对于痴呆症、抑郁症等其他老年期精神疾病的系统性防治模式仍处于探索阶段，在应对人口老龄化背景下精神疾患防控工作面临重大挑战。此外，当前社区防控模式把重点集中在病损后的治疗与康复，一级预防措施较为单一，缺乏选择性和指针性的预防措施，并且缺少以循证医学为基础的干预手段。

第五节　我国精神残疾的流行病学研究证据和应用

一、我国研究现况简述

我国经历了快速的社会经济和健康转型，在较短的时间内发生了巨大的变化。虽然，人民生活水平和国民素质都有了极大的提高，但是，伴随人均期望寿命提高和健康水平改善的同时，依旧面临着"健康不平等"的巨大挑战。自改革开放以来，人均期望寿命由1981年的67.9岁提高到了2017年76.7岁，但是，社会经济和城镇化迅猛发展的背后，却隐藏了城乡二元化和省际发展不平衡、省际内部异质性等突出问题。日趋严峻的区域人口"不平等"给人口健康带来了严重的地区和人群差异问题。第六次人口普查数据显示，北京、上海等发达地区的人口平均期望寿命已超过80岁，然而，云南、西藏等不发达地区的人口平均期望寿命却不足70岁。

对于卫生资源极为匮乏且资源配置不均衡、不充分的地区来说，"精神健康不平等"则更为复杂严重，成为阻碍人口健康水平提高的重点、难点。处在社会转型和健康转变关键时期的中国，防控精神健康问题面临着精神卫生资源配置不均衡不充分、科学研究进展缓慢、大规模长跨度人群证据缺乏等挑战。

首先，我国精神疾病患病水平不断攀升，精神卫生资源面临缺口巨大、配置不均衡的问题。WHO指出，精神疾病负担已成为中国最主要疾病负担之一。然而，由于历史原因，中国精神健康的医疗卫生工作却处在较低发展水平。面对逐渐上升的精神疾病负担，中国的精神卫生资源面临着巨大的需求缺口。数据显示，精神卫生人力和财政资源的投入不足全国财政预算医疗卫生支出的1%，每10万人仅拥有1.7位精神科医生。一项研究的数据显示，2008年，癫痫病年卫生费用直接投入为483美元，远低于人年均收入（农村697美元，城镇2309美元）。

其次，关于中国人群精神健康问题的科学研究进展缓慢，阻碍了精神卫生工作的协调开展。在中华人民共和国成立早期，我国关于精神健康的研究是极为粗略且不科学的，随着遗传学研究、诊断方法研究的不断发展，精神疾病研究才步入了一个较为科学的轨道，但大多数有关疾病风险因素的研究，仍停留在临床阶段，有待进一步深入。虽然，中国学者已开始关注精神健康不平等、社会风险因素发挥关键作用等问题，但是研究进展仍然缓慢，并且研究层次单一，多数忽视了精神健康风险复杂且多维化的特惠，忽略了精神健康不平等与区域不平衡不充分发展之间的矛盾以及"精神健康不平等"在不同社会发展阶段和不同区域环境的差异。

最后，中国人群大规模、长跨度的全国性数据缺乏。有效全国性数据的缺位是导致上述科研进展缓慢的根本性原因，特别是长期大跨度精神疾患数据的缺位，难以给精神卫生工作的开展提供全面有效的科学证据。目前我国关于精神健康的研究数据主要来源还是临床，可用于分析研究的数据较少。虽然，我国拥有较大规模人群覆盖的精神疾患登记数据，但由于登记制度的目的主要是社会管理，从而带来数据不全等问题。建国早期，一些省市开展了精神疾病患病率调查，但因调查方法和诊断标准不一致，调查结果难以比较。直到20世纪80年代，中国精神健康的调查方法和诊断标准才逐步完善。1982年，我国开展了首次全国性精神健康调查，虽然，部分地区开展了相关的调查研究，但因为测量标准和调查方法存在差异，数据难以进行比较。之后1993年、2005年和2012年都开展了全国代表性的精神障碍现况专项调查。

二、我国精神残疾的流行病学研究证据及应用

我国于1987年和2006年开展了两次全国残疾人抽样调查，其中对精神残疾及其致病因素进行了较为系统的测量。根据1987和2006年两次抽样调查数据显示，我国1987年和2006年精神残疾的现患率分别为2‰和6‰，平均每年上升13.3%。1987—2006年，精神残疾患病率翻了3倍。第二次抽样调查数据显示，我国成年人中大约有800万人患有精神残疾，其中，精神残疾现患率为8.14‰。此外，基于人群的流行病学调查结果表明，我国不同地区1987—2012年人群精神残疾的现患率在1.88‰～10.12‰不等。基于两次全国残疾人群抽样调查所开展病残转归的流行病学研究显示，我国重大精神疾病患残率分别为：孤独症致残（0.238‰），心境障碍致残（0.366‰），精神分裂症致残（0.41‰）和老年人群痴呆症致残（4.64‰）。

（一）社会决定因素

我国研究团队还针对精神疾病及相关残疾的社会决定因素开展了一系列的研究。例如，从环境结构视角展开研究，发现区域水平上收入等社会经济因素不平等的扩大，会增加人群的残疾风险，并且发现区域水平和个体水平上社会经济地位及其不平等程度会交互作用于精神分裂症的患残风险：区域收入不平等程度增加对于高收入人群患残风险关联强度增加；"优势地区"居住的"弱势人群"罹患精神分裂症风险要高于"弱势地区"的"弱势人群"。此外，发现教育与主城区和郊区人群精神残疾关联关系有差异：在主城区中，"教育—精神分裂症患残风险"呈现倒U型趋势，而在郊区呈现递减趋势。

（二）自然环境和环境事件

从自然环境因素方面开展研究发现，环境污染、气候、绿地等因素均与精神残疾患残风险有显著关联。绿色空间、绿色程度及可及性与我国城镇老年人精神残疾水平与等级存在显著性的关联，居住绿色空间的老年人，精神残疾风险较低，并且罹患重度精神残疾的风险也较低；绿色空间可得性较好的老年人，精神残疾风险也较低。我国中老年人群证据

表明，室内空气污染与人群罹患认知障碍风险相关联。首次在中国人群中证明了该关联关系的人群差异，发现女性、受教育程度较低、老年群体及心脑血管疾病患者是应对室内空气污染"脆弱性"群体。提示推广使用清洁燃料能够对保护人群的认知功能起到积极促进作用。此外，首次用我国人群证据证明了出生季节与老年人群罹患痴呆症致残风险的相关性，发现冬季出生老年人群罹患痴呆症致残的风险较夏季出生人群低，并且发现该关联关系在城市和北部地区居住人群中更为显著。研究结果提示出生地区域环境和气候环境暴露对于生命后期健康有重要影响。

（罗雅楠　刘菊芬）

思考题

1. 精神残疾常见的测量方式有什么？
2. 精神残疾常见的社会决定因素有哪些？
3. 精神残疾的预防康复的特点有什么？

参 考 文 献

［1］薄绍晔. 中国精神病防治康复工作现状、问题及对策［J］. 中国康复理论与实践，2004（4）：195-197.

［2］黄悦勤. 我国精神障碍流行病学研究现状［J］. 中国预防医学杂志，2008（5）：445-446.

［3］石慧峰，张敬旭，张嵘，等. 中国0～6岁儿童孤独症谱系障碍患病率的meta分析［J］. 北京大学学报（医学版），2017，49（5）：798-806.

［4］曾群，魏雁滨. 失业与社会排斥：一个分析框架［J］. 社会学研究，2004（3）：11-20.

［5］翟金国，赵靖平，陈敏，等. 精神障碍的疾病负担［J］. 中国医药指南，2012，10（21）：60-63.

［6］张红英. 青海省精神病患者社区康复工作思考［J］. 天津护理，2008，86（4）：229-230.

［7］郑晓瑛，何平，郭超，等. 重大社会环境事件与人口健康的实证分析和思考——事件人口学在我国的创建和完善发展［J］. 人口与发展，2021，27（1）：25-35.

［8］AYALA L，MARTINEZ R，RUIZ-HUERTA J. Institutional determinants of the unemployment-earnings inequality trade-off［J］. Applied Economics，2002，34（2）：179-195.

［9］BARON-COHEN S，SCOTT FJ，ALLISON C，et al. Prevalence of autism-spectrum conditions：UK school-based population study［J］. Br J Psychiatry. 2009，194（6）：500-509.

［10］BAXTER AJ，BRUGHA TS，ERSKINE HE，et al. The epidemiology and global burden of autism spectrum disorders［J］. Psychological Medicine，2015，45（3）：601-613.

［11］BAXTER AJ，CHARLSON FJ，CHENG HG，et al. Prevalence of mental，neurological，and substance use disorders in China and India：a systematic analysis［J］. Lancet Psychiatry，2016，3（9）：832-841

［12］BELLE D. Poverty and women's mental health［J］. American Psychologist，1990，45（3）：385-389.

［13］BJELLAND I，KROKSTAD S，MYKLETUN A，et al. Does a higher educational level protect against anxiety and depression？The HUNT study［J］. Soc Sci Med，2008，66（6）：1334-1345.

［14］BLAZER DG，KESSLER RC，McGONAGLE KA，et al. The prevalence and distribution of major depression in a national community sample: the National Comorbidity Survey [J]. American Journal of Psychiatry, 1994, 151 (7): 979.

[15] CHIEN IC, CHOU Y-J, LIN C-H, et al. Prevalence and incidence of schizophrenia among national health insurance enrollees in Taiwan, 1996-2001 [J]. Psychiatry Clin Neurosci, 2004, 58 (6): 611-618.

[16] DING RX, HE P, SONG XM, et al. Season of birth and dementia: Findings from Chinese elderly based on a nationwide data [J]. Am J Hum Biol, 2020, 32 (2): e23319.

[17] DUNLOP DD, SONG J, LYONS JS, et al. Racial/ethnic differences in rates of depression among preretirement adults [J]. American Journal of Public Health, 2003, 93 (11): 1945-1952.

[18] FREEDMAN R. Schizophrenia [J]. N Engl J Med, 2003, 1 (349): 1738-1749.

[19] FERRARI AJ, CHARLSON FJ, NORMAN RE, et al. Burden of Depressive Disorders by Country, Sex, Age, and Year: Findings from the Global Burden of Disease Study 2010 [J]. PLoS Med, 2013, 10 (11): e1001547.

[20] GALOBARDES B, LYNCH J, SMITH GD. Measuring socioeconomic position in health research [J]. Br Med Bull, 2007, 81-82: 21-37.

[21] INSEL TR. Rethinking schizophrenia [J]. Nature, 2010, 468 (7321): 187-193.

[22] JABLENSKY A. Epidemiology of schizophrenia: the global burden of disease and disability [J]. European Archives of Psychiatry & Clinical Neuroscience, 2000, 250 (6): 274-285.

[23] JANOUTOVÁ J, JANÁCKOVÁ P, SERÝ O, et al. Epidemiology and risk factors of schizophrenia [J]. Neuro Endocrinol Lett, 2016, 37 (1): 1-8.

[24] KHAIMAN C, ONNUAM K, PHOTCHANAKAEW S. Risk factors for autism spectrum disorder in the Thai population [J]. Eur J Pediatr, 2015, 174 (10): 1365-1372.

[25] KLEIN-HESSELINK DJ, SPRUIT IP. The contribution of unemployment to socioeconomic health differences [J]. Int J Epidemiol, 1992, 21 (2): 329-337.

[26] KINGSTON PW, HUBBARD R, LAPP B, et al. Why Education Matters [J]. Sociology of Education, 2003, 76 (1): 53-70.

[27] MIROWSKY J, ROSS CE. Education, Learned Effectiveness and Health [J]. London Review of Education, 2005, 3 (3): 205-220.

[28] MOJTABAI R, OLFSON M. Major depression in community-dwelling middle-aged and older adults: prevalence and 2- and 4-year follow-up symptoms [J]. Psychological Medicine, 2004, 34 (4): 623-634.

[29] OHAYON MM, PRIEST RG, GUILLEMINAULT C, et al. Guilleminault and M. Caulet. The prevalence of depressive disorders in the United Kingdom [J]. Biological Psychiatry, 1999, 45 (3): 300-307.

[30] ROSS CE, BIRD CE. Sex Stratification and Health Lifestyle: Consequences for Men's and Women's Perceived Health [J]. J Health Soc Behav, 1994, 35 (2): 161-178.

[31] SAHA S, CHANT D, WELHAM J, et al. A systematic review of the prevalence of schizophrenia [J]. Plos Medicine, 2005, 2 (5): e141.

[32] STAFFORD M, MARMOT M. Neighbourhood deprivation and health: does it affect us all equally? [J]. International Journal of Epidemiology, 2003, 32 (3): 357-366.

［33］STENNER M，JECKER P，GOUVERIS H，et al. Treatment of sensorineural hearing loss in acute viral otitis media with intratympanic dexamethasone and hyaluronic acid in comparison with intravenous therapy［J］. Laryngorhinootologie，2006，85（1）：32-37.

［34］SUBRAMANIAN SV，KAWACHI I. Income Inequality and Health：What Have We Learned So Far？［J］Epidemiologic Review，2004，26（1）：78.

［35］SUN X，ALLISON C，AUYEUNG B，et al. Parental concerns，socioeconomic status，and the risk of autism spectrum conditions in a population-based study［J］. Res Dev Disabil，2014，35（12）：3678-3688.

［36］THOBABEN M. Mental health：a report of the Surgeon General［J］. Home Care Provider，2000，5（3）：86-87.

［37］WANG JY，LLOYD-EVANS B，GIACCO D，et al. Social isolation in mental health：a conceptual and methodological review［J］. Soc Psychiatry Psychiatr Epidemiol，2017，52（12）：1451-1461.

［38］WILKINSON RG. Socioeconomic Determinants of Health：Health Inequalities：Relative or Absolute Material Standards？［J］. BMJ，1997，314（7080）：591.

［39］YEN IR，MICHAEL YL，PERDUE L. Neighborhood environment in studies of health of older adults：a systematic review［J］. Am J Prev Med，2009，37（5）：455-463.

第八章

听力残疾和言语残疾流行病学

听力残疾和言语残疾是各种原因导致的不同程度的听力和言语障碍，是较为常见的残疾类型。因诊断和分级标准的不同，听力残疾和言语残疾的患病率在不同地区和调查之间有着明显的差异。第二次全国残疾人抽样调查显示，我国听力残疾和言语残疾人群已达2800万和700万，规模庞大。基因或染色体异常、围产期感染及疾病、疾病因素、药物因素、环境噪声、年龄老化等为听力残疾的主要致残原因。言语残疾致病原因则主要包括听力障碍、遗传及出生缺陷、疾病、发育障碍、意外伤害及中毒等。随着全球老龄化的日益加剧，听力残疾和言语残疾人口规模持续增加，患者的交流和社会参与功能普遍受到严重的影响。因此，应从病因学角度，积极采取措施进行预防和干预，减少听力和言语残疾的发生、降低致残程度、缓解听力和言语残疾带来的家庭和社会负担。

第一节 概　　述

一、听力残疾的定义和诊断标准

（一）听觉与听力障碍

听觉是在声波作用下产生的对声音特性的感觉，是人最基本的感觉功能。人的听觉系统由外耳、中耳、内耳及听神经和听觉中枢共同组成。物体振动发出的声波经由空气传入外耳道引起鼓膜振动，再通过听骨链传导至内耳。内耳耳蜗内的毛细胞感受到振动刺激后产生神经冲动，将机械振动信号转化为神经电信号，经听觉神经传导至丘脑后内侧膝状体，交换神经元后进入大脑皮层听区（颞上回），产生听觉。

听力障碍是各种原因导致的听力损失。根据病变部位可将听力障碍划分为三类：传导性听力障碍、感音神经性听力障碍和混合性听力障碍。其中，传导性听力障碍是由外耳或中耳的声音传导路径病变引起。而感音神经性听力障碍则是由耳蜗、听神经、听觉中枢的病变引起，这些病变会造成声音信号不能正常转变为神经冲动，或神经冲动不能被正常的传递或处理，继而导致听力损失。听力残疾（hearing disability）这一术语首见于我国1987年开展的首次全国残疾人抽样调查。在2006年的第二次全国残疾人抽样调查中，听力残疾被定义为由于各种原因导致双耳不同程度的永久性听力障碍，听不到或听不清周围环境声或言语声，以致影响日常生活和社会参与。

（二）诊断与分级标准

听力测试是听力残疾诊断的主要方式，包括主观测试和客观测试。主观测试要求受试者在听到给定的声音后做出反应或应答，包括纯音测听和言语测听等。纯音测听多针对儿童，包括有游戏测听、听性反应测听、视觉强化测听等。客观测试是通过记录被试者脑干或大脑皮层的听觉电位来进行测听，因此，并不需要被试者做出主观反应。客观听力测试包括听觉脑干诱发电位（auditory brain stem response，ABR）、耳声发射（otoacoustic emissions，OAE）、声导抗测试（acoustic immittance measurement）、多频稳态诱发电位等。

听阈（hearing threshold），即最小可听强度，是反映人感知声音大小能力的主要指标。声音强度的常用单位是分贝（decibel，dB）。为了便于测量，国际上统一采用听力级分贝数（dB HL）计量人的听阈。听力级分贝数以正常听力青年人群的声压级平均听阈作为标准（0dB HL）测量人的听阈。平均听阈是进行听力残疾诊断的主要依据。各个国家和组织对听力障碍（听力残疾）的诊断标准并不统一，主要差异表现在听力测试选用的频率、听力障碍程度的分级方法。

1996年，欧盟（European Union，EU）颁布了听力障碍诊断标准。这一标准根据较好耳在0.5kHz、1kHz、2kHz、4kHz四个频率的平均纯音听阈将听力障碍划分为轻度、中度、重度、极重度四级。英国听力学会（British Audiology Society，BAS）1988年制定的听力障碍诊断标准采用了0.25kHz、0.5kHz、1kHz、2kHz、4kHz五个频率的平均纯音测试听阈，也将听力障碍划分为四个等级。1997年，WHO修订并颁布了听力障碍诊断标准，依据较好耳0.5kHz、1kHz、2kHz、4kHz四个频率的纯音测试平均听阈将听力障碍划分为轻度、中度、重度、极重度四个等级，当较好耳的平均听阈大于35dB HL，即为致残性听力障碍。WHO同时也定义了成年（≥15岁）和儿童（<15岁）听力残疾。四个频率纯音测试的永久性非助听听阈平均值≥41dB HL即为成年听力残疾。四个频率的永久性非助听听阈平均值≥31dB HL即为儿童听力残疾（表8-1）。

表8-1　EU、BAS及WHO听力障碍分级标准

组织机构	平均听阈（dB HL）				
	正常	轻度	中度	重度	极重度
EU	≤20	21～39	40～69	70～94	≥95
BAS	<20	20～40	41～70	71～95	>95
WHO	≤25	26～40	41～60	61～80	≥81

　　我国于1987年和2006年分别开展了第一次和第二次全国残疾人抽样调查。这两次调查制定、颁布的听力残疾评定标准也存在较大的差异。1987年调查的标准采用较好耳0.5、1、2kHz三个频率进行听力测试并计算平均听阈。2006年调查则在此三个频率基础上增加了4kHz。两次调查所采用的分级阈值和命名也有所不同（表8-2）。2011年，我国颁布了《残疾人残疾分类和分级》国家标准（GB/T 26341—2010），正式将第二次全国残疾人抽样调查采用的听力残疾的定义、分级标准确立为国家标准。

表8-2　1987年和2006年两次全国残疾人抽样调查听力残疾分级标准比较

1987年			2006年		
类别	分级	平均听阈/dB HL	类别	分级	平均听阈/dB HL
聋	一级	≥91	听力残疾	一级	≥91
	二级	71～90		二级	81～90
重听	一级	56～70		三级	61～80
	二级	41～55		四级	41～60

　　目前，全球各国家、组织之间听力障碍（听力残疾）的评定方法和分级标准并不统一。不同标准间存在较大差异。因此，在分析、比较不同听力障碍（听力残疾）调查结果时，首先应了解并加以区分各个调查中听力障碍的定义、评定方法和分级标准。

二、言语残疾的定义和诊断标准

（一）言语残疾的定义和分型

　　言语残疾是指3岁以上人群由于各种原因导致的不同程度的言语障碍，经治疗1年以上不愈或病程超过2年不能或难以进行正常的言语交往活动，以致影响其日常生活和社会参与。

　　2006年第二次全国残疾人抽样调查根据《国际功能、残疾和健康分类》（ICF）中对言

语障碍的描述，同时参考国际上标准的言语障碍分类确定了言语残疾的七个分型。①失语症：指由于大脑言语中枢及相关部分损伤所导致的获得性言语功能受损或丧失。②运动性构音障碍：指因神经肌肉病变而导致的构音器官的运动障碍，主要表现为不会说话或说话吃力、发声和发音不清等。③器官结构异常所致的构音障碍：指构音器官形态结构发生异常而导致的构音障碍，如腭裂、舌或颌面部术后等，主要表现为不能说话或发音不清、鼻音过重等。④发声障碍：指因呼吸系统及喉存在器质性病变而导致的失声、声音嘶哑、发声困难等。⑤儿童言语发育迟滞（缓）：指儿童在发育过程中言语落后于实际年龄的状态，主要表现为不会说话或说话晚、发音不清等。⑥听力障碍所致的语言障碍：指因听力障碍所致的言语障碍，主要表现包括不会说话或发音不清等。⑦口吃：指言语流畅性障碍，主要表现为在说话过程中拖长音、重复、语塞并伴有面部及其他行为变化。

（二）诊断与分级标准

言语残疾的诊断包括两部分内容。①语音清晰度测试：测试人员对受试者的发音状况展开评估。测试采用三级人员测试法，即依照测试人员与受试者接触的密切程度分为直接接触、间接接触和无接触三个级别。主试人员和测试人员共同参加测试，不同级别的测试者背对受试者，主试者抽取图片依次向受试者出示并让其认读，测试人员根据受试者的发音，分辨其语音并记录，发音正确的累加得分即为其语音清晰度。②言语表达能力测试：用看图说话（3～14岁儿童）或情景描述图片（≥15岁）测试法，进行言语表达能力的测试。其中看图说话测试法要求受试者根据主试者出示的图片（分为四个等级）及讲述内容展开复述，从而根据其理解的准确程度及语意表达和言语的流畅程度评定是否通过测试。情景描述图片则是要求受试者根据图片回答测试者的问题（分为四个等级），如能正确回答3个及以上的问题则为通过，可进入下一个等级测试。

第二次全国残疾人抽样调查将言语残疾分为四个等级。①一级，指无任何言语功能或语音清晰度≤10%，言语表达能力未达到一级测试水平，不能进行任何言语交流。②二级，指受试者具有一定的发声和言语能力，语音清晰度为11%～25%，言语表达能力未达到二级测试水平。③三级，指受试者可以进行部分言语交流，语音清晰度为26%～45%，言语表达能力未达到三级测试水平。④四级是指受试者能进行简单的会话，但在较长句的使用或长篇表达上存在困难。语音清晰度为46%～65%，言语表达能力未达到四级测试水平。

第二节 听力残疾和言语残疾的流行特征

一、听力残疾的流行现状

（一）听力残疾的患病率

美国是全球范围内最早开展听力障碍流行状况调查的国家之一，自1971年起，美国就将听力障碍调查纳入全国健康访谈调查（National Health Interview Survey，NHIS）和全国健康与营养状况调查（National Health and Nutrition Examination Survey，NHANES）并定期实施。研究者依据WHO听力障碍分级标准对2001—2008年NHANES中纯音听力测试调查进行了分析。结果显示，美国12岁以上人群双耳听力障碍的患病率为12.7%，达3000万人。若记入单侧听力障碍，则听力障碍患病率达20.3%，即每5个人中就有1人患有单侧或双侧听力障碍。

20世纪80年代，英国开展了全国性听力调查（National Study of Hearing），这项调查是欧洲最早开展的听力障碍调查研究。之后，意大利、瑞典、丹麦等国家也相继开展了听力障碍的调查研究。这些调查虽然在地域、调查对象的选择上存在差异，但采用的诊断标准（较好耳≥25dB HL）一致，因此，调查结果也较为接近——欧洲各国成人听力障碍的患病率约为17%。澳大利亚于1999年首次开展的听力障碍调查，调查结果与欧洲各国家较为接近，其16岁以上人群听力障碍（较好耳≥25dB HL）的患病率为16.6%。韩国自2010年起将纯音听力测试纳入全国健康与营养状况调查（Korea National Health and Nutrition Examination Surveys，KNHANES）。2010—2012年的调查显示韩国人听力障碍（较好耳≥25dB HL）的患病率为13.4%，听力残疾（较好耳≥40dB HL）的患病率为4.45%。受到经济和技术条件的限制，发展中国家普遍缺少精确、可靠的听力障碍调查研究。现有的调查也多存在数据不完整、诊断标准不同等问题。例如，泰国1988—2000年在不同地区和人群中开展的五项调查的结果有显著差异：感音神经听力障碍的现患率分别为18.6%、8.3%、4.6%、22.7%、3.5%。

为准确了解全球听力障碍流行状况，自20世纪80年代起，WHO多次基于世界各国有关听力障碍的调查研究报告全球听力障碍流行状况。过去40年中，全球听力残疾患病率持续升高，从1985年WHO首次报告的0.9%增长至2012年的5.3%，听力障碍人口数也快速攀升，从1985年的4200万增加至2012年的3.6亿。

我国有关听力障碍的流行病学调查研究始于20世纪80年代。1987年开展的第一次全国残疾人抽样调查显示，我国听力言语残疾患病率为2.04%。2006年开展的第二次全国残疾人抽样调查显示，我国听力残疾患病率为2.11%，听力残疾人口达2780万。2005—

2006年，依据《世界卫生组织耳病和听力障碍调查方案》在江苏等四省市开展的耳病和听力障碍调查结果显示，听力障碍患病率达11.7%，其中致残性听力障碍的患病率为4.4%。2014—2015年，中国聋儿康复研究中心依据《世界卫生组织耳病和听力障碍调查方案》，在吉林、广东、甘肃和陕西四省开展现场调查，覆盖近2亿人口，获得了我国听力障碍现况的最新数据。调查显示，我国听力障碍患病率为15.84%，其中致残性听力障碍患病率为5.17%，与发达国家接近。上文提及的2006年江苏等四省市及2014年吉林等四省调查听力障碍患病率显著高于第二次全国残疾人抽样调查，主要是因为听力诊断标准并不一致。在第二次全国残疾人调查中，平均听阈高于40dB HL则被诊断为听力残疾，而在其他两项调查中，将平均听阈在26～40dB HL人群诊断为轻度听力障碍，因此，调查得出的患病率更高。目前，我国以全人群为基础开展的听力障碍流行状况调查相对匮乏。我国听力障碍的流行现状仍有待更新的、依照国际诊断标准的全国性研究进行调查分析。

（二）听力残疾的人群分布特点

第二次全国残疾人抽样调查数据显示，我国听力残疾人群分布存在人口学、社会经济及地区差异。

1. 人口学分布差异　抽样数据中，男性患有听力残疾为28 140人，患病率为2.2%，女性患有听力残疾为225 093人，残疾患病率2.0%。男性显著高于女性。据此推算，我国听力残疾男性人口规模为1492万，女性为1341万。调查样本中，男性听力残疾人群中约有15.54%为极重度（一级）、11.02%为重度（二级）听力残疾，女性听力残疾人群约有15.60%为极重度、11.00%为重度听力残疾，男性和女性听力残疾比例较为接近（表8-3）。

表8-3　第二次全国残疾人抽样调查分性别听力残疾患病的构成比

残疾等级	男性		女性	
	例数	构成比/%	例数	构成比/%
一级	4374	15.54	3914	15.60
二级	3100	11.02	2761	11.00
三级	11 817	41.99	10 175	40.55
四级	5579	31.45	8243	32.85

在年龄上，呈现随年龄增长，听力残疾患病率递增的分布趋势（图8-1）。经推算，我国45岁及以上中老年听力障碍人口规模达2529万。抽样数据中，0～14岁、15～59岁、60岁及以上听力残疾患病人数分别为818人、13 249人，39 166人，残疾患病率分

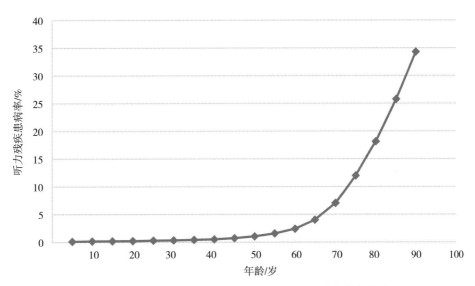

图8-1　第二次全国残疾人抽样调查听力残疾患病率的年龄分布

别为0.17%、0.78%和11.04%。其中，0～14岁人群极重度（一级）听力残疾占比50%，15～59岁人群极重度和重度听力残疾占比分别为29.57%和11.65%，60岁及以上人群约有33.59%和45.54%为轻中度听力残疾人群（表8-4）。

表8-4　第二次全国残疾人抽样调查分年龄组听力残疾流行状况

残疾等级	0～14岁		15～59岁		60岁及以上	
	例数	构成比/%	例数	构成比/%	例数	构成比/%
一级	409	50.00	3918	29.57	3961	10.11
二级	106	12.96	1543	11.65	4212	10.75
三级	159	19.44	3996	30.16	17 837	45.54
四级	144	17.60	3792	28.62	13 156	33.60

2. 地区分布差异　我国听力残疾的分布呈现显著的城乡差异。抽样调查显示，农村地区听力残疾患病人数为38 144例，患病率为2.27%，城镇听力残疾患病人数为15 119人，患病率为1.79%。同时，农村地区听力残疾人群中极重度和重度占比也显著高于城镇地区（表8-5）。

表8-5　第二次全国残疾人抽样调查分城乡听力残疾流行状况

残疾等级	城镇		农村	
	例数	构成比/%	例数	构成比/%
一级	1841	12.18	6447	16.92
二级	1391	9.20	4470	11.73
三级	6088	40.27	15 904	41.73
四级	5799	38.35	11 293	29.62

　　我国听力残疾患病率在东、中、西部地区也存在显著差异。抽样调查显示，西部地区听力残疾患者人数为17 654人，患病率为2.20%；中部地区听力残疾患者人数为14 806人，患病率1.98%；东部地区患者人数为20 773人，患病率2.13%。西部患病率显著高于东部和中部地区。但是，中部地区听力残疾人群中极重度和重度占比达30.19%，高于西部地区（27.70%）和东部地区（23.05%）（表8-6）。

表8-6　第二次全国残疾人抽样调查分东中西部地区听力残疾构成比

残疾等级	东部地区		中部地区		西部地区	
	例数	构成比/%	例数	构成比/%	例数	构成比/%
一级	2673	12.87	2679	18.09	2936	16.63
二级	2115	10.18	1792	12.10	1954	11.07
三级	9093	43.77	5909	39.91	6990	39.59
四级	6892	33.18	4426	29.88	5774	32.71

　　3. 社会经济特征分布差异　　在社会经济特征分布差异方面，听力残疾人群分布呈现受教育程度和家庭收入的分布差异。抽样调查显示，文盲人群听力残疾人数为27 611人，患病率为5.70%；非文盲人群人数为25 622人，患病率1.25%。文盲人群的听力残疾患病率显著高于非文盲人群。在文盲人群中，极重度和重度听力残疾人群约占19.08%和11.56%；在非文盲人群中，极重度和重度听力残疾人群约占11.78%和10.41%（表8-7）。低收入人群、中等收入人群和高收入人群听力残疾人数分别为27 259人、13 037人和12 937人，患病率分别为2.89%、1.74%和1.55%。听力残疾患病率随着收入升高而降低。此外，极重度和重度残疾占比也随着收入水平的升高而降低（表8-8）。

表8-7　第二次全国残疾人抽样调查分受教育水平听力残疾构成比

残疾等级	文盲		非文盲	
	例数	构成比/%	例数	构成比/%
一级	5269	19.08	3019	11.78
二级	3193	11.56	2668	10.41
三级	11 471	41.55	10 521	41.06
四级	7678	27.81	9414	36.75

表8-8　第二次全国残疾人抽样调查分收入组听力残疾构成比

残疾等级	低收入人群		中等收入人群		高收入人群	
	例数	构成比/%	例数	构成比/%	例数	构成比/%
一级	5010	18.38	2058	15.79	1220	9.43
二级	3289	12.07	1467	11.25	1105	8.54
三级	11 036	40.49	5436	41.67	5520	42.67
四级	7924	29.06	4076	31.29	5092	39.36

二、言语残疾的流行现状

（一）言语残疾的患病率

在国际言语残疾研究领域，公认的最早分类标准是1980年WHO发布的"国际残损、残疾、残碍分类"（International Classification of Impairments，Disabilities and Handicaps，ICIDH），它是一种对疾病所造成的健康结果进行分类的分类体系。2001年，WHO正式发布《国际功能、残疾和健康分类》（ICF）。根据ICF的定义和分类，言语残疾是发声和言语功能的损伤，它涉及发声、构音、言语的流畅与节奏，替代性发声等各类言语功能。

由于言语残疾多是因听力障碍、神经性疾病、大脑损伤、智力残疾等疾病导致的健康和社会功能的损伤，国际上开展包含言语残疾流行状况的调查研究相对较少。美国、加拿大、法国以及南非在1990—2000年曾开展与功能受限相关的调查，结果显示言语残疾的患病率分别为0.7%、1.1%、0.9%以及0.8%。此外，印度在2012—2013年开展的地区住户调查（District Level Household Survey）结果显示，各州的言语残疾患病率为0.05%～0.25%。然而，这一调查显示的言语残疾患病率并未包含患有两种以上残疾的人群（如共患听力残疾和言语残疾），因此，其言语残疾患病率显著低于其他国家。

我国在1987年的第一次全国残疾人抽样调查中，将听力与语言残疾归为一类，并将语言残疾界定为"由于各种原因导致不能说话或语言障碍，而难能同一般人进行正常的语言交往活动"。因此，通过此次调查结果并不能了解言语残疾的流行情况。2006年，第二次全国残疾人抽样调查将听力残疾与言语残疾划分为两种不同的残疾类型。调查结果显示，我国言语残疾患病率为0.53%。其中，极重度和重度言语残疾占比达69.4%。我国言语残疾的流行现状仍有待更新的、基于全人群的调查研究进行分析。

（二）言语残疾的人群分布特点

第二次全国残疾人抽样调查数据显示，我国言语残疾人群分布存在人口学、社会经济及地区差异。

1. 人口学分布差异　人口学方面，男性、女性的言语残疾人数分别为7753人和5755人，患病率分别为0.61%和0.46%。男性言语残疾患病率显著高于女性。据此推算，言语残疾男性人口规模为417万，女性为308万。其中，男性言语残疾人群约有50.82%为极重度（一级）、15.35%为重度（二级）言语残疾，女性言语残疾人群约有55.29%为极重度、16.16%为重度言语残疾，重度言语残疾比例略高于男性（表8-9）。

表8-9　第二次全国残疾人抽样调查分性别言语残疾构成比

残疾等级	男性		女性	
	例数	构成比/%	例数	构成比/%
一级	3940	50.82	3182	55.29
二级	1190	15.35	930	16.16
三级	1236	15.94	882	15.33
四级	1387	17.89	761	13.22

在年龄上，言语残疾患病率在40岁之后，随着年龄呈递增的分布趋势（图8-2）。从整个生命周期来看，0～14岁、15～59岁和60岁以上年龄段三个人群中，言语残疾人数分别为2344人、7900人和3264人，患病率分别为0.49%、0.47%和0.92%，60岁以上人群患病率明显偏高。其中，0～14岁人群极重度（一级）言语残疾占比47.10%，15～59岁人群极重度和重度言语残疾占比分别为55.41%和14.73%，60岁及以上人群中约有50.28%和16.51%为轻中度言语残疾人群（表8-10）。

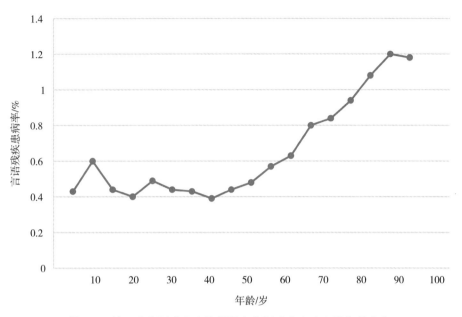

图8-2 第二次全国残疾人抽样调查言语残疾患病率的年龄分布

表8-10 第二次全国残疾人抽样调查分年龄组言语残疾构成比

残疾等级	0～14岁		15～59岁		60岁及以上	
	例数	构成比/%	例数	构成比/%	例数	构成比/%
一级	1104	47.10	4377	55.41	1641	50.28
二级	417	17.79	1164	14.73	539	16.51
三级	417	17.79	1171	14.82	530	16.24
四级	406	17.32	1188	15.04	554	16.97

2. 地区分布差异 我国言语残疾的分布呈现显著的城乡差异。调查结果显示，城镇人口和农村人口言语残疾人数分别为3372人和10 136人，患病率分别为0.40%和0.60%，农村地区的居住人群患病率显著高于城镇地区。农村地区言语残疾人群中极重度和重度占比分别为53.21%和15.89%（表8-11）。

表8-11 第二次全国残疾人抽样调查分城乡言语残疾构成比

残疾等级	城镇		农村	
	例数	构成比/%	例数	构成比/%
一级	1729	51.28	5393	53.21
二级	509	15.09	1611	15.89
三级	515	15.27	1603	15.81
四级	619	18.36	1529	15.09

我国言语残疾患病率在东、中、西部地区也存在显著差异，调查结果显示，三个区域言语残疾人数分别为4694人、4017人和4797人，患病率分别为0.48%、0.54%和0.60%。然而，中部地区言语残疾人群中极重度和重度占比达71.07%，高于西部地区（67.92%）和东部地区（66.66%）（表8-12）。

表8-12 第二次全国残疾人抽样调查分东中西部地区言语残疾构成比

残疾等级	东部地区		中部地区		西部地区	
	例数	构成比/%	例数	构成比/%	例数	构成比/%
一级	2374	50.58	2272	56.56	2476	51.62
二级	755	16.08	583	14.51	782	16.30
三级	789	16.81	564	14.04	765	15.95
四级	776	16.53	598	14.89	774	16.13

3. 社会经济特征分布差异 调查结果显示，"文盲"人群和"非文盲"人群言语残疾人数分别为8484人和5024人，患病率分别为1.75%和0.25%，患病率呈现显著差异。其中，在"文盲"人群中，极重度和重度言语残疾人群约占61.10%和16.09%；在"非文盲"人群中，极重度和重度言语残疾人群约占38.57%和15.03%（表8-13）。低收入人群、中等收入人群和高收入人群言语残疾人数分别为7993人、3368人和2147人，患病率分别为0.85%、0.45%和0.26%，患病率随着收入水平的升高而降低。此外，极重度和重度残疾占比也随着收入水平的升高而降低（表8-14）。

表8-13　第二次全国残疾人抽样调查分受教育水平言语残疾构成比

残疾等级	文盲		非文盲	
	例数	构成比/%	例数	构成比/%
一级	5184	61.10	1938	38.57
二级	1365	16.09	755	15.03
三级	1118	13.18	1000	19.90
四级	817	9.63	1331	26.50

表8-14　第二次全国残疾人抽样调查分收入组言语残疾构成比

残疾等级	低收入人群		中等收入人群		高收入人群	
	例数	构成比/%	例数	构成比/%	例数	构成比/%
一级	4383	54.84	1729	51.34	1010	47.04
二级	1241	15.53	546	16.21	333	15.51
三级	1253	15.68	512	15.20	353	16.44
四级	1116	13.95	581	17.25	451	21.01

第三节　听力残疾和言语残疾的危险因素和病因学研究

一、听力残疾的危险因素和病因学研究

（一）先天性听力残疾

先天性听力残疾（障碍）是指在出生时或出生后不久即诊断出的听力残疾。先天性听力残疾是常见的新生儿出生缺陷。既往研究结果显示，先天性听力残疾在新生儿中的发病率为1.4‰，在青少年中的患病率为3.5‰。先天性听力残疾的致病原因包括遗传因素和非遗传因素。

1. 遗传因素　约有50%的先天性听力残疾由基因或染色体异常所致。在遗传性听力残疾中，70%为非综合征型，即仅患有听力障碍且不伴随其他症状或损伤；30%为综合征型，即在患有听力障碍的同时伴随其他症状或损伤。在非综合征型听力残疾中，约有77%为常染色体隐性遗传，22%为常染色体显性遗传，1%为伴性遗传，另有1%为线粒体遗传。常见的与听力残疾相关的综合征包括眼－耳－肾综合征（ALPORT）、耳聋－甲状腺肿综合征（PENDRED）、先天性耳聋－眼病－白额发综合征（WAARDENBURG）等。据估计，

可导致听力残疾的基因突变约有300～500个，绝大多数听力残疾均源于少数几个单基因突变，以 *GJB2* 基因，*SLC26A4* 基因，*MTDNA* 12*SRRNA*（线粒体）基因突变最为常见。研究显示，约有48.6%的听力残疾人群检出上述三个基因突变。

GJB2 基因是东亚人群最常见的耳聋致病基因，其突变属于常染色体隐性遗传。*GJB2* 基因突变会导致其编码蛋白CONNEXIN26表达下降或功能异常，钾离子回流内淋巴液的循环因此受到影响，耳蜗毛细胞因高钾中毒而损伤或死亡，从而导致感音神经性聋。近半数的非综合征型听力障碍因 *GJB2* 基因突变引起，其中，突变位点235DELC和299～300DELAT可导致极重度和重度听力残疾，79G＞A和341A＞G可导致中度和轻度听力残疾。由于 *GJB2* 基因突变听力障碍者的耳蜗神经和听觉中枢是正常的，此类患者通过佩戴助听器或植入人工耳蜗可获得良好的效果。

SLC26A4 基因突变为常染色体隐性遗传，可导致感音神经性听力障碍和PENDRED综合征。PENDRED综合征也是较为常见的综合征型听力障碍，主要表现为甲状腺肿大、感音神经性听力障碍和前庭水管综合征。因 *SLC26A4* 基因突变导致的非综合征性听力障碍患者的比例在东亚和南亚约为5%、在高加索地区约为4%、在英国约为3.5%。线粒体基因12*SRRNA* 是氨基糖苷类抗生素（aminoglycoside antibiotic，AmAn）导致听力障碍的母系遗传药物性易感基因，主要突变位点为A1555G和C1494T，这两类突变各占听力障碍者的3.4%和0.6%。

2. 非遗传因素 非遗传因素是引起先天性听力残疾的另一主要原因。非遗传因素包括有母孕期感染、母孕期合并疾病、母孕期用药或接触耳毒性物质、新生儿缺血缺氧性脑病、新生儿高胆红素血症、新生儿感染、早产和低体重等。

母亲孕期感染是先天性听力障碍的重要危险因素，胎儿发生宫内感染，其耳蜗神经、脑桥、下丘脑可遭受不完全性损伤。既往研究显示，41%的听障儿童母亲在孕早期出现过发热和红疹症状。目前已明确的听力障碍相关感染因素主要包括风疹、巨细胞病毒、疱疹、梅毒、弓形体、梅毒螺旋体等。风疹感染是先天性听力障碍的主要病因之一，来自欧洲的研究报告显示，风疹感染导致的听力障碍约占先天性听力障碍的16%～22%。先天性巨细胞病（cytomegalovirus，CMV）感染是最常见的胎儿宫内感染，是先天性感音神经性听力障碍的重要病因，新生儿中先天性巨细胞感染率为2.2%。研究显示，在有症状的先天性巨细胞感染新生儿中，永久性听力障碍的发生率为22%～60%；在无症状感染新生儿中，听力障碍发生率为6%～23%。

妊娠合并糖尿病、高血压、高脂血症、甲状腺功能减退等疾病可引起母体内代谢紊乱，致使胎体内环境变化，损伤胎儿听力。孕期使用的药物多数可通过胎盘进入胎儿体内。如抗糖尿病药物盐酸苯乙双胍片，氨基糖苷类抗生素中的链霉素、庆大霉素等药物均可能增加胎儿听力障碍的发生风险。此外，母亲孕期接触金属或化学毒物、饮酒、吸烟、接受X放射线等也可能引起先天性听力障碍。

新生儿高危症状也是先天性听力障碍的重要致病因素。研究表明，新生儿听力障碍的发病率为0.1%～0.3%，而重症监护病房新生儿听力障碍发病率则高达2%～4%。新生儿窒息是高危新生儿听力障碍的首位致病原因。耳蜗及听觉中枢对缺氧极为敏感。因此，新生儿窒息导致的缺氧缺血会影响耳蜗的供血，造成耳蜗功能异常，从而引起听力障碍。高胆红素血症也是新生儿听力障碍的另一危险因素。新生儿血脑屏障尚未发育完善，游离胆红素可通过血脑屏障与神经细胞突触膜上的神经节苷脂和神经鞘磷脂结合，导致神经元对神经冲动的反应性降低。来自伊朗的研究发现，极重度听力障碍儿童中约40%有新生儿黄疸病史。早产及低出生体重也是新生儿先天性听力障碍的重要致病原因。来自美国的研究显示，低体重（1500～2500g）和极低体重（＜1500g）新生儿在3岁及之前患永久性听力障碍的风险是正常体重新生儿的3倍和14倍。此外，败血症、细菌性脑膜炎、持续性中耳炎等新生儿感染也是先天性听力障碍的重要致病因素。

先天性听力障碍病因复杂。尽管全球针对先天性听力障碍的致病原因已开展了大量研究，但仍有相当一部分先天性听力障碍患儿的致病原因难以明确。世界范围内有15%～57%的先天性听力障碍尚未查明病因，有待进一步研究。

（二）获得性听力残疾

获得性听力残疾是指人在出生后因疾病、行为或环境等因素而导致的听力残疾。造成获得性听力残疾的常见原因可归纳为疾病因素、药物因素、环境噪声、年龄老化和其他因素。

1.　疾病　引起获得性听力残疾的疾病可分为耳部疾病和其他疾病。导致听力障碍的常见耳部疾病有：耳外伤、耵聍、外耳道异物、耳部感染（外耳道炎、中耳炎）、分泌性中耳炎等。在发展中国家和地区，中耳炎是造成听力障碍的重要原因。印度尼西亚有调查显示包括急慢性化脓性及分泌性中耳炎患病率高达7.9%。津巴布韦的调查结果显示，小学生传导性听力障碍的患病率为1.4%，且中耳炎和耵聍是造成传导性听力障碍的主要原因。我国中耳炎等耳部疾病的患病率仍较高，卜行宽等报告我国全人群的耳病患病率为17.6%。中耳炎是我国听力残疾的首要致残原因，第二次全国残疾人调查结果显示，我国约有11.80%的听力残疾是由中耳炎引起。

导致听力障碍的其他疾病则包括感染性疾病和非感染性疾病。病毒、细菌、真菌、衣原体、支原体感染可直接或间接引起内耳病损，导致双耳或单耳出现不同程度的感音神经性听力障碍或前庭功能障碍。目前已证实可导致听力障碍的感染性疾病有：风疹、麻疹、腮腺炎、脑膜炎、流感、副流感、水痘、带状疱疹、脊髓灰质炎、传染性肝炎等。在我国，流行性脑膜炎、流行性乙型脑炎等急性传染病曾是引起儿童听力障碍的重要原因。自20世纪70年代起实施的儿童计划免疫显著地降低了麻疹、乙脑、流脑等传染病的发病率，也使传染病导致的听力障碍降到了极低水平。可导致听力障碍的非感染性疾病有：自身免疫性内耳病、听神经瘤、高脂血症、高血压病、动脉硬化等。

2. 药物　使用某些药物或接触某些化学制剂可引起听神经系统的中毒性损伤，进而导致听力残疾。第二次全国残疾人抽样调查显示，我国听力残疾人群中，药物中毒致残比例达3.97%。其中，7～14岁组听力残疾儿童中药物中毒致残的占比最高，达13.57%。目前已知的耳毒性药物多达18类100多种。各类药物导致听力损伤的机制不尽相同，有些药物造成的听力障碍是可逆的，有些则可致永久性听力障碍。抗生素是最为常见的耳毒性药物，长期大剂量使用可致永久性听力损伤。其他具有耳毒作用的药物还包括水杨酸盐和非甾体消炎药物、细胞毒性药物、利尿剂、抗疟药、抗真菌药、局部麻醉剂等。丙二醇、酒精、甲醇等药的溶媒在局部使用时，以及部分抗肝素化制剂（保兰勃林）、铊化物制剂（反应停）、一氧化氮制品、抗抑郁药（丙米嗪）、抗癫痫药、口服避孕药、甲醛、吸收性明胶海绵等的使用也会增加听力障碍的发生风险。

3. 噪声　凡是干扰人们休息、学习和工作以及对人们所要听的声音产生干扰的声音，即不需要的声音，统称为噪声。职业噪声和娱乐噪声是最常见的噪声源。噪声对人体的危害是多方面的，能引起听觉、心血管、神经、消化、内分泌等系统或器官的功能紊乱和疾病。噪声所致的听力障碍与噪声的强度、频谱、暴露时间等密切相关。长期接触噪声可导致进行性的听力损伤。研究显示，在美国有近3000万人暴露于有害的噪声，约1000万人因为噪声而患有永久性听力障碍。我国相关调查同样显示噪声是导致听力残疾的重要原因，但所报告的噪声性听力障碍的比例低于国外。第二次全国残疾人抽样调查显示，约3.8%的听力残疾人群是因遭受噪声和爆震而发生听力障碍。有研究显示，我国在噪声超标的环境下工作的工人数量达1000万人，其中约有100万人患有不同程度的职业性噪声耳聋。

4. 老化　老化是独立且非常重要的听力残疾致病因素。人的听觉器官会随年龄增长发生缓慢的、进行性老化，造成听觉功能的生理性衰退。基于英国和丹麦的听力状况调查数据显示，人的听阈会以大约每年1dB，每10年5～6dB的速度升高。年龄越大，听阈随年龄升高的速度也越快。小于55岁的人群，听阈每10年仅升高3dB；而在55岁及以上人群中，听阈则每10年升高9dB。临床上将这种单纯因年龄增加导致的听觉系统退行性变化所引起的听力障碍称为老年性听力障碍。老年性听力障碍可分为感音性、神经性、血管纹性、耳蜗传导性以及中枢性。老年人群患听力障碍的比例非常高，但在流行病学调查中很难对单纯的老年性听力障碍进行明确区分。有研究显示欧洲70岁及以上男性和女性老年性听力障碍（≥30dB HL）的现患率分别为30%和20%，80岁及以上现患率为55%和45%。第二次全国残疾人抽样调查结果显示，老年性听力障碍在我国听力残疾人群中占比达51.61%，是导致老年听力残疾的首要原因。老年性听力障碍的形成机制复杂，影响因素众多，遗传因素、噪声、慢性中耳炎、糖尿病、高血压、吸烟、激素、耳毒性药物等均会增加老年性听力障碍的发生风险。

5. 其他　除上述致病因素外，接触汞、铅、砷、镉等重金属或有神经毒性的化学溶剂以及吸烟也是导致获得性听力残疾的重要因素。基于韩国3万多名工人的调查数据分析显示，接触重金属、有机化学溶剂的工人因噪声导致的听阈升高是非接触者的1.6倍和2.2倍。来自美国的多项研究表明吸烟人群患听力障碍的风险比不吸烟者高1.7倍，甚至被动吸烟人群患听力障碍的风险也较不吸烟者增高；被动吸烟被认为可能引发感音神经性听力障碍。

WHO根据发生频率将听力障碍致病原因分为最常见、较常见、较少见三类，其中，最常见的致病原因为遗传、中耳炎、老年性聋；较常见的病因为噪声、耳毒性药物和化学品、产前与围生期问题、感染、耵聍和异物；较少见的病因有营养相关疾病、外伤、梅尼埃病、肿瘤、脑血管病。我国第二次残疾人抽样调查显示听力残疾的主要致残因素依次为老年性耳聋（51.61%）、原因不明（13.61%）、中耳炎（11.80%）、全身性疾病（4.83%）、药物中毒（3.97%）、噪声和爆震（3.76%）、遗传（3.04%）。此外，不同年龄、不同地域的听力障碍在致病原因的构成上也存在差异。0～6岁组听力残疾儿童的主要致残原因包括原因不明、遗传、其他、妊娠期病毒感染和新生儿窒息；而在60岁及以上老年听力残疾人群中，主要致残原因则为老年性聋者、原因不明和中耳炎。我国农村原因不明性耳聋和中耳炎比例高于城镇，而城镇药物中毒、噪声和爆震造成的听力障碍占比则高于农村。

二、言语残疾的危险因素和病因学研究

目前已明确的言语残疾致病原因主要包括听力障碍、遗传及出生缺陷、疾病、发育障碍、意外伤害及中毒五类因素。

听力障碍是言语残疾的主要致残原因。听力障碍造成的言语残疾程度重、危害大。超过60%由听力障碍导致的言语残疾为极重度残疾，患者不能进行任何言语交流，且这种残疾状态将持续终身。

脑性瘫痪、唇腭裂、唐氏综合征等遗传性疾病、早产/低出生体重/过期产、新生儿病理性黄疸等出生缺陷是言语残疾的另一个重要致残原因。第二次全国残疾人抽样调查结果显示，分别有5.9%、3.6%、1.5%、1.4%和0.3%的言语残疾是由于以上五种原因造成。

与大脑言语中枢损伤相关的疾病也是造成言语残疾的主要致残原因。其中脑卒中和脑炎是导致言语残疾的主要疾病，我国言语残疾人群中分别约有16.5%和5.8%是由于这两类疾病发生的言语障碍。脑卒中后言语障碍是这一疾病常见的功能障碍，其发生风险高达30%～40%。脑卒中导致的言语障碍类型较多，多见于混合型、痉挛型、单侧上运动神经元型及运动失调型。此外，帕金森病、多发性硬化、脊髓侧索硬化、脑囊虫病等也是言语残疾的致残原因。

发育障碍，如智力低下、孤独症、癫痫等发育障碍也是造成言语残疾的重要因素。言语障碍是孤独症患儿最显著的特征之一。北京大学第六医院的调查研究显示，约有97%的孤独症患儿存在不同程度的言语障碍，如语言表达障碍、发音不清、声音障碍、流畅性障

碍等。这些言语障碍与脑部语言中枢功能异常、构音器官异常相关。一些孤独症患者甚至终生无语言。

意外伤害及中毒也是言语残疾的另一致残原因，包括有脑外伤、产伤、喉、舌疾病术后、一氧化碳中毒等。

我国第二次残疾人抽样调查显示言语残疾的主要致残因素依次为听力障碍（22.8%）、原因不明（15.6%）、脑梗死（12.2%）、其他（12.1%）、智力低下（9.6%）、脑性瘫痪（5.9%）、脑炎（5.8%）、脑出血（4.3%）、腭裂（3.6%）、脑外伤（1.9%）、唐氏综合征（1.5%）、早产、低体重和过期产（1.4%）、喉舌疾病术后（1.1%）、癫痫（0.84%）、产伤（0.36%）、帕金森疾病（0.35%）、孤独症（0.33%）、新生儿病理性黄疸（0.3%）、一氧化碳中毒（0.17%）、多发性硬化（0.07%）、脊髓侧索硬化（0.04%），其中，已明确致残因素的分类见表8-15。

表8-15　第二次全国残疾人抽样调查言语残疾主要致残因素

致残原因	详细分类	致残比例/%
听力障碍	听力障碍	22.8
疾病	脑梗死、脑炎、脑出血、脑囊虫病、帕金森疾病、多发性硬化、脊髓侧索硬化	22.7
遗传及出生缺陷	脑性瘫痪、唐氏综合征、腭裂、新生儿病理性黄疸、早产、低体重和过期产	12.7
发育障碍	智力低下、孤独症、癫痫	10.8
意外伤害及中毒	脑外伤、喉舌疾病术后、产伤、一氧化碳中毒	3.5

注：该列表中致残因素未包含"原因不明"和"其他"。

第四节　听力残疾和言语残疾的预防控制和康复

一、听力残疾的预防控制和康复

听力残疾严重限制患者的交流和社会参与功能，对患者的心理健康和生活质量产生巨大的影响，应积极采取措施进行预防和干预。听力残疾的预防和康复是一项复杂的系统工程，从环境治理、健康教育、遗传咨询、孕产妇保健、免疫接种、听力防护等一级预防，到耳病治疗和听力筛查等二级预防，再到人工耳蜗植入、助听器验配、特殊教育和社会康复等三级预防，需要各专业的协调与配合。同时，近些年迅速发展的听力筛查、助听器验配、人工耳蜗植入等听力障碍预防新技术也为听力障碍的早期发现、诊断和干预提供了良好的硬件资源支持。

（一）WHO听力障碍预防对策

约50%的听力残疾可通过已知的有效手段进行预防。WHO在第38届和第48届世界卫生大会上两次通过预防聋和听力损伤（Prevention of Deafness and Hearing Impairment，PDH）决议，号召成员与WHO合作，制定本地区PDH计划并积极实施，以期最大限度减少可预防的听力残疾所造成的疾病负担和经济负担。PDH倡导采用三级预防模式开展听力残疾的预防和康复。其中，一级预防重点关注可能会导致听力残疾的疾病和因素。例如，针对可引发听力障碍的噪声开展听力防护、针对听力障碍相关的传染性疾病进行免疫接种，普及耳毒性药物的合理使用知识、孕期感染筛查和治疗、改善产前和围产期护理，促进安全分娩等均是一级预防的重要措施。二级预防主要包括预防疾病造成的听力障碍或避免听力障碍导致残疾的措施，包括开展听力筛查发现早期听力障碍，脑膜炎、弥漫性化脓性中耳炎的及时治疗，从而最大限度地减轻听力障碍，阻断其进一步发展至听力残疾。三级预防主要是预防听力残疾转变成个体在特定环境中的功能障碍，主要的预防措施包括人工耳蜗植入、助听器服务提供、特殊教育、辅助设施和社会康复干预等。

（二）听力筛查

听力筛查是采用快速、简易的手段进行人群听力检测以发现可疑听力障碍患者的筛查方式。听力筛查是早期发现听力障碍的基本手段，是实现听力障碍早期诊断和康复的重要途径。筛查对象可以是特定地区的全部人群，也可以是听力障碍的高危人群。目前，国内外主要的筛查对象为新生儿，其他筛查对象还包括幼儿、在校儿童、老年人、高噪声环境从业者等。听力筛查方法包括问卷调查、行为测听和电生理技术测听等。

先天性听力障碍是最常见的出生缺陷。美国儿科学会1999年公布的数据显示，正常分娩的新生儿双侧听力障碍的发生率为1‰～3‰。研究表明，对早期筛查出患有先天性感音神经性听力障碍的婴儿在其出生后6个月内进行干预，其语言发育将会显著优于更晚期发现并进行干预的婴儿。20世纪60年代起，美国率先启动了新生儿听力筛查。至2000年前后，世界上主要发达国家均已全面施行新生儿听力筛查。据美国听力健康评估与管理中心（National Center for Hearing Health Assessment and Management，NCHAM）报告，美国、澳大利亚、荷兰、阿曼、波兰、斯洛伐克和英国七个国家的新生儿听力筛查覆盖率已超过了90%。早期新生儿听力筛查多通过问卷和行为测听（Behavioral Observation Audiometry，BOA）进行，筛查方法在特异性、敏感度以及操作方便性上都有很大局限。90年代后，听脑干诱发电位（auditory brainstem response，ABR）和耳声发射（otoacoustic emission，OAE）等电生理测听技术得到了临床应用，为高效开展新生儿听力筛查创造了有利条件。目前，世界各地的新生儿听力筛查也多采用上述电生理测听技术。目前，我国新生儿听力筛查覆盖率已达86.5%。2005年，上海的数据资料显示，新生儿听力筛查覆盖率为98.03%，复筛阳性率平均为11.41%，干预率为61%。干预后患儿的语言和认知发育与健听儿童并无显著差异。

听力障碍患病率在儿童期呈现随年龄增加逐渐升高的趋势。由于迟发型听力障碍的存在，学龄前与学龄段儿童听力障碍的患病率会明显高于新生儿。有鉴于此，许多国家在开展新生儿听力筛查的基础上，还针对婴幼儿和学龄儿童进行听力筛查。美国婴幼儿听力联合委员会（Joint Committee of Infant Hearing，JCIH）建议对已通过新生儿听力筛查但存在高危因素的儿童应在24个月至30个月龄前至少进行一次听力学诊断。所有婴幼儿都应在9月龄、18月龄、24～30月龄时分别接受一次听力筛查。美国听力学会（American Academy of Audiology，AAA）建议所有儿童应至少在幼儿园、1年级、3年级、5年级、7年级或9年级分别接受一次听力筛查。听力筛查可使用纯音测听、耳声发射、声导抗等方式开展。儿童听力筛查在弥补新生儿听力筛查的局限性、发现儿童迟发型听力障碍及暂时性听力损失等方面发挥着重要作用。2013年，国家卫生计生委发布《儿童耳及听力保健技术规范》，要求各辖区对0～6岁儿童开展耳及听力保健，其中6月龄、12月龄、24月龄和36月龄为听力筛查的重点年龄。

尽管老年人群听力障碍的患病率已高达30%～60%，但是否有必要对老年人进行规律的听力筛查，目前尚未获得一致的结论。美国言语语言听力协会（American Speech-Language-Hearing Association，ASHA）推荐成年人每10年接受一次听力筛查，50岁及以上人群每3年接受一次听力筛查。然而，美国预防服务工作组（United States Preventive Services Task Force，USPSTF）综合既有研究认为，当前仍缺少充分证据证明50岁及以上无症状成年人听力筛查的有效性。

（三）助听器

约有90%的听力障碍为感音神经性听力障碍，感音神经性听力障碍难以治愈，需借助助听器、人工耳蜗等助听设备补偿或重建听力。助听器是目前针对轻度、中度和部分重度感音神经性听力障碍、部分混合性以及少部分传导性听力障碍的主要康复措施。研究表明，80%以上的听障患者可以从助听器受益。助听器实质上是一个电声放大设备，其原理是通过一个或多个麦克风拾取声音信号并将其转化为电信号，经放大器放大，再由受话器将电信号还原为声信号传至人耳。目前，全球超过4000万听障患者在使用助听器。降噪技术、方向性麦克风技术、开放耳验配技术等技术革新也使得助听器的性能不断优化。

虽然助听器在改善人的听觉功能，改善使用者的身体、情感、精神和社会适应状况上有着良好的效果，但全球范围内助听器的实际使用率较低。据WHO估计，目前全球助听器生产量尚不能满足全部需求的10%，发展中国家有助听器使用需求人群使用助听器的比例尚不足1/40。美国听力行业协会（Hearing Industries Association，HIA）基于助听器使用状况调查的数据分析发现，影响助听器使用的主要因素包括：患者佩戴助听器的病耻感；听力损伤不严重；助听器佩戴舒适度低、操作困难；助听器价格高、性价比低等。此外，WHO报告，助听器验配和维护服务匮乏也是制约低收入国家助听器使用率提高的重要原因。来自高收入国家的调查数据显示，助听器性能不佳和维修价格高也是听障患者弃用助听器的主要原因。2014—2015年，吉林、广东、甘肃和陕西四省开展的现场调查结果显示，在1503位被听力师推荐使用助听器的老年听障患者中，助听器使用率仅为6.5%。未使用助听器的主要原因包括不知道助听器能够帮助自己改善听力、觉得听力正常不需要佩戴和没有钱购买助听器。

（四）人工耳蜗

人工耳蜗是一种通过直接刺激听神经使患者产生听觉的植入式电子装置。重度、极重度听力障碍患者使用助听器的效果常常不佳，需要植入人工耳蜗以重建听力。研究表明，当听障程度为78dB HL时，患者植入人工耳蜗与佩戴助听器的效果相当，而当平均听障程度≥90dB HL时，植入人工耳蜗后的聆听效果（言语感知水平、发音水平或学习成绩）则显著优于佩戴助听器。因此，当患者的听力障碍≥78dB HL时，推荐植入人工耳蜗。尤其是对于病变部位位于耳蜗、不能充分受益于助听器的双耳重度或极重度听力障碍患者，人工耳蜗植入是最为有效，乃至唯一有效的治疗方法。对于听障儿童而言，人工耳蜗植入越早，对其语言和认知功能的发展越有利。早期植入可在大脑听觉皮层发育的关键期内给予其充分的声音刺激，促进其按正常模式发育，减少听力剥夺造成的影响。2000年，FDA已将人工耳蜗的最小植入年龄降低为12月龄。截至2012年底，全球已有超过30万名听障患者植入了人工耳蜗。听障患者中，儿童的植入比例远高于成人。英国的调查数据显示，在2006—2011年，74%的0～3岁适应证患者和94%的17岁以下适应证患者植入了人工耳蜗，而成人适应证患者植入的比例仅为5%。伴随全球一体化的趋势，发展中国家开展人工耳蜗植入的时间虽未明显滞后于发达国家，但受经济、技术力量等限制，人工耳蜗的普及严重滞后，使用率非常低。

我国是世界上听力障碍患者最多的国家，听力障碍预防与康复工作自改革开放以后得以系统开展。20世纪80年代起，我国先后制定实施了《工业企业职工听力保护规范》《常用耳毒性药物临床使用规范》《新生儿疾病筛查管理办法》《全国听力障碍预防与康复规划（2007—2015）》等多个听力语言康复工作方案，推动了听力障碍预防与康复事业的快速发展。然而，我国听力残疾预防与康复工作起步较晚，基础较差，在听力残疾预防和康复服务水平、专业化服务能力、保障制度等方面仍相对落后。在未来，应提高基层医疗机构和医务人员承接耳科及听力初级保健服务的能力、加强听力学及听力语言康复专业人才的培养和相关服务机构的建设；研发预防与康复原创方法和技术、为听力残疾人康复服务提供基本保障，促进我国听力残疾预防与康复事业的全面发展。

二、言语残疾的预防控制和康复

如前文所述，目前已明确的言语残疾致病原因主要包括听力障碍、遗传及出生缺陷、疾病、发育障碍、意外伤害及中毒五类因素。听力障碍是言语残疾的首位致残原因。导致听力障碍的原因较为复杂，包括遗传性、感染性、外伤性、噪声性、药物性、免疫性、老年性等多种因素。因此，对于听力障碍导致的言语残疾，预防和康复措施包括加强遗传病的家系调查，加强产前诊断和筛查，注重优生优育知识的宣传和普及。同时，应进一步推广新生儿及儿童听力筛查。对于已经出生的听力障碍高危儿做到早发现、早治疗，避免使用耳毒性药物，尽早佩戴助听器或植入人工耳蜗，开展听觉和语言训练，最大限度减轻听力残疾对患儿语言发育的影响。对于中老年听力障碍导致的言语残疾，开展健康宣教改善与听力障碍相关的健康行为、治理环境噪声、提高助听器可及性和使用率、加强基层听力和言语康复服务保障建设是减少言语残疾发生风险、降低言语残疾致残程度的必要措施。对于如唐氏综合征、脑性瘫痪和腭裂等遗传及出生缺陷相关的言语残疾，预防和康复措施包括开展孕产期诊断和筛查、改善围产期护理、腭裂手术、发音器官训练、语言功能和思维能力训练等内容。对于因脑卒中、脑炎等疾病导致的言语残疾，预防和康复措施应包括开展健康宣教减少如高血压、高血脂等疾病相关高危因素，实施免疫接种、传染病（如乙型脑炎、病毒性脑炎等）控制和隔离措施，对已发生失语的患者进行心理关注和言语康复以及功能训练等。对于因孤独症、智力低下、癫痫等发育障碍导致的言语残疾，预防和康复措施除前文所述的开展产前诊断与筛查外，开展心理治疗、日常生活能力训练、感觉统合训练、语言训练、交往能力训练将改善孤独症患儿的言语障碍，促进其言语功能的正常发展。对于意外伤害及中毒导致的言语残疾，预防与康复措施应以预防为主，如完善环境安全管理体系；对于风险人群加强个人防护等。

言语残疾致残原因众多且复杂，其预防和康复工作任重而道远。我国目前对言语残疾的研究仍处于起步阶段，在预防策略和康复保障体系等多个方面与欧美发达国家仍有较大的差距。国家应加大对言语残疾预防与康复事业的投入，如建立言语残疾三级预防体系、加强言语康复专业人才的培养和相关机构的建设等，从而减少言语残疾的发生、降低致残程度、减轻言语残疾带来的家庭和社会负担。

第五节　我国听力残疾和言语残疾的流行病学
研究证据和应用

一、听力残疾的流行病学研究证据和应用

（一）听力残疾的流行趋势

来自全球多个国家和地区的研究一致表明，听力障碍患病率正在逐年上升。澳大利亚的研究显示，全国约六分之一（17.4%）的人口患有听力损失，到2050年，全国听力障碍患病率将总体增加1.5倍，上升至26.7%，即每四人便有一人患有听力损失。英国"听力损失行动"（Action On Hearing Loss）组织的一项研究预测，英国的听力损失人数将从2015年的1100万人增加至2035年的1560万人，增幅达50%。与高收入地区相比，中低收入国家的相关研究和数据较为匮乏。2010年巴西人口普查数据结果显示，巴西人口听力损失患病率为5.2%，据估计，这一患病率也将随着时间的推移而升高。

人口老龄化是听力障碍患病率呈上升趋势的主要原因之一。因老化相关的身体、器官功能衰退和疾病导致的听力损失往往是致残性的。来自英国国家统计局的数据显示，在50岁及以上人群中，超过五分之一的人患有致残性听力损失，而在70岁及以上人群中，这一比例达到了44.4%。2014—2015年，中国聋儿康复研究中心开展的吉林、广东、甘肃和陕西四省现场调查结果显示，60岁及以上人群致残性听力损失患病率达24.10%。据WHO估计，2018年全球约有4.66亿人患有致残性听力损失，患病率约为6.12%；到2030年，致残性听力损失总人数将上升到6.3亿；到2050年，这一数字很可能超过9亿，患病率达9.6%。其中，南亚、东亚和撒哈拉以南非洲地区将经历致残性听力损失人口的快速增长。听力损失和听力残疾已成为全球重要的公共卫生议题。

（二）听力残疾的风险因素

既往研究表明，除前文所述的遗传及出生缺陷因素外，导致听力损失以及获得性听力残疾的风险因素种类较多，主要可分为职业或娱乐环境的噪声暴露、慢性耳部感染、耳毒性暴露和其他感染因素。

首先，职业性噪声暴露会直接导致听力损失。美国国家职业安全与健康研究所（National Institute for Occupational Safety and Health，NIOSH）的一项研究调查分析发现，全球有超过400万伤残调整寿命年可归因于职业性噪声暴露，不同国家和地区的职业性噪声暴露听力损失的患病率在7%～21%。娱乐性噪声暴露也是导致听力损失的常见原因。据WHO估计，超过10亿年轻人由于长期高音量听音乐的习惯而有患听力损失的

风险。

其次，慢性耳部感染也是造成听力损失的重要原因。中耳炎每年影响全球约11%超过7亿的人口，其中一半以上是儿童。若未得到妥当的治疗，中耳炎将继续发展为慢性中耳炎或化脓性中耳炎。超过50%的慢性化脓性中耳炎患者可能会出现听力损失。因此，慢性耳部感染的早期识别和治疗对于避免听力损失、听力残疾的发生至关重要。

虽然基于当前的证据无法准确预测耳毒性导致的听力损失的未来趋势，但不可否认的是，它是导致目前全球听力损失流行的另一个重要风险因素。数据表明，治疗耐药结核病的氨基糖苷类药物具有耳毒性，其直接导致听力损失率在10%～50%。顺铂作为一种癌症治疗剂也同样具有耳毒性。研究数据表明，使用顺铂患者有75%～100%的概率会发生听力损伤。

近年来，听力损失的一些其他感染风险因素呈现变化的趋势。众所周知，先天性风疹感染和细菌性脑膜炎感染会导致新生儿和儿童严重的听力损失。因新型疫苗的接种率提高和覆盖范围的扩大，这些疾病的发病率在全球范围内均明显下降，也使得相关的听力损失的发生显著降低。然而，一些新型的听力损失感染风险因素也不断出现。例如，近些年出现的寨卡病毒被发现会增加婴儿的听力损失风险。

（三）听力残疾导致的相关健康结局

听力障碍不仅影响个体的听力与语言交流，还与一系列其他不良健康结局相关。首先，听力损失会导致个体的生活质量下降和社交活动减少，增加个体焦虑、抑郁甚至自杀的风险。因听力损伤带来的言语信息获取困难，往往导致听力障碍患者退出社交活动，减少聚会、讲座等文化娱乐活动，增加了个体的社交隔离和孤独感，继而影响心理健康。针对全球35项研究、147万老年人口的荟萃分析结果显示，听力损失人群患有抑郁的风险显著更高，且这一关联并不受个人社会人口学因素（如性别、种族、受教育水平等）的影响。此外，如上文所述，听力损失会导致社会参与的减少，这在影响个体生活质量和福祉的同时，也会因听觉和智力刺激的减少而引起中枢神经系统的变化，导致认知功能的衰退，增加痴呆症的发生和进展风险。基于巴尔的摩老龄化纵向调查（Baltimore Longitudinal Study of Aging）的数据研究发现，对于55岁及以上老年人，听力损失程度与记忆力和执行功能得分呈独立反向关联：25dB HL听力损失相关的认知功能的下降与年龄增长6.8岁相关的认知功能下降相当。鉴于听力损失对老年人的精神健康和福祉造成的严重影响，应对听力残疾人群进行评估和重点干预，以减轻这一人群的精神健康负担，提高其生命质量。

（四）听力残疾的预防措施

鉴于听力残疾患病率和患者数量的持续增长，全球各国均需广泛地开展预防措施，同时尽可能解决听力保健服务的现有障碍，满足日益增长的康复需求，从而减轻听力障碍带来的疾病负担和社会负担。第一，针对感染导致的听力损失，广泛的开展免疫接种、社区健康及母婴健康宣教能够显著的降低产前、新生儿期及儿童期的感染风险从而预防由此引发的听力障碍。第二，通过早期识别和治疗急性中耳炎等耳部疾病，可以避免慢性中耳炎等引起的听力损失，公共卫生和个人健康行为的宣教也将减少慢性耳部感染的发生。第三，实施降低噪声、增设防护设备等职业环境听力保护计划措施将有效降低职业噪声暴露导致听力损失的风险，相关的手术及治疗管理也将改善患者预后，从而降低致残性听力损失的发生。制定安全噪声水平监管标准将有助于减少娱乐噪声导致的听力损失。第四，实施耳毒性药物检测方案，提高卫生专业人员的相关知识，并针对如耐药感染、癌症等耳毒性风险相关治疗患者开展听力评估，将降低患者听力损失的发生风险或遏制听力损失的进展。

此外，国家公共卫生系统应制定全面的循证策略，以改善社区一级的耳科和听力保健，为包括婴儿、学龄儿童和老年人在内的听力损失高危人群提供筛查和干预服务，从而减少听力损失造成的疾病负担和经济负担。一方面，政府应全面开展听力保健宣教活动，促进大众识别早期听力问题，避免听力损失的发生，并减少使用听力辅助设备带来的病耻感。另一方面，改善听力康复治疗及助听器等听力设备的提供和维护服务的可及性将有效提高听力损失患者的社会参与和生命质量。

当前，全球听力损失患病率和人口数量均呈持续升高的趋势。世界各国亟须设计并实施相关公共卫生防治措施并提高大众听力保健意识，从而预防听力损失以及听力残疾对人口健康所带来的危机和挑战，为未来制定公共政策奠定坚实的基础。

二、言语残疾的流行病学研究证据和应用

如前文所述，由于言语残疾多是因听力障碍、神经性疾病、大脑损伤、智力残疾等疾病导致的健康和社会功能的损伤，近些年全球范围内鲜有针对言语残疾流行状况的调查研究，我国也仍缺少言语残疾的最新流行病学数据。2006年中国第二次全国残疾抽样调查数据显示，我国人口言语残疾患病率为0.53%。82.6%的言语残疾患者年龄在15岁及以上。尽管我国言语残疾的患病率呈下降趋势，但由于快速的人口老龄化，言语残疾人口的绝对数量仍在增加。依照第二次残疾人抽样调查的言语残疾患病率进行估计，中国言语残疾的人口数量已达740万。较为庞大的言语残疾人群对患者家庭和整个社会带来了巨大的经济和照料负担。下文将结合既往研究，分别以最为常见的儿童言语障碍和老年脑卒中后言语障碍为例，介绍言语残疾的康复研究进展。

（一）儿童言语障碍的康复对策及康复治疗进展

因遗传、出生缺陷、发育障碍等因素，言语障碍/残疾在婴幼儿期及儿童期的发生风险较高，是幼儿及儿童最为常见的残疾之一。既往研究显示，2岁时言语障碍发生风险为

17%，3岁时为4%～7.5%，到6岁时则降至3%～6%。目前临床上针对儿童言语障碍的筛查方法主要包括：①丹佛发育筛查测试（Denver Development Screen Test，DDST）是由美国丹佛心理学家Frankenburg等于1967年编制的用于评定0～6岁儿童的发育状况的他评量表。该量表主要包括对个人—社交、精细动作—适应性、语言和大运动4个方面的发育评估，其中的语言部分适用于言语障碍的筛查。②韦氏幼儿、儿童智力量表（The Wechsler Preschool and Primary Scale of Intelligence，WPPSI；The Wechsler Intelligence Scale for Children，WISC）由美国David Wechsler创制，是当前国内外应用最广的诊断性智力测试，由言语理解、知觉推理、工作记忆、加工速度四部分组成，其中的言语理解部分可用于儿童言语障碍的筛查和诊断。

对于常见的因听力障碍、脑性瘫痪造成的儿童言语障碍而言，多存在运动性构音障碍、语言发育迟缓等问题。因此，目前针对儿童言语障碍的康复治疗主要包括口腔功能训练、听觉辨认、构音训练三部分内容。①口腔功能训练主要是针对口腔运动功能较差的儿童开展的改善口腔功能的康复训练，训练方法包括有通过手指、牙刷等按摩方式增加口腔本体研究感觉，通过压舌板、鼓腮、吸管训练加强口腔肌肉力量，通过舌操提高口腔协调运动能力、口形练习等内容。②听觉辨认主要是通过对错误发音的夸大处理，并辅以听觉反馈，从而矫正言语障碍儿童的构音。③构音训练是针对构音器官结构或生理功能失调引起的言语障碍的训练方法，包括单音水平、音节水平、单词水平和句子水平训练，以及口腔本体干训练等内容。

儿童言语残疾的致残原因复杂且相互影响。第二次全国残疾人抽样调查数据显示，我国言语残疾儿童人数众多（约150万人），残疾程度较重，约52.7%为一级残疾。农村儿童言语残疾的患病率远高于城市儿童。智力低下、脑瘫和听力障碍是儿童言语残疾最常见的致残因素。我国言语残疾儿童的康复服务使用率极低，仅有9.7%接受过任何形式的康复训练与服务。因此，针对我国儿童言语残疾的流行和康复情况，应采取以下应对措施。①实施并扩大儿童期发育筛查项目，实现儿童言语障碍的早发现和早干预。②完善医疗机构对儿童言语障碍的诊断及康复治疗。③推进言语障碍康复机构的建设。④通过健康宣教、医疗资源投入等方式加强农村儿童言语残疾的防治。⑤健全言语残疾儿童福利政策法规、将言语残疾康复纳入医保和社区康复体系。

（二）脑卒中后言语障碍的康复治疗进展

脑卒中后常常会发生言语障碍。调查显示，有30%～40%的脑卒中患者会出现各类言语功能障碍，包括混合型、痉挛型、单侧上运动神经元型及运动失调型等。目前，脑卒中后言语障碍的康复治疗方法包括基础训练、针对性训练，以及中医治疗、心理治疗等其他康复措施。

脑卒中患者的言语障碍主要表现在构音和韵律方面。"呼吸、发声、共鸣"三大系统的正常运行是构音和韵律能力恢复的关键环节。因此，脑卒中后言语障碍的康复治疗应首先开展这三大系统的基础训练。第一，言语过程需要口腔吸入气体以维持自然的发声和共鸣。脑卒中患者常存在呼吸异常、呼吸支持下降等问题。因此，采取腹式呼吸训练、最长声时或逐字增加句长训练、呼吸肌力量训练等，将有效改善脑卒中患者的言语功能。已有临床研究表明，腹式呼吸训练能够提高弛缓型言语障碍患者的语言清晰度。同时，呼吸肌力量训练也被证明能够提升运动不及型言语障碍患者的言语呼吸功能。第二，发声训练包括音调训练、响度训练、音质训练。发声训练方法能够改善患者发声肌群的肌张力，帮助其恢复正常发声。实验研究证明，音调训练能够改善脑卒中后言语障碍患者的音调能力和言语运动协调性。励－协夫曼响度治疗（Lee Silverman voice treatment，LSVT）作为国内外常用的响度训练方法被证明具有良好的疗效。随机对照研究表明，音质训练可以显著改善患者的发声功能。第三，共鸣训练多用于弛缓型、痉挛型言语障碍患者的康复训练。此类患者在发声时多存在鼻音过重问题。共鸣训练能够显著减少患者的鼻腔共鸣，增加口腔共鸣。

"构音、韵律"训练是脑卒中后言语障碍患者言语康复治疗的另一个重要组成部分。其中构音训练能够提高患者的语音清晰度，提高言语可懂度。构音训练包括口部运动训练和构音音位训练。既往研究表明，口部运动训练能够改善多种类型的言语障碍患者构音器官的感知觉、帮助扩大构音器官运动范围、提高构音器官运动准确性，从而显著改善言语功能。构音训练则有助于改善构音器官的协调运动能力，提高构音清晰度。韵律训练主要包括语速训练、语调训练和重音训练等内容，通过视觉、听觉和视听联合反馈，改善超音段音位特征，提高言语可理解度及自然度。

此外，除"呼吸、发声、共鸣"基础训练和"构音、韵律"针对性训练外，其他类型的康复治疗方式也已应用于脑卒中后言语障碍患者的康复措施中，主要包括传统中医康复治疗、物理治疗和心理治疗等内容。其中，中医康复治疗方法主要指针灸治疗。这一治疗方式能够提高患者大脑皮层神经细胞的兴奋性，从而促进言语功能的恢复。已有随机对照试验表明，针灸治疗能够显著提高脑卒中后言语障碍患者的言语功能。针对言语障碍患者的物理治疗主要指通过神经肌肉电刺激作用于喉部肌群，促进发音相关肌肉之间协调运动，从而帮助患者恢复言语功能。心理治疗能够改善脑卒中患者因突发疾病而产生的抑郁和焦虑等心理问题。研究显示，心理治疗与言语训练结合的康复方式对患者的言语功能的改善作用更为显著。

综上所述，基础训练、针对性训练并辅以中医、物理和心理治疗，对脑卒中后言语障碍患者言语功能的恢复有较好的疗效。未来应发展综合言语康复模式，结合多种康复治疗方法和新兴医学技术，探索不同言语障碍类型患者的最佳康复方案，从而进一步提高脑卒中后言语障碍患者的生命质量。

（何　平　丁若溪）

思考题

1. 概述听力残疾致残因素有哪些？
2. 导致言语残疾的病因哪些？
3. 听力残疾的预防对策有哪些？

参 考 文 献

［1］高峰，贾美香，董静怡，等. 孤独症谱系障碍儿童语言/言语情况分析［J］. 临床精神医学杂志，2020，30（1）：39.

［2］葛胜男，尹敏敏，万勤，等. 脑卒中后言语障碍康复治疗研究进展［J］. 听力学及言语疾病杂志，2021，29（1）：102-106.

［3］贺花兰. 最小音位对比训练对提高听障儿童语音清晰度的效果研究［J］. 中国听力语言康复科学杂志，2018，16（1）：67-69.

［4］胡向阳. 我国听力障碍现况与预防策略研究［D］. 北京：北京大学人口研究所，2016.

［5］赖日英，董文兴，颜海霞，等. 腹式呼吸训练结合语音训练在弛缓型构音障碍方面的运用效果［J］. 中国妇幼健康研究，2017，28（S1）：519-520.

［6］李勇，郑洁皎，段林茹，等. 言语训练结合心理支持对卒中后构音障碍的疗效研究［J］. 老年医学与保健，2017，23（3）：165-166，174.

［7］潘世松. 言语残疾预防与对策研究［M］. 北京：中国社会科学出版社，2011.

［8］孙喜斌，刘志敏. 残疾人残疾分类和分级《听力残疾标准》解读［J］. 听力学及言语疾病杂志，2015（2）：105-108.

［9］AVNSTORP M B，HOMØE P，BJERREGAARD P，et al. Chronic suppurative otitis media，middle ear pathology and corresponding hearing loss in a cohort of Greenlandic children［J］. International journal of pediatric otorhinolaryngology，2016，83：148-153.

［10］DARLING-WHITE M，HUBER J E. The impact of expiratory muscle strength training on speech breathing in individuals with Parkinson's disease：A preliminary study［J］. American Journal of Speech-Language Pathology，2017，26（4）：1159-1166.

［11］DEANTONIO R，YARZABAL J P，CRUZ J P，et al. Epidemiology of otitis media in children from developing countries：A systematic review［J］. International Journal of Pediatric Otorhinolaryngology，2016，85：65-74

［12］KRIST A H，DAVIDSON K W，MANGIONE C M，et al. Screening for hearing loss in older adults：US Preventive Services Task Force recommendation statement［J］. JAMA，2021，325（12）：1196-1201.

［13］GAFFNEY M，EICHWALD J，GAFFNEY C，et al. Early hearing detection and intervention among infants—Hearing Screening and Follow-up Survey，United States，2005-2006 and 2009-2010［J］. MMWR Surveill Summ，2014，63（2）：20-26.

［14］HE P，WEN X，HU X，et al. Hearing aid acquisition in Chinese older adults with hearing loss［J］. American journal of public health，2018，108（2）：241-247

［15］JCHI：Joint Committee of Infant Hearing. Position statement：principles and guidelines for early hearing detection and intervention programs［J］. Pediatrics，2019，4（2）：1-44.

［16］KENT R D. Nonspeech oral movements and oral motor disorders：A narrative review［J］. American Journal of Speech-Language Pathology，2015，24（4）：763-789.

［17］LAWRENCE B J，JAYAKODY D M P，BENNETT R J，et al. Hearing loss and depression in older adults：a systematic review and meta-analysis［J］. The Gerontologist，2020，60（3）：e137-e154.

［18］QI Z，SANCHEZ A Y，GEORGAN W C，et al. Hearing matters more than seeing：A cross-modality study of statistical learning and reading ability［J］. Scientific Studies of Reading，2019，23（1）：101-115.

［19］MCINTYRE P B，O' BRIEN K L，GREENWOOD B，et al. Effect of vaccines on bacterial meningitis worldwide［J］. The Lancet，2012，380（9854）：1703-1711.

［20］MISHRA R S，MOHANTY S K. Socioeconomic and health correlates of disability in India［J］. International Journal of Community Medicine and Public Health，2017，5（2）：600-610.

［21］RUMBACH A F，ROSE T A，Cheah M. Exploring Australian speech-language pathologists' use and perceptions of non-speech oral motor exercises［J］. Disability and rehabilitation，2019，41（12）：1463-1474.

［22］TALAAT H S，METWALY M A，KHAFAGY A H，et al. Does passive smoking induce sensorineural hearing loss in children？ ［J］. International journal of pediatric otorhinolaryngology，2014，78（1）：46-49.

［23］WILSON B S，TUCCI D L，MERSON M H，et al. Global hearing health care：new findings and perspectives［J］. The Lancet，2017，390（10111）：2503-2515.

［24］ZHENG X，CHEN G，SONG X，et al. Twenty-year trends in the prevalence of disability in China［J］. Bulletin of the World Health Organization，2011，89：788-797.

［25］ZHONG B L，LUO W，XU Y M，et al. Major depressive disorder in Chinese persons with speech disability：High rates of prevalence and perceived need for mental health care but extremely low rate of use of mental health services［J］. Journal of Affective Disorders，2020，263：25-30.

第九章

智力残疾流行病学

随着我国全民食盐加碘、遗传咨询、产前检查、营养改善、妇幼保健等工作的实施，我国智力残疾现患率显著下降。2006年第二次全国残疾人抽样调查显示，我国智力残疾现患率为4.23‰，智力残疾人占全国残疾人总数的6.68%。当前智力残疾人日渐增长的康复需求与康复服务供给不足之间存在矛盾。面对现存的问题和矛盾，从流行病学的视角出发，对智力残疾的流行特征、危险因素、康复服务现状等问题进行系统、全面的总结和分析，对减轻智力残疾负担、加强全人群全生命周期智力残疾预防、健全康复服务网络和提升全民智力残疾预防素养都具有重要意义。

第一节　概　　述

一、智力残疾的定义

智力残疾是一种以智力功能障碍与适应功能障碍为特征的发育障碍，是常见的残疾类型之一。智力残疾尚没有明确的、公认的定义，在不同国家、不同时期、不同学科中可能有不同的名称，如智力残疾在教育学、心理学、社会学、医学中亦被称为"智力缺陷""智力落后""智力低下"等。国外有过许多智力残疾的同义词，如精神发育迟缓（mental retardation）、低能（mental subnormality）、智力薄弱（feeble mindedness）、智力发育不全（oligophrenia）等。

我国1987年全国残疾人抽样调查将智力残疾定义为"智力活动能力明显低于一般人的水平，并显示出适应行为的障碍"。2006年第二次全国残疾人抽样调查发布的《第二次全国残疾人抽样调查残疾标准》和残疾人联合会发布的《中国残疾人实用评定标准》，在1987年定义的基础上又强调："智力残疾是由于神经系统结构、功能障碍，使个体活动和参与受到限制，需要环境提供全面、广泛、有限和间歇的支持，智力残疾包括在智力发育期间（18岁之前），由于各种有害因素导致的精神发育不全或智力迟滞；或者智力发育成熟以后，由于各种有害因素导致智力损害或智力明显衰退。"

目前国际上"intellectual disability"（ID）一词已逐渐取代"mental retardation"（MR），用来描述以智力低下和适应性行为障碍为主要特征的疾病。ID强调智力残疾的残疾状态，被广泛使用于卫生政策、卫生服务等领域。而随着WHO《国际疾病分类》（ICD）修订工作的进展，"intellectual developmental disorders"（IDD）在ICD-11中取代了ICD-10中使用的MR，被用于疾病分类中，强调智力残疾不仅是智力缺陷问题，更是一种健康状态，是一种存在多种病因和多种合并症的临床综合征。

二、智力残疾的诊断

智力残疾一般按智商（intelligence quotient，IQ）和社会适应性进行诊断，诊断标准为智力功能水平与适应性行为均显著低于平均水平，即低于平均水平的两个或两个以上标准差。

智力残疾评估的重要组成部分之一就是智力测验。不同智力测验以不同智力概念模型为依据，多维度评价智力水平（如语言智力、数理智力、空间智力、动觉智力等）。美国心理学家韦克斯勒编制的韦氏智力量表（Wechsler Intelligence Scale）是最常用的智力测评工具，可供4～74岁人群进行一般智力测量，其中韦氏学龄前儿童智力量表第四版（Wechsler preschool and primary scale of intelligence，WPPSI-Ⅳ）适用于2～6岁幼儿与学龄前儿童，第五版韦氏儿童智力量表（Wechsler intelligence scale for children，WISC-Ⅴ）适用于6～16岁儿童与青少年，第四版韦氏成人智力量表（Wechsler adult intelligence scale，WAIS-Ⅳ）适用于16岁以上人群。其他常用的智力测评工具还包括：测量5～18岁儿童认知处理能力的认知评估系统（第二版）（cognitive assessment system，CAS2）；评定3～18岁儿童的智力和学业成就水平的考夫曼成套儿童评估测验（Kaufman assessment battery for children，KABC-Ⅲ）；评估2～89岁个体的智力和认知能力的斯坦福-比奈智力量表（第五版）（Stanford Binet intelligence scale，SB5）。

适应性行为（adaptive behavior，AB）则是一个多维结构，适应性行为评估能够更好地反映智力残疾个体的日常生活状况，并辅助智力测验，为智力残疾的鉴别与诊断、教育和干预计划的制定以及教育与干预质量的评估提供可靠的依据。常用的适应性行为评估量表有：文兰适应行为量表（第二版）（Vineland Ⅱ），该量表用于评估0～90岁个体在运动技能、日常生活技能、沟通技能和社会化方面的适应性行为；独立行为量表修订版（scale of independent behavior-revision，SIB-R），该量表用于评估3个月至80岁个体的适应性行为和8大问题行为；适应性行为量表（adaptive behavior scale，ABS），包括学校版、住所与社区版。

在进行智力残疾临床诊断时，应根据年龄和智力损害的程度选择合适的智力测评工具和适应性行为量表。同时应考虑测量误差，以及可能影响测量结果的环境和个人因素。进行智力残疾诊断时，需全面采集患者病史以及详细的生长发育史，必要时进行精神检查和躯体检查，对患者情况做出全面的临床评估。同时，在诊断过程中应该注意智力残疾和其他疾病的鉴别诊断：包括智力暂时发育迟缓、特定性发育障碍、精神分裂症、孤独症、注意缺陷多动障碍等。

三、智力残疾的分类

国内外关于智力残疾的分类标准各不相同，包括按智力水平、教育可能性、国际疾病编码、所需支持程度、适应性行为分类等。

（一）我国智力残疾分级

1. "国标"版智力残疾的分级标准　我国第二次残疾人抽样调查智力残疾分类依据《残疾人残疾分类和分级》国家标准（GB/T 26341—2010），将智力残疾按级别分为：一级～四级，其中以一级最为严重（表9-1）。

表9-1　我国智力残疾的分级标准

分级	发育商（DQ）0～6岁	智商（IQ）7岁及以上	适应行为（AB）	WHO-DAS II 分值 18岁及以上
一级	≤25	<20	极重度缺陷	≥116分
二级	26～39	20～34	重度缺陷	106～115分
三级	40～54	35～49	中度缺陷	96～105分
四级	55～75	50～69	轻度缺陷	52～95分

WHO-DAS II 分值反映的是18岁及以上年龄段人群的活动与参与情况。0～6岁儿童若发育商<72，则直接按发育商分级；若发育商在72～75范围内，则按照适应行为缺陷程度进行分级。对7岁及以上人群的智力残疾分级，则应同时考虑智商和适应行为，当两者的分值处于不同级别时，则优先按照适应行为缺陷程度确定分级。

不同级别的适应行为表现如下。

（1）极重度智力残疾（一级）：生活完全不能自理，进食、翻身、大小便、穿衣洗漱、自我移动均依赖他人照料。无法正常与人交流，且不能参与任何活动。针对这类智力残疾人应提供全面的支持。

（2）重度智力残疾（二级）：生活大部分不能自理，进食、翻身、大小便、穿衣洗漱、自我移动五项中有三项以上需要他人照料。可以与人交往但交流沟通能力差，运动能力发展较差。针对这类智力残疾人应提供广泛的支持。

（3）中度智力残疾（三级）：生活部分不能自理，进食、翻身、大小便、穿衣洗漱、自我移动五项中有一项需要他人照料。可以用简单的方式与人交流，可以参与简单的家务劳动和社会活动。针对这类智力残疾人应提供有限的支持。

（4）轻度智力残疾（四级）：生活可以自理，一般情况下生活不需要由其他人照料。基本能与人正常地交流和交往，能承担一般的家务劳动或工作，具备对周围环境有较好的辨别能力，可以正常参与一般的社会活动。针对这类智力残疾人应提供间歇的支持。

2. 按教育可能性的智力残疾的分级标准　中国残疾人联合会从接受特殊教育的角度出发，按照残疾儿童教育可能性分类，本质上也是一种根据智商水平的分类（表9-2）。

表9-2　特殊教育中儿童智力残疾分类

类别	IQ	智龄发育极限	学习能力	教育可能性
可教育性	50～75	10～11岁	可以进行基本的读、写、算，但感到困难	可以完成基本学业及日常事务
可训练性	30～49	6～7岁	学习能力有限，仅能学习简单的实用性课程和生活技能	可以完成自主生活能力的培养与职业技能的培训
可监护性	＜30	＜3岁	无学习能力	终生需要监护和照料

（二）国际常用智力残疾的分级标准

1. 采用《国际疾病编码》第10版（ICD-10）分类　见表9-3。

表9-3　ICD-10关于智力残疾的分类标准

分级	智商（IQ）
极重度	＜20
重度	20～34
中度	35～49
轻度	50～69
其他	因伴有其他缺陷难以使用常规手段来评定智力残疾等级
待定	因资料不足无法划进行分类

2. 采用《国际功能、残疾和健康分类》（ICF）分类　见表9-4。

表9-4　ICF智力残疾的评定表

分级	结构和功能		活动和参与					环境和支持
	结构	功能	自理和家庭生活	活动	理解和交流	人际交往和人际关系	教育、就业和社区活动	
一级	神经系统损伤严重	几乎无智力功能和计算推理能力；注意力、记忆力和定向能力几乎完全丧失	不能洗漱、穿衣、上厕所、独立居家生活、完成购物和家务劳动，进食困难，需有人长期照料与监护	不能独自外出、使用交通工具出行，在家里移动有困难。手的灵活性重度丧失，举起和移动物体极度困难	不能与人交谈，接受和表达语言、非语言信息均极度困难	无法与关系亲密的人或陌生人相处、结交新朋友或保持友谊	不能入校接受教育，无法实现经济自立，无法参与社区活动和娱乐休闲	需要环境在日常活动和参与的各个方面提供全面的支持
二级	重度神经系统损伤	具备一定的智力功能和计算与推理能力，但很差，注意力和记忆力大部分丧失。具备一定的定向力，但很差	不能独立居家生活和独自购物。洗漱、上厕所、穿衣、家务劳动、进食困难，大多数日常行为和活动需他人照顾	不能独自外出、使用交通工具出行，在家里移动有困难。手的灵活性很差，可以举起和移动物体，但比较困难	与人交谈困难，接受和表达语言、非语言信息困难	与关系亲密的人相处有困难。无法与陌生人相处、结交新朋友或保持友谊	接受学校教育困难，经济自立，无法参与社区活动和娱乐休闲	需要环境在日常活动和参与的各个方面提供广泛的支持（如在居家生活中、自理、活动、交流等方面的日常照顾或看护）
三级	中度神经系统损伤	智力功能和计算与推理能力较差，注意力和记忆力中度丧失，定向能力差	可以独立居家生活、购物和完成家务劳动，但有困难。洗漱、上厕所、穿衣比较困难，进食无明显困难，在适当监护下可自理生活	独自外出、使用交通工具出行比较困难，在家里移动无明显困难。手的灵活性比较差，但举起和移动物体无明显困难	与人交谈比较困难，接受和表达语言、非语言信息比较困难	与关系亲密的人相处无明显困难。与陌生人相处、保持友谊有困难。不能结交新朋友	进行学校教育比较困难。可以经济自立，但有困难。可以参加简单的社区活动和娱乐休闲	需要环境在日常活动和参与的各个方面提供有限的支持（如短期的就业训练，或是从学校到社会的过渡阶段的衔接和支持）
四级	轻度神经系统损伤	智力功能和计算与推理能力较差，注意力、记忆力和定向能力轻度丧失	洗漱、进食、穿衣、上厕所正常，独立生活数日，购物和家务劳动无明显困难，个人生活自理上可以达到完全的独立	能正常外出、使用交通工具出行，无明显困难。在家里移动无明显困难。手的灵活性损伤轻微，举起和移动物体基本无明显困难	与人交谈无明显困难，接受和表达语言、非语言信息无明显困难	与关系亲密的人可以正常相处。与陌生人相处、保持友谊、结交新朋友无明显困难	进行学校教育有一定困难，基本可以实现经济自立，参与社区活动和娱乐休闲无明显困难	需要日常活动和参与的各个方面提供间歇的支持（如在居家生活中、自理、活动、交流等方面，一般情况下都能独立完成，但遇到特定困难时需要支持帮助）

3.AAMR智力残疾的分级标准　美国智力落后学会（American association on mental retardation，AAMR）依据智商水平将智力残疾分为4类（表9-5）。

表9-5　AAMR智力残疾分类（按智商水平）

类型	智商（IQ）		标准差
	韦氏量表	比奈-西蒙量表	
轻度	69～55	65～52	-3.00～2.01
中度	54～40	51～36	-4.00～3.01
重度	39～25	35～20	-5.00～4.01
极重度	＜25	＜19	＜-5.00

AAMR于1992年对智力残疾分类进行了修改，视每个智力残疾人为独特的个体，按所需支持服务的类型和程度分为间歇的、有限的、广泛的和全面的支持服务四类（表9-6）。

表9-6　AAMR智力残疾分类（按所需支持服务的类型和程度）

支持服务类别	所需的支持服务
间歇的	平时生活不基本需要，特殊情况时根据具体需要而定（如生病时的照料）
有限的	经常性的但非一直持续存在的需求，往往具有周期性和规律性（如短期的就业训练）
广泛的	在某种特定环境（如工作场所或家中）持续性、经常性（如每天）的日常需要
全面的	持久的、依赖程度高的需求。这种支持服务由于在各种环境中都必须提供，且可能为终身性的需要，比其他类型的支持服务更具强制性，需要动员更多的人力来实现

4.按适应性行为分类　智力残疾人的智商水平是较难改变的，但其适应性行为可通过有效地训练得到改善。美国教育、卫生和福利部发布的各年龄阶段适应行为标准，按适应性行为对智力残疾进行分类，可以方便在完成对智残儿童的教育辅导后，对其社会适应能力的改善情况进行评估（表9-7）。

表9-7　按适应性行为对智力残疾的分类

级别	学前期（0～5岁） 成熟与发展	学龄期（6～21岁） 训练与教育	成人期（＞21岁） 社会和职业能力
轻度（Ⅳ级）	行为与同龄正常儿童无明显区别。通过训练可以具备一定的社会交往的能力。感觉迟钝、运动迟缓程度较轻	具备一定的教育可能性，20岁时大约可达到六年级程度的学业水平；经训练后能基本适应社会生活	通常在适当的训练与教育后，可基本掌握能维持最低限度自主生活的社会和职业技能；但在社会压力较大时，可能需给予适当的支持或资助

续 表

级别	学前期（0～5岁） 成熟与发展	学龄期（6～21岁） 训练与教育	成人期（＞21岁） 社会和职业能力
中度 （Ⅲ级）	可以说话及表达情感，社会人际交往能力，感觉动作能力尚好，经过训练，可在适当监护下达到生活自理	经过训练可获得一定的社会参与能力和职业技能；在学业方面基本无法超过小学二年级的水平。通过训练有掌握在不熟悉的地方单独旅游能力的可能性	可参与非技术性或半技术性的职业中可自立。但当社会经济发生重大变故时，需要对其进行监督或辅导
重度 （Ⅱ级）	感觉动作能力发育不良，语言表达能力极弱。基本不具备社会人际交往能力通过训练很难达到生活自理	通过基本、系统的训练的健康习惯，可以具备一定语言表达能力，在完全监督下可能可以达到部分生活自理	在较为稳定、可控的环境中可发展最起码的自理能力
极重度 （Ⅰ级）	全面迟滞，感觉迟钝、运动迟缓程度严重，生活完全依赖医护或照顾	可以完成某些动作发育，但自立能力在训练后收效甚微，生活仍需医护照顾	运动和语言能力基本不发展。可能只能具备极有限的自我照顾能力，生活仍需医护照顾

第二节　智力残疾的流行特征

一、全球流行特征

在不同的国家和地区，因研究者采用的调查方法和诊断标准不完全一致，不同地区智力残疾患病率的可比性较差。1985年WHO报道轻度智力残疾患病率为3%，中、重度患病率为0.3%～0.4%。根据2019年GBD数据分析结果，2019年全球共有智力残疾患者1.076亿，患病率为1.39%。

（一）地区分布

智力残疾的患病率在不同的国家和地区间差异很大。根据社会人口指数（socio-demographic index，SDI），将全球195个国家和地区按照人均收入水平、平均受教育程度和总和生育率等指标综合衡量的发展水平分为5个发展等级：低、中低、中等、中高、高水平。2019年全球智力残疾患病率中低发展水平地区最高（2.42%），高发展水平地区最低（0.33%）。总体上，SDI较低的国家和地区智力残疾患病率更高，亚洲和非洲地区与其他地区相比患病率更高。

根据2016年全球疾病、伤害和风险因素研究结果，智力残疾儿童多分布于低收入和中等收入国家，南亚地区智力残疾儿童占全球总数的31.1%，共390万［95% UI：310万～470万］。智力残疾儿童数量位居前三的国家分别是印度、中国、尼日利亚；智力残疾患病率以北非、中东地区最高，拉丁美洲最低。因智力残疾造成YLDs负担居前三位的国家分别是印度、尼日利亚、中国；每10万儿童因智力残疾造成的YLDs在北非和中东地区最高。

（二）人群分布

男性智力残疾的人数和患病率都略高于女性。2019年，全球共有5490万男性（1.42%）和5270万女性（1.37%）患有智力残疾。智力残疾患者的数量和患病率随着年龄的增长而减少，70岁以上年龄组中智力残疾患者共192万人（0.41%）；而0～9岁年龄组中智力残疾患者共有2580万人（1.98%）。智力残疾位居5岁以下儿童发育障碍的第三位，是所有发育障碍中负担最大、造成YLDs最多的发育障碍类型。2016年，全球5岁以下儿童智力残疾患病率为1983/10万［95% UI：1611/10万～2397/10万］，估计共有5岁以下智力残疾儿童12 534 231［95% UI：10 183 368～15 146 763］，智力残疾造成YLDs累积1 684 149［95% UI：1 200 213～2 541 784］。

（三）时间分布

全球范围内的智力残疾人数量呈稳步上升的趋势，1990年，全球智力残疾人数据估计约有9280万人；到2019年，全球智力残疾人数据估计达到1.076亿人。总体来说，智力残疾患病率呈现持续下降趋势，1990年智力残疾患病率为1.74%；到2019年，智力残疾患病率下降至全球人口的1.39%，年度变化百分比（annual percentage change，APC）为−0.80。在分年龄组后，儿童智力残疾的患病人数和患病率呈现出明显的下降趋势。1990年，0～9岁年龄组中智力残疾患者共2900万人（2.38%）；2019年，0～9岁年龄组中智力残疾患者降至2580万人（占人口的1.98%）。

二、我国流行特征

我国是智力残疾人人口大国，智力残疾儿童总数居世界第二位，因智力残疾造成的YLDs居世界第三位。2010年底我国智力残疾人568万人，多重残疾1386万人（其中包含智力残疾的达13.8%）。

（一）地区分布

根据我国2006年第二次全国残疾人抽样调查结果，智力残疾在我国东部地区患病率为4.08‰，构成比为37.25%；西部地区患病率为4.26‰，构成比为27.70%；中部地区患病率为4.65‰，构成比为35.06%。城市患病率为2.56‰，构成比为18.28%；农村患病率为5.09‰，构成比为81.72%。智力残疾在地区分布上城乡差异明显。造成农村地区智力残疾患病率高于城镇可能的原因有：农村医疗资源可及性差、健康教育缺乏、儿童更容易发生营养不良，且我国山区农村高发以智力残疾为主要特征的地方性克汀病；另外，在一些交通、信息闭塞、健康教育落后的农村地区，可能由于近亲结婚率高，导致子女的智力发育障碍。

（二）人群分布

根据我国2006年第二次全国残疾人抽样调查结果，智力残疾各年龄组患病率依次为：儿童（0～14岁）患病率为5.70‰，构成比为25.44%；成年（15～59岁）患病率为4.17‰，占比64.39%，老年（60岁及以上）患病率为3.12‰，占比为10.16%。智力残疾人口按照从5岁组划分后，0～4岁智力残疾患病率最高（7.64‰）。智力残疾人按性别进行分组后，男性智力残疾患病率为4.71‰，占比55.35%；女性患病率为3.91‰，占比44.65%。女性智力残疾现患率低于全国平均智力残疾患病率，而男性智力残疾患病率高于全国。同时，在按年龄进行划分后智力残疾患病的性别比在0～14岁年龄组最高；15～59岁年龄组智力残疾患病率则不存在明显的性别差异；而在60岁以上年龄组，性别比最低。在儿童组智力残疾患病率男性高于女性，造成患病率具有性别差异的原因可能与性连锁的智力发育障碍有关。X-连锁智力低下在小儿智力残疾中占25%～50%，且多见于男性。而在老年组智力残疾中老年女性多于老年男性，可能与女性的平均寿命较长有关。

（三）时间分布

总体来说，中国智力残疾患病率呈现下降趋势。1987年第一次全国残疾人抽样调查共调查1 579 316人，其中智力残疾者共15 235人，按1986年末全国人口数推算，全国共有智力残疾人1017万，占全国总人口的19.70%。2006年第二次全国残疾人抽样调查数据，共发现161 479名残疾人，其中智力残疾者共10 844人。根据国家统计局公布的2005年末全国人口数推算，全国共有智力残疾554万人，占残疾人总数的6.68%。从致病原因来看，尤其是低年龄组（5～29岁）因遗传性疾病、发育畸形、营养不良等先天性因素导致的智力残疾由12.6%（1987年）降至0.8%（2006年），其中营养不良导致的智力残疾下降趋势格外显著，由0.579%降至0.076%。因此，虽然智力残疾患病率下降趋势明显，但由于我国人口基数大，智力残疾群体仍然是一个庞大的弱势群体。

除两次全国性的大规模调查外，各省市也积极开展智力残疾现况调查和筛查，为政府及时、准确地了解智力残疾现状，制定相关政策，及时向智力残疾儿童提供适宜、有效的康复训练提供依据。2017年贵州省黔南自治州采用《儿童发育问题预警征象》调查表对农村少数民族0～6岁儿童进行筛查，再对筛查阳性的儿童采用《盖塞尔发育诊断量表》及《婴儿-初中学生社会生活能力量表》进行临床诊断，发现0～6岁儿童智力残疾现患率达25.43‰，高于全国平均水平，强调经济落后地区的智力残疾预防应受到高度的重视。2019年北京市利用0～6岁儿童残疾筛查工作季报对0～6岁儿童进行智力残疾初筛，阳性率7.43‰，低于北京市2004年0～6岁儿童残疾抽样调查中智力残疾筛查阳性率（1.74%）及智力残疾现患率（9.31‰），也低于陕西省0～6岁儿童智力残疾现患率（8.95‰）。

第三节 智力残疾的危险因素和病因学研究

智力残疾的发病是多因素、多阶段、多效应的复杂过程。智力残疾的病因广泛而复杂，根据2016年《全球疾病负担研究报告》(*Global Research on Developmental Disabilities Collaborators*)：5岁以下儿童的智力残疾中39.7%为先天性的智力障碍，21.0%是由早产并发症、感染和出生窒息等新生儿疾病导致，另外还有很大一部分智力残疾是由难以发现和确认的病因所导致的。

我国第二次残疾人抽样调查将智力残疾的致病原因划分为：①遗传性残疾；②发育缺陷非遗传性残疾；③非传染性疾病致残；④营养失调；⑤创伤及伤害致残；⑥原因不明和其他。遗传致残包括染色体异常和畸变、先天性代谢异常等，占智力残疾病因的13.01%；发育缺陷包括胎儿和新生儿窒息、发育畸形等，占智力残疾病因的7.87%；非传染性疾病包括脑血管疾病、惊厥性疾病等，占智力残疾病因的34.04%；营养失调占智力残疾病因的1.24%；创伤或意外伤害，包括母孕期外伤及物力伤害、产伤、工伤等，占智力残疾病因的6.80%；原因不明和其他原因导致的智力残疾占37.04%，其中由不良社会文化因素导致的智力残疾占2.84%。

男性智力残疾中由于先天性病因（22.07%）和获得性病因（42.93%）导致的智力残疾所占比例高于女性由于先天性病因（20.18%）和获得性病因（40.30%）导致的智力残疾；而女性由于原因不明和其他致残原因（39.52%）导致的智力残疾所占比例高于男性（35.02%）。随着年龄增长，先天性智力残疾所占比例逐渐下降，而获得性智力残疾所占比例逐渐上升。0～14岁组最常见的智力残疾病因为先天性致病因素（32.34%）；15～59岁组（40.73%）和60岁以上（63.37%）智力残疾的主要致残原因为后天性致病因素。

表9-8 我国智力残疾的致残原因构成 %

致残原因	合计	性别		年龄/岁		
		男	女	0～14	15～59	60＋
先天性	20.88	21.87	19.66	32.34	20.73	5.76
遗传	13.01	13.06	12.94	12.46	15.15	5.01
发育缺陷	7.87	8.81	6.72	19.89	5.58	0.75
获得性	42.08	43.11	40.81	30.71	40.73	63.37
非传染性疾病	34.04	33.57	34.63	26.39	33.39	58.19
营养失调	1.24	1.28	1.19	2.93	0.79	0.27
创伤及伤害	6.80	8.26	4.99	4.32	7.34	5.18
原因不明和其他	37.04	35.02	39.53	36.95	38.54	30.87
不良社会文化因素	2.84	2.77	2.93	6.76	1.55	1.60

近年来有研究显示，随着国家优生优育政策宣传和孕前、新生儿疾病筛查等医学干预措施的实施，原因不明的致病因素和脑疾病（如脑炎、脑瘫、脑积水等）已经超过遗传致病因素，逐渐成为导致智力残疾的主要病因。

一、遗传及先天因素

（一）染色体异常

常染色体和性染色体数目异常（如单体型、三体型、多倍体）、结构异常（如倒位、缺失、易位、重复、环形染色体和等臂染色体等）都是智力残疾的重要危险因素。

1. 唐氏综合征（Down's syndrome） 又称为先天愚型或21-三体综合征，是常染色体畸变中最常见的类型，其染色体核型有标准型、易位型和嵌合型三种。60%患儿在胎儿早期即夭折而流产，活产唐氏儿的主要临床特征为先天性智力低下、特殊面容和生长发育迟缓。孕妇高龄是唐氏综合征的高危因素。

2. 脆性X染色体综合征（fragile X syndrome） 是一种仅次于唐氏综合征的遗传性智力低下疾病，患者X染色体在形成过程中发生突变，导致长臂末端Xq27和Xq28之间出现容易发生断裂的脆性位点。脆性X染色体综合征患者通常身材较高，面长耳大，前额及颧骨突出，青春期后睾丸大于常人，常伴有智力残疾，且男性智力残疾患病率和严重程度高于女性，语言障碍较突出，有的患者可表现活动过度或被动消极行为，部分患者具有自残行为和类孤独症症状。

3. 先天性卵巢发育不全（Turner syndrome） 即特纳综合征，常见核型有：①单体型，由于父亲的精子或母亲的卵子异常导致胎儿的体细胞只有一条X染色体，另一条缺失。该核型多数在妊娠早期自然流产，存活个体临床症状典型。②嵌合型，部分体细胞有两条X染色体，部分仅有一条X染色体。③结构变异型，X染色体片段结构出现部分异常。患者特征为身材矮小，第二性征发育不良，卵巢缺如或发育不全，无生育力，部分患者有轻度智力残疾，有的还伴有心、肾、骨骼等先天畸形。

4. 先天性睾丸发育不全（Klinefelter's syndrome） 即克氏综合征，又称为曲细精管发育不全或原发小睾丸症。患者X染色体数目增多，比正常染色体多出了一条或几条X染色体，常见的核型是47,XXY；48,XXXY；49,XXXXY。患者特征为体型较高，双侧睾丸较小，两侧乳房肥大，不育或性功能障碍，部分患者出现轻度智力残疾。

（二）基因异常

这种类型的智力残疾是由于父母双方或其中一方携带致病基因，引发后代出现遗传缺陷所致。苯丙酮尿症、半乳糖血症、葡糖脑苷脂沉积病、黑矇性痴呆、脂质沉积症、黏多糖病、脑白质营养不良等疾病，为常见的伴有智力发育障碍的遗传代谢性疾病。还有部分智力残疾是在多个基因的累积效应基础上，加上环境因素的影响所致，如斯特奇-韦伯综合征、神经纤维瘤、结节性硬化、萎缩性肌强直症、先天性甲状腺功能减退症、着色性干皮病等疾病均导致智力发育障碍。以下对几种常见的因基因异常导致智力残疾的疾病进行简单介绍。

1. 苯丙酮尿症（phenylketonuria，PKU）　是遗传性代谢缺陷病的典型代表，是一种常见的常染色体隐性遗传的氨基酸代谢病。患者由于具有先天性苯丙酮酸羟化酶缺陷，使苯丙氨酸转化为酪氨酸的代谢途径受阻，致使苯丙氨酸通过肝脏代谢产生大量苯丙酮酸，苯丙酮酸为有害代谢产物，在体内蓄积后影响中枢神经系统的发育和正常的生理功能。苯丙酮尿症患儿常表现出不同程度的智力发育迟缓、智能低下，有明显的语言发育障碍。该病如果能早期诊断和早期治疗，患儿智力发育可趋于正常。

2. 半乳糖血症（galactosemia）　是一种先天性代谢病，属常染色体隐性遗传。常见病因为基因突变造成的1-磷酸半乳糖尿苷转移酶缺乏，使半乳糖代谢的中间代谢产物1-磷酸半乳糖代谢障碍，导致多种脏器受损。主要症状是智力残疾、营养障碍、白内障和肝脾肿大等。由于哺乳或人工喂养牛乳中含有半乳糖，患儿出生后会出现腹泻、呕吐、脱水等症状。1周后，患儿会出现肝脏肿大、黄疸、腹水和白内障。半乳糖血症患儿常夭折，即使幸存，在数月后会发生智力残疾。如果能及时诊断且出生后没有用乳类和乳制品喂养，则婴儿发育完全正常；但如果是中途停止禁食乳类食物，则仅可改善症状，智力仍然无法恢复至正常水平。

3. 结节性硬化症（tuberous sclerosis）　为一种常染色体显性遗传的神经皮肤综合征，是由父母一方携带突变的*TSC*1或*TSC*2基因遗传所致。主要临床表现有智力残疾、癫痫和面部皮质腺瘤三个特征。患儿较小时表现出智力发育受损，且年龄越大表现越明显，同时伴语言发育缓慢、行为异常。

4. 先天性甲状腺功能减退症（congenital hypothyroidism）　又称为呆小病、克汀病（cretinism），为甲状腺素合成不足所致的全身性疾病，也是导致智力残疾的常见疾病之一。散发性甲状腺功能减退症是由于患儿甲状腺发育不良或者激素合成障碍所致；地方性甲状腺功能减退症则是因母亲孕期饮食中缺碘所致。就患病率而言，女孩的先天性甲状腺功能减退症的发病率和患病率均高于男孩。患先天性甲状腺功能减退症的儿童特殊面容表现为：头大、颈短、皮肤粗糙、面色苍黄、毛发稀疏、干脆、无光泽、面容浮肿、眼睑水肿、眼距宽、鼻梁低平、舌厚大常伸出口外，表情呆滞。患儿由于甲状腺功能不足，智力低下症状明显，智力发育迟缓，神经反射迟钝；另外，还常见代谢障碍、生理功能低下、生长发育迟缓。

（三）先天性颅脑畸形

指颅骨和/或脑组织先天性发育异常的一大类疾病。颅脑先天畸形的发病机制尚未完全明确，目前研究表明与遗传因素、环境因素、神经发育因素有关。其中小脑畸形、先天性脑积水、神经管闭合不全等疾病常伴有智力残疾。

二、环境因素

（一）感染性疾病

母亲怀孕期间，尤其是在孕早期，感染巨细胞病毒、风疹病毒、HIV病毒、弓形虫、梅毒螺旋体等，可能会导致胎儿脑部发育出现缺陷，造成先天性智力残疾。由于婴幼儿和儿童时期神经系统生理功能发育不成熟、血脑屏障不完善，中枢神经系统易受到各种病原微生物的侵袭。脑炎、脑膜炎等严重的中枢神经系统感染是婴幼儿和学龄前期儿童智力残疾的主要病因。

（二）非传染性疾病

1. 妊娠和分娩相关的危险因素　妊娠合并糖尿病、孕期严重贫血、妊娠期高血压、先兆子痫、多胎妊娠、孕妇合并肾脏病、甲状腺疾病等可引起母体内代谢紊乱，致使宫内环境变化，胎儿智力发育受损。孕期使用的药物多数可通过胎盘进入胎儿体内，孕期使用抗肿瘤、抗甲状腺、抗癫痫、水杨酸类药物等可能增加智力残疾的发生风险。母亲在孕期接触或食用有毒有害物质，如铅、汞、大剂量辐射等也可能引起胎儿先天性智力残疾。另外，高龄孕产妇、孕早期过量摄入酒精、孕期营养不良、孕期吸烟、孕期强烈或长期的心理应激或持续性的焦虑抑郁等都可能影响胎儿智力的正常发育。

分娩期并发症，如分娩时的前置胎盘、胎盘早剥、产伤、产程过长、早产、宫内窘迫等都可能造成胎儿缺氧、颅脑损伤。

2. 新生儿及儿童期疾病　新生儿胆红素脑病、颅内出血、颅脑外伤，由溺水、窒息、癫痫、一氧化碳中毒导致的脑缺氧，甲状腺功能减退、重度营养不良、特殊感官缺陷如听觉或视觉障碍会降低儿童生长发育中接受的听觉和视觉刺激，影响智力正常发育。

（三）社会环境因素

早期教育缺失、社会隔离等因素使儿童错过思维、认知发展的黄金时期，人际交往能力缺失，均会对智力发育、适应性行为造成不良影响。

第四节　智力残疾的预防控制和康复

智力残疾虽然可以通过康复治疗和康复训练提高社会适应能力，但很难做到完全治愈，因此预防智力残疾非常重要。对于新婚夫妇，应重视婚前检查和新生儿遗传性疾病筛查；孕产妇则应该做好围产期保健，定期产检以避免围产期并发症，对怀孕期间发生的异常要及早发现，及早处理；对于新生儿和儿童应尽早治疗可能致智力残疾疾病，以上都是智力残疾的重要防控手段。其中，新生儿常见遗传代谢性疾病的筛查能够及早对智力残疾患者进行甄别，也可为病因治疗奠定基础，及早开展针对性干预与治疗，从而有效地防止智力残疾继续发生和恶化。

一、预防策略

（一）全球预防策略

WHO制订的预防智力残疾行动计划包括：①孕妇服用加碘盐，预防碘缺乏性智力残疾；②孕妇禁酒，避免胎儿酒精综合征；③苯丙酮尿症早筛查、早治疗，限制患儿饮食摄入苯丙氨酸，提供生长发育所需的必要营养，防止脑功能受损，保证婴儿智力正常发育；④污染物治理，预防铅等重金属中毒；⑤重视产前基因检测，筛查唐氏综合征等先天性智力残疾；⑥及时接种疫苗，预防风疹病毒等对孕妇及胎儿的感染；⑦补充营养，保证妇女在生命早期和孕期营养充足，以预防胎儿因营养不良而智力发育出现问题；⑧重视儿童惊厥性疾病的预防、治疗等。

（二）我国智力残疾预防策略

我国的残疾预防工作以社区和家庭为基础，覆盖全人群和全生命周期，坚持普遍预防和重点防控相结合的策略。根据WHO的技术报告和各国残疾预防的实践经验，三级预防模式是智力残疾预防的一个可行模式：一级预防，预防可能导致智力残疾的疾病和伤害的发生；二级预防，早发现、早诊断、早治疗，预防致残性伤病发生后智力残疾的发展，这两级预防主要是降低全人群智力残疾发生风险，三级预防则是防止智力残疾发生后出现更严重的残障。

1. 一级预防　采取推广婚前检查、倡导优生优育、禁止近亲结婚、对缺碘地区重点对象适时科学补碘、科学接生等主动措施，预防智力残疾。

2. 二级预防　阻止某些致病因素造成智力残疾，早期发现苯丙酮尿症、先天性甲状腺功能减退症等导致智力发育障碍的疾病，尽可能在症状尚未明显之前就做出诊断，以早期干预。此外，针对部分有智力残疾风险而又无明显障碍表现的"高危儿童"，要多方面给予关注和帮助，降低智力残疾。

3. 三级预防　缓解智力残疾带来的不良后果。智力残疾尚无有效药物治疗，比较有效的方式是开展早期康复训练，改善功能，提高社会适应能力。

二、治疗与康复

对于智力残疾人的治疗原则是以康复训练和教育为主，并辅以心理治疗，若智力残疾伴精神症状者还需对症用药。

（一）康复训练和教育

智力残疾人群所需的主要康复形式为社区康复服务和家庭康复服务，康复内容为康复训练与服务（如贫困残疾人救助与扶持、医疗服务与救助、生活服务等）。智力残疾人的康复教育体系可分为学前教育与康复、学校教育、成年康复服务三个阶段。学前康复训练主要包括运动技能、语言能力、认知能力以及生活自理和社会交往等领域的训练；学校教育主要包括社会公德及文明习惯的养成、适应能力的提高、劳动技能的掌握等；成年康复服务的主要形式为职业及生产劳动技能培训，康复训练的主要内容包括：生活自理能力训练、社会生活能力训练、职业及劳动技能训练。

对智力残疾人进行康复训练和教育，要求家长、特教学校教师、医生、康复训练师等家校医社多方配合。在对患者进行教育和康复训练时，要根据患者的智力水平和适应性行为水平具体分析、因材施教，制定具有针对性的康复训练方案，使患者能够掌握与其智力水平相当的各项能力。对不同等级的智力残疾人的教育和康复训练内容如下。

1. 轻度智力残疾　我国特殊教育学校数量呈现逐年增加态势，绝大多数省份都建立了特殊教育学校，或在普通中、小学设立了特殊教育班。轻度智力残疾人通常可获得小学中低年级的教育内容。若适应良好，则应进入普通小学继续学习；当不能适应时还可在普通小学特殊教育班或特殊教育学校就读。家长和教师要运用生动、直观、通俗易懂的方式对教育过程中学到的知识与知识点进行反复巩固。

智力残疾儿童在日常生活及社会适应能力等方面的发展与训练主要有：辨认及运用硬币选购简单物品，基本劳动技能如打电话、医院就医的语言沟通、搭乘公共交通工具、穿脱衣物、物品布置与摆放，规避风险及应对紧急情况等的方法。对于年满16周岁的轻度智力残疾者应当给予职业培训，使其能自主生活并在成年时自给自足。

2. 中度智力残疾　中度智力残疾人应着重进行生活自理能力和社会适应能力的康复训练，掌握洗漱、换衣的基本自理能力以及在人际交往中经常使用的基本语言，在人际交往中有正常的行为及基本礼仪并能正确地表达其要求与意愿。

3. 重度、极重度智力残疾　重度智力残疾人经过康复训练，应当具备与照顾者进行交流、协调的基本技能，具备进食、如厕等简单生活能力以及自卫能力，进行简单的语言交流，向照料者表达饥饱、冷暖等。训练时，每项技能可分解为若干简单环节，再经过循序渐进的重复强化训练来使其掌握。然而，目前很难对极重度智力残疾者进行任何形式的教育或康复培训。

（二）心理治疗

临床心理治疗师应该根据智力残疾人异常的行为与情绪，进行相应心理治疗。其中行为治疗就是常用且行之有效的治疗手段。行为治疗能让智力残疾人确立并固化正常行为模式、降低攻击性或者自残行为。智力残疾人家属接受心理治疗有助于学习智力残疾知识、降低焦虑、更加有效配合专业人员对患者进行教育康复培训。

（三）药物治疗

1. 病因治疗　适用于有明确致残病因的智力残疾人。如限制半乳糖血症患儿进食含乳糖食物，苯丙酮尿症患儿采用低苯丙氨酸饮食，先天性甲状腺功能减退症患儿接受甲状腺激素替代治疗，先天性脑积水、神经管闭合不全及其他颅脑畸形进行外科手术治疗等。另外，在单基因遗传病基因治疗研究方面亦有重大突破，有望用于基因异常导致的智力残疾的治疗。

2. 对症治疗　对于患有精神障碍或精神症状的智力残疾人，其社会适应障碍往往更加严重，对教育和康复训练的接受度也更差。针对这类智力残疾人，应根据其伴有的精神障碍的临床症状选用相应的药物进行对症治疗。用药时应从小剂量开始，根据患者的年龄和精神症状的严重程度灵活调整，并逐渐增加到有效剂量，当症状缓解或得到控制后不能马上停药，应逐渐减量停药。

如对智力残疾伴注意缺陷多动障碍患者，在注意力不集中、过度活动及情绪冲动严重影响患者教育及康复训练的情况下，可选用哌甲酯或者托莫西汀对症治疗。而对于智力残疾伴幻觉、妄想等精神病性症状者，或有严重的易激惹、攻击和破坏性行为的智力残疾人，可选用抗抑郁药、心境稳定药、抗焦虑药物对症治疗。而对智力残疾伴有刻板行为、强迫行为者，可以使用抗强迫药物进行治疗。

第五节　中国智力残疾的流行病学研究证据和应用

一、智力残疾病因和影响因素研究

根据第二次全国残疾人抽样调查的结果，导致智力残疾的前三位致残原因分别是：包括脑血管病、物质代谢障碍、内分泌疾病、惊厥性疾病等的非传染性疾病致残（35.29%）；包括染色体异常和畸变、先天性代谢异常等的遗传性致残（13.01%）；包括胎儿和新生儿窒息、早产、低体重、发育畸形、营养不良等的发育缺陷非遗传性致残（8.40%）。其中脑疾病是最主要的致残疾病，占致残原因的27.89%，原因不明和其他原因占智力致残原因的34.33%，说明智力残疾的病因还有待进一步研究。

（一）遗传及先天因素

先天性甲状腺功能减退症是导致智力残疾的常见疾病之一。一项队列研究通过对606名患先天性甲状腺功能减退症的儿童的外周血进行临床检验分析和高通量测序，发现甲状腺激素分泌水平紊乱是造成先天性甲状腺功能减退症的主要原因，甲状腺转录因子（thyroid transcription factor，TTF）基因的致病性突变可能与甲状腺的发育不全和功能异常有关。另有一项病例对照研究为评估中国南方母亲母体叶酸代谢相关酶的基因多态性与子代患唐氏综合征风险之间的关联，以84例分娩唐氏综合征婴儿的母亲（病例组）和120例分娩健康婴儿的母亲（对照组）为研究对象，分析了母亲叶酸代谢相关酶的基因多态性和同型半胱氨酸水平，但没有发现组间基因多态性的显著差异，结果提示基因多态性与唐氏综合征易感性之间的关联可能存在群体异质性。

（二）环境因素

对天津市2012—2014年79名在特殊教育学校就读的智力残疾学生和按照年龄、性别匹配发育正常的学生进行的病例对照研究，发现孕妇在怀孕期间水果和鱼类的摄入是智力残疾的保护因素，而父亲在备孕期饮酒是智力残疾的危险因素。孕前父亲烟草暴露使儿童总智商下降。福建省对3月龄到3岁智力残疾病例105例和智力发育正常对照210例进行调查，发现低出生体重、早产、母亲文化程度低、父亲或母亲职业为工人和农民、户外活动时间短，与父母互动、交流程度低等是影响婴幼儿智力发育的主要危险因素。队列研究发现，与足月儿相比，早产儿和过期产儿智力残疾的风险更高，其中以孕周<28周的极早早产儿智力残疾的风险最高。另有队列研究发现患重度先兆子痫的母亲所生子女的智商低于血压正常的母亲所生子女的智商，围产期先兆子痫可能会对子代的智力发育产生不利的影响。近年来环境内分泌干扰物导致的疾病负担引起人们关注。土壤及沉积物内主要为多溴联苯醚（polybrominated diphenyl ethers，PBDEs）、重金属（铅、汞、镉）、多氯联苯等和大气中的有机磷酸酯类（organophosphate esters，OPEs）等可增加智力残疾发生风险。

二、智力残疾人健康相关生命质量研究

体质健康对智力残疾人群具有重要意义，我国《"健康中国2030"规划纲要》《"十四五"残疾人保障和发展规划》等文件中明确将残疾人群作为重点人群纳入全民健康公共服务体系，有针对性地为其制定和实施体质健康干预计划。

近年来唐氏综合征、孤独症谱系障碍、Prader-Willi综合征等智力残疾儿童青少年的体质健康成为研究热点。体质健康包括身体结构与功能（身体成分/肥胖、骨骼健康、动作发育/动作技能、姿势控制等）、活动和参与（身体活动/久坐行为、生活质量等），并在此基础上开展体质健康干预，包括体适能类（有氧运动、中等至剧烈强度身体活动、视频游

戏、抗阻训练等）、运动技能训练类（适应性身体活动、适应性体育等）、运动项目类（特奥足球等）。智力残疾儿童青少年的体质健康涉及特殊教育、体育教育、运动康复、心理学、健康社会学等多学科和专业，需要跨学科团队合作进行体质健康促进和全面康复。

随着信息技术和数字化的飞速发展，互联网因其不受时间、空间限制及开放、便捷的特性可以帮助残疾人更充分地融入社会生活。对于智力残疾儿童的网络使用研究显示，大部分智力残疾青少年对于互联网使用的态度是积极的，将互联网视为重要且便捷的辅助学习工具及扩展自身视野的途径，其主要的互联网娱乐活动是观看短视频和玩游戏；智力残疾青少年可以通过学习掌握浏览网页、搜索、下载并使用相应的互联网应用等基本互联网使用技能；家长对于智力残疾青少年使用互联网的担忧体现在网络不良信息、垃圾广告、网络社交风险等诸多方面；大部分智力残疾青少年在学校学习了基本的计算机和互联网知识，教师对智力残疾青少年使用互联网持支持态度，但也有网络安全方面的顾虑。

三、智力残疾治疗和康复、社会支持研究

近年来，智力残疾人康复服务利用率呈上升趋势，但康复需求与获得的康复服务之间仍然存在差距。一项于2007年在中国31个省市开展的为期7年的调查发现智力残疾儿童及青少年康复服务的使用率从2007年的14.4%提高至2013年的37.1%，智力残疾康复服务使用的城乡差距明显缩小，但仍存在社会经济差异，如少数民族或无医保的患者仍难以接受相应的康复治疗。研究通过分析2019年度250 654名智力残疾人康复需求与康复服务实名制数据，发现智力残疾人康复需求报告率从高到低依次为护理（47.8%）、药物（37.2%）、功能训练（26.1%）、辅助器具（19.8%）和手术（1.3%），报告获得的康复服务从高到低则依次为护理（43.5%）、药物（29.3%）、功能训练（27.2%）、辅助器具（19.6%）和手术（0.8%）。

学者们还利用流行病学实验性研究方法，不断探索更有效的智力残疾治疗、康复方法。有研究评估了动作技能干预对中重度智力残疾男生基本动作技能的影响，将招募的28名来自上海市某特殊学校中重度智力残疾的男生随机分为实验组14名和对照组14名，实验组接受为期16周（每周2次、每次45分钟）的软式曲棍球干预，对照组不进行任何干预，16周后采用大肌肉动作发展量表评价被试的基本动作技能。研究结果发现16周软式曲棍球干预可以提升中重度智力残疾男生包括位移技能、控制技能在内的基本动作技能。

智力残疾人由于智力明显低于正常状态，并伴有适应行为的障碍，无法正常工作和学习，缺乏人际沟通和交往能力，不能很好地控制情绪，认知行为较差，是残疾人中最弱势的一类群体，需要社会更多的关爱与扶持。根据中国残疾人事业主要业务进展情况（2016－2020）显示，我国2016年—2020年，分别有23.1万、71.3万、83.8万、82.3万、86.4万智力残疾人陆续得到精准康复服务，覆盖人群逐渐扩大。为全面落实《国务院关于建立残疾儿童康复救助制度的意见》，我国已普遍建立残疾儿童康复救助工作体系和服务

网络，做好以贫困残疾人为重点的精准康复服务工作。中国残疾人联合会发布的《2020年中国残疾人事业发展统计公报》显示，2020年，基本康复服务已惠及1077.7万名持照残疾人，其中86.4万人为智力残疾。随着老龄化的加速，智力残疾人养老面临多重挑战，智力残疾人表现为衰老提前、残疾和老年"三重性"弱势特性，养老问题更加突出。目前，我国智力残疾人养老主要依靠家庭保障，需要家庭成员长期照料，家庭成员通常承担了较大的照料负担、经济负担、精神压力。智力残疾人家庭大多经济状况差，生活水平低，家庭问题比较突出，正式社会支持主体社会养老服务供给严重不足，经济、物质、照护、医疗康复等社会支持覆盖面小等。我国智力残疾人养老服务社会支持提升的主要路径包括：强化政府服务支持，搭建智力残疾人及家庭网络信息平台，构建以经济和服务支持为主要内容的家庭支持政策，巩固家庭养老基础；建立和完善社会保障制度，增大对智力残疾人养老社会保障的覆盖面和支持力度；积极推进普惠性居家养老和机构养老服务体系建设。

（刘菊芬　郑晓瑛）

思考题

1. 智力残疾如何评估和分级？
2. 智力残疾的病因有哪些？
3. 如何进行智力残疾的三级预防？

参 考 文 献

［1］董兆文．我国智力残疾的状况分析［J］．中国社会医学，1993：55-56.

［2］黄欣欣，陈起燕，欧萍．315例婴幼儿智力发育水平影响因素的病例对照研究［J］．海峡预防医学杂志，2013，19：12-14.

［3］李安巧，申兆慧，邱卓英．智力残疾人康复需求与康复服务发展状况Logistic回归分析研究［J］．中国康复理论与实践，2020，26：523-527.

［4］刘民，刘闯．中国残疾人群现状与预防研究进展［J］．中华流行病学杂志，2011，32：6.

［5］刘颖，曹海花，班文芬．贵州省黔南州农村少数民族0～6岁儿童智力低下流行病学调查［J］．现代预防医学，2019，46：3333-3336.

［6］熊妮娜，张致祥，叶奇．2006年中国智力残疾儿童流行情况及致残原因调查［J］．中国儿童保健杂志，2009，17：48-50.

［7］张磊，王丹丹，吴雪萍．软式曲棍球干预对中重度智力障碍男生基本动作技能的影响［J］．中国体育科技，2022，58：19-26.

［8］HE P, GUO C, LUO Y. Trends in Rehabilitation Services Use in Chinese Children and Adolescents With Intellectual Disabilities：2007-2013［J］. Archives of physical medicine and rehabilitation，2017，98：2408-2415.

［9］GAO L, CUI SS, HAN Y. Does Periconceptional Fish Consumption by Parents Affect the Incidence of

Autism Spectrum Disorder and Intelligence Deficiency？A Case-control Study in Tianjin，China［J］. Biomedical and environmental sciences，2016，29：885-892.

［10］GLOBAL RESEARCH ON DEVELOPMENTAL DISABILITIES COLLABORATORS. Developmental disabilities among children younger than 5 years in 195 countries and territories，1990-2016：a systematic analysis for the Global Burden of Disease Study 2016［J］. The Lancet Global health，2018，6（10）：e1100-e1121.

［11］KONG L，CHEN X，LIANG Y. Association of Preeclampsia and Perinatal Complications With Offspring Neurodevelopmental and Psychiatric Disorders［J］. JAMA network open，2022，5：e2145719.

［12］LI L，JIA C，LI X. Molecular and clinical characteristics of congenital hypothyroidism in a large cohort study based on comprehensive thyroid transcription factor mutation screening in Henan［J］. Clinica chimica acta；international journal of clinical chemistry，2021，518：162-169.

［13］LIN J，CAO S，WU Y，et al. Genetic polymorphisms in folate metabolism as risk for Down syndrome in the southern China［J］. The journal of maternal-fetal & neonatal medicine：the official journal of the European Association of Perinatal Medicine，the Federation of Asia and Oceania Perinatal Societies，the International Society of Perinatal Obstet，2019，32：2030-2035.

［14］NAIR R，CHEN M，DUTT AS. Significant regional inequalities in the prevalence of intellectual disability and trends from 1990 to 2019：a systematic analysis of GBD 2019［J］. Epidemiology and psychiatric sciences，2022，31：e91.

［15］YIN W，DöRING N，PERSSON MSM. Gestational age and risk of intellectual disability：a population-based cohort study［J］. Archives of disease in childhood，2022，107：826-832.

第十章

多重残疾流行病学

残疾的分类界限分明，但不同种类的残疾却可以共存。随着社会与自然环境风险因素的增加，多种疾病共患、多种残疾共存越发成为影响人类社会生活的健康问题。而存在一种残疾所造成的生活与社交困境往往又成为其他残疾发生的风险，造成了人口健康内部不良结局的恶性循环。因此，理解多重残疾的流行病学基础进而开展针对性的残疾预防与康复具有重要意义。

第一节 概 述

一、多重残疾的定义

顾名思义，多重残疾（multiple disability）指个体同时存在两种或两种以上的残疾。因此，残疾种类的科学划分至关重要。

根据《残疾人残疾分类和分级》国家标准（GB/T 26341—2010）（2011年5月1日起实施），多重残疾为同时存在视力残疾、听力残疾、言语残疾、肢体残疾、智力残疾、精神残疾中的两种或两种以上残疾。

二、多重残疾的诊断

多重残疾的诊断基础依赖于个体所共患的具体残疾的诊断，一般按视力、听力、言语、肢体、智力、精神专业顺序进行诊断，当个体按各类残疾诊断标准进行诊断后，同时存在于同一个体，即可诊断为多重残疾。对残疾人活动和参与情况的测评由最后一个专业医生进行评定。

值得注意的是，个体所患多重残疾中的各种残疾，可以同时发生，也可以先后发生，只要符合"同时存在"这一要点，即满足多重残疾的诊断要求。

此外，在基于人群的残疾抽样调查中，残疾的诊断往往需先经过筛查。《第二次全国残疾人抽样调查工作手册》中要求，在入户筛查过程中，要特别重视对多重残疾的筛查，不能顾此失彼，例如，被询问者因言语障碍而被筛查出来，就忽略了他可能存在的听力障碍。对于筛查结果"疑似残疾类别"，如果是两种及以上的残疾，就要填报多重残疾，有待专业医生进行具体残疾类型的诊断。

三、多重残疾的类型与分级

（一）类型

在对多重残疾进行统称时，"多重残疾"这一称谓较为方便。涉及具体指代某类多重残疾时，往往需要借用描述多种疾病同时存在时的一个定义——共病（comorbidity）的命名思路，即利用"共残"（co-morbid disability）这一与多重残疾同质性的术语来加以称呼。根据具体残疾的种类、数量，可对多重残疾进行如下分类。

1. 按残疾数量 根据个体同时存在的残疾数量，多重残疾可以分为两种残疾共残、三种残疾共残、四种残疾共残……以此类推，或将共残数目过多者进行合并，如三种及以上残疾共残。

2. 按躯体或精神残疾类型 如同时存在的两种或两种以上残疾均为躯体残疾，则该类多重残疾可称为多重躯体残疾。如同时存在的两种或两种以上残疾同时包括躯体残疾和精神残疾，则该类多重残疾可称为躯体与精神共残。

3. 按具体残疾类型 当多重残疾共残的残疾数目较少时，如在两种残疾共残中，可以具体指出是何种残疾与何种残疾共残，如视力与精神共残（co-morbid visual and mental disabilities）。

（二）分级

对于单一残疾，往往通过分级来划分严重程度。对于多重残疾，根据《残疾人残疾分类和分级》，其严重程度分级则按所属残疾中残疾程度最重类别的分级确定个体多重残疾的等级，即从重原则。级别的划分仍然是一级、二级、三级、四级共四个等级，分别表示极重度残疾、重度残疾、中度残疾、轻度残疾。

第二节　多重残疾的流行特征

一、多重残疾的现患率

（一）现患率

1. 全人群现患率　目前，在对我国残疾预防进行评价时，通常用人群中患有某种残疾的人数，以及残疾人数与人群总数的比例，即残疾现患率（或残疾率）来表示。

我国多重残疾现患率高、人口规模大。根据两次全国残疾人抽样调查，我国多重残疾人数从1987年的674万人上升到2006年的1352万人，2006年我国多重残疾的现患率为1.03%。中国残联根据第六次全国人口普查我国总人口数及第二次全国残疾人抽样调查我国残疾人占全国总人口的比例和各类残疾人占残疾人总人数的比例，推算得出的2010年末我国全国残疾人总数为8502万人，其中多重残疾1386万人。

2. 分人群现患率　不同年龄、性别、城乡地区人口多重残疾现患率有所不同。

（1）分年龄人口多重残疾现患率：根据2006年第二次全国残疾人抽样调查，随着年龄的增加，多重残疾的现患率逐渐增高。我国多重残疾的现患率在0～6岁儿童、7～17岁少年、18～59岁劳动年龄人口、60～69岁年轻老人、70～79岁中龄老人、80岁及以上高龄老人中分别为0.48%、0.43%、0.60%、1.75%、4.62%和12.68%。

（2）分性别人口多重残疾现患率：根据2006年第二次全国残疾人抽样调查，我国女性人口的多重残疾现患率（1.07%）略高于男性人口（1.00%）。

（3）城乡人口多重残疾现患率：根据2006年第二次全国残疾人抽样调查，我国农村人口的多重残疾现患率高于城市人口，分别为1.14%和0.81%。

（二）共残率

由上文可知，随着年龄的增长，多重残疾的现患率逐渐增高。当前，老年残疾预防面临的不再仅仅是从健康到残疾的防控，更需了解残疾状态内部的发展、运转和相互作用规律，防止残疾恶化和多重残疾的发生，这是老年残疾预防的症结所在。因此应将"共残率"进一步补充到残疾预防评价指标中。

1. 共残率的定义　"共残率"（comorbid disabilities rate，CDR），即某两种或多种残疾共残的人数与残疾总人数之比。公式如下：

$$共残率 = \frac{共残的人数}{残疾总人数} \times 100\%$$

（10-1）

例如，A类残疾人中A、B两种残疾共残的共残率则可表示为，A、B两种残疾共残的人数与所有A类残疾总人数之比；再如，A类残疾人的共残率则可表示为，A类残疾人中所有共残人数与A类残疾总人数之比，即：

$$A类残疾中A与B共残率=\frac{AB两种残疾共残的人数}{A类残疾总人数}\times100\%$$ （10-2）

$$A类残疾的共残率=\frac{A类残疾人中所有共残的人数}{A类残疾总人数}\times100\%$$ （10-3）

例如，

$$精神残疾中精神与视力共残率=\frac{精神与视力共残的人数}{精神残疾总人数}\times100\%$$ （10-4）

$$精神残疾的共残率=\frac{精神残疾人中所有共残的人数}{精神残疾总人数}\times100\%$$ （10-5）

2. 共残率应用示例

（1）总共残率：根据我国1987年残疾人抽样调查资料和2006年第二次全国残疾人抽样调查资料计算，1987年老年人总残疾中的共残率CDR[1987]为19.22%，2006年老年人总残疾中的共残率CDR[2006]为17.22%。

（2）不同残疾类型年龄别共残率：2006年，我国精神残疾老年人与未区分具体类型的躯体残疾、视力残疾、听力残疾、言语残疾、肢体残疾、智力残疾老年人中的共残率如表10-1所示。

表10-1　2006年我国老年精神残疾与不同类型躯体残疾共残率

残疾类型	粗共残率/%
精神残疾	46.10
未区分具体类型的躯体残疾	15.74
视力残疾	33.61
听力残疾	25.32
言语残疾	85.58
肢体残疾	27.61
智力残疾	67.12

二、多重残疾的人群分布

下面，在患有多重残疾的人群中考察多重残疾内部特征的人群分布特点。

（一）按残疾特征

根据残疾严重程度和残疾类型考察人群分布情况。

1. 严重程度分布 根据2006年第二次全国残疾人抽样调查，我国多重残疾人口在残疾严重程度上的分布表现为以一级极重度残疾为主，占48.1%；其次为三级中度残疾，占22.9%；此后为二级重度残疾，占16.9%；四级轻度残疾占所有多重残疾人口的12.2%。

2. 残疾类型分布

根据2006年第二次全国残疾人抽样调查，两种残疾共残是我国多重残疾的主要类型。在全部多重残疾人口中，两种残疾共残人口占81.05%，三种残疾共残人口占15.42%，四种及以上残疾共残人口占3.53%。

而在两种残疾共残的残疾患者中，则以视力与听力共残患者最多，占22.54%；其次为听力与言语共残，占18.81%，具体的残疾类型分布较复杂，如图10-1所示。

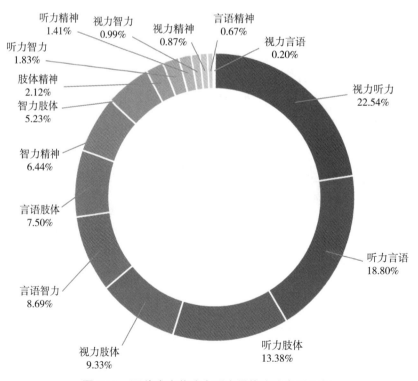

图10-1 两种残疾共残人群中具体残疾类型分布

（二）按人口特征

根据2006年第二次全国残疾人抽样调查，我国多重残疾人口有以下分布特征。

1. 年龄分布　我国多重残疾人口的年龄分布呈现随年龄增大占比增高的特点。以5岁为间隔分组的多重残疾人口年龄分布特点如图10-2所示。进一步整合年龄组，在多重残疾人口中，0～6岁、7～17岁、18～59岁、60～69岁、70～79岁、80岁及以上人口的占比分别为3.53%、7.06%、35.95%、13.00%、21.82%、18.65%。

2. 性别分布　我国多重残疾人口中男性占比49.04%，女性占比50.96%，以每100位女性所对应的男性人数为计算标准计算的性别比为96.22。

3. 城乡分布　我国多重残疾人口大部分生活在农村地区，占全体多重残疾人的73.61%，而生活在城市地区的多重残疾人仅占全体多重残疾人的26.39%。

4. 受教育程度分布　我国6岁及以上的多重残疾人中，受教育程度为文盲、小学、初中、高中、大学及以上者分别占比3.43%、65.04%、22.37%、6.86%、2.29%。

5. 地区分布　我国多重残疾人口在地区分布上占比前五位的分别为河南（6.48%）、广东（6.04%）、四川（5.82%）、广西（5.13%）、河北（4.89%）。其他地区多重残疾人口占全部多重残疾人口的比例情况如图10-3所示。

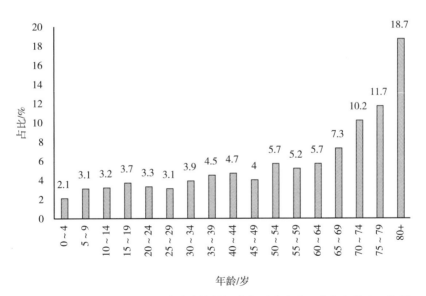

图10-2　2006年第二次全国残疾人抽样调查多重残疾人口中各年龄人口比例

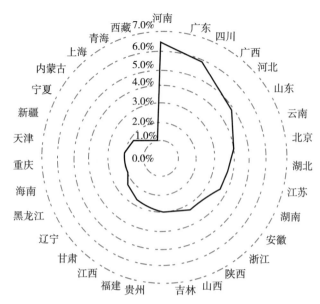

图10-3　2006年第二次全国残疾人抽样调查多重残疾人口中各地区比例

第三节　多重残疾的危险因素和病因学研究

一、多重残疾的致残原因

在残疾统计中，"致残原因"条目给出了残疾的病因诊断。相比于单一残疾，多重残疾的致残原因更为复杂，这是因为多重残疾中的每种残疾都有其自身的致残原因，彼此之间又会相互作用。而在判断多重残疾的主要致残原因时，可以考虑按照多重残疾等级判定的方式，即以较重的残疾类型的主要致残原因作为多重残疾的主要致残原因。

将第二次全国残疾人抽样调查中以ICD-10标准分类的残疾致残原因进行归纳总结，我国多重残疾主要致残原因按占比从大到小的顺序为：慢性非传染性疾病（50.06%）、原因不明或其他（17.68%）、创伤及伤害（12.74%）、发育缺陷非遗传性残疾（9.83%）、传染性疾病（5.60%）、遗传性残疾（4.09%）。进一步将各种遗传性原因、发育缺陷非遗传性原因归纳为先天性致残原因，将非传染性疾病、传染性疾病、创伤及伤害归纳为获得性致残原因，则我国多重残疾最主要的致残原因为获得性原因，合计占比68.40%，尤其是慢性非传染性疾病导致的多重残疾占比超过一半，需要在预防与控制中格外注意。

具体到不同人群而言，先天性残疾随年龄增长而降低，获得性残疾随年龄增加而增加；城乡多重残疾均以获得性残疾为主，农村地区的先天性原因致残高于城市地区，城市地区获得性原因致残高于农村地区。

二、先历残疾的累积风险

多重残疾往往是先发某种残疾，继而叠加另一种或多种残疾。因此，先历残疾也会增加多重残疾的发生风险。例如，在我国65岁及以上的老年人群中，既有肢体残疾者共患精神残疾的风险为未患肢体残疾者的2.11（1.83～2.43）倍，而如果同时又合并其他种类的残疾，则共患精神残疾的风险增至5.93（4.48～7.85）倍，相比轻度肢体残疾，患有中度、重度、极重度肢体残疾的老年人发生精神残疾共残的风险分别增至1.81（1.28～2.57）、2.90（2.08～4.04）、4.22（2.96～6.01）倍。可见，先历残疾会增加多重残疾发生的风险，形成残疾风险的累积，成为人口健康更大的威胁。

三、多重残疾发生的危险因素

（一）患有某种残疾继发多重残疾的危险因素

根据2006年第二次全国残疾人抽样调查资料，分别以先历精神残疾和某种躯体残疾的角度考察患有某种残疾继发多重残疾的危险因素，发现老年人的社会经济特征以及残疾特征因素会对已残疾老年人的精神与躯体共残的风险产生影响，且传统的弱势社会特征因素对先历躯体残疾老年人和先历精神残疾老年人的精神与躯体共残均会产生影响，而某些传统优势特征的作用多体现于对先历躯体残疾老年人共患精神残疾风险的增加。具体情况如下。

1. 先历精神残疾继发各类躯体残疾的危险因素

（1）精神残疾并发视力残疾：对于已患有精神残疾的老年人，调查时年龄在80岁及以上、居住在我国西部地区、同时患有其他躯体残疾是继发视力残疾的危险因素。

（2）精神残疾并发听力残疾：对于已患有精神残疾的老年人，调查时年龄在80岁及以上、居住在我国东部和西部地区、同时患有其他躯体残疾、在15～64岁发现精神残疾、精神残疾等级为极重度是继发听力残疾的危险因素。

（3）精神残疾并发言语残疾：对于已患有精神残疾的老年人，调查时年龄在70～74岁和75～80岁、同时患有其他躯体残疾、所患精神残疾等级为极重度是继发言语残疾的危险因素。

（4）精神残疾并发肢体残疾：对于已患有精神残疾的老年人，调查时年龄在75～80岁和80岁及以上、居住在西部地区、同时患有其他躯体残疾、所患精神残疾等级为极重度是继发肢体残疾的危险因素。

（5）精神残疾并发智力残疾：对于已患有精神残疾的老年人，居住在农村、同时患有其他躯体残疾、在0～14岁发现精神残疾、所患精神残疾等级为极重度是继发智力残疾的危险因素。

2. 各类型躯体残疾继发精神残疾的危险因素

（1）视力残疾并发精神残疾：对于已患有视力残疾的老年人，调查时年龄在80岁及以上、女性、居住在城镇、东部地区者、同时患有其他躯体残疾、所患视力残疾的严重程度为极重度是继发精神残疾的危险因素。

（2）听力残疾并发精神残疾：对于已患有听力残疾的老年人，调查时年龄在80岁及以上、文盲、居住在城镇、同时患有其他躯体残疾、所患的听力残疾在15～64岁发现、所患听力残疾的严重程度更重是继发精神残疾的危险因素。

（3）言语残疾并发精神残疾：对于已患有言语残疾的老年人，调查时年龄在80岁及以上、同时患有其他躯体残疾的老年人、所患言语残疾的严重等级为中度和重度是继发精神残疾的危险因素。

（4）肢体残疾并发精神残疾：对于已患有肢体残疾的老年人，少数民族、家庭经济状况低于或等于平均水平、居住在城镇、东部地区、同时患有其他躯体残疾、所患肢体残疾在15～64岁发现、所患肢体残疾的严重程度更重是继发精神残疾的危险因素。

（5）智力残疾并发精神残疾：对于已患有智力残疾的老年人，少数民族、家庭经济状况低于或等于平均水平、居住在东部地区、同时患有其他躯体残疾、所患智力残疾在15～64岁发现、所患智力残疾的严重程度更重是继发精神残疾的危险因素。

3. 患有某种残疾继发多重残疾的危险因素

（1）调查时年龄：较高的年龄会增加精神残疾老年人共患除智力残疾以外大部分躯体残疾的风险，调查时年龄在80岁及以上也是视力残疾、听力残疾、言语残疾老年人共患精神残疾的危险因素。

（2）性别：女性视力残疾老年人共患精神残疾的风险高于男性。

（3）教育：文盲是听力残疾老年人共患精神残疾的危险因素。

（4）家庭经济状况：家庭人均年收入高于平均水平，是肢体残疾、智力残疾老年人共患精神残疾的危险因素。

（5）城乡地区：居住在农村地区，是精神残疾老年人共患智力残疾的危险因素；而居住在城镇地区则是视力残疾、听力残疾、肢体残疾老年人共患精神残疾的危险因素。

（6）东中西地区：居住在西部地区是精神残疾老年人共患视力残疾、听力残疾、肢体残疾等躯体残疾的危险因素；而相比于居住在中部地区，居住在东部地区，是视力残疾、肢体残疾、智力残疾老年人共患精神残疾的危险因素。中老年人精神与躯体共残在东中西部地区的风险上呈现出"两极分化"的结果，体现了经济区域差异的具体作用形式。

（7）有其他躯体残疾：无论是对于精神残疾老年人共患各类躯体残疾，还是各类躯体残疾老年人共患精神残疾，患有其他躯体残疾都是躯体与各类精神共残发生的危险因素。

（8）残疾发现年龄：在15～64岁发现精神残疾的老年人共患听力残疾的风险高于精神残疾发现于65岁及以上者；听力残疾、肢体残疾、智力残疾发现于15～64岁的老年人，相比该类残疾发现于65岁及以上者更易共患精神残疾。相比精神残疾发现于65岁及以上的老年人，精神残疾发现于0～14岁更易共患智力残疾。有关上述因素的总结，见图10-4。

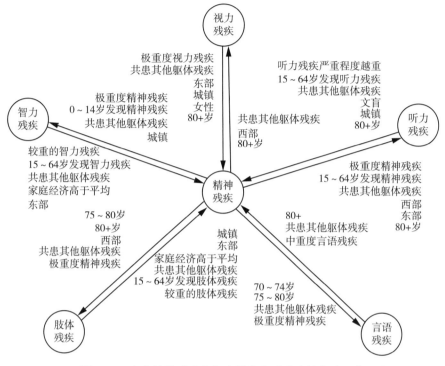

图10-4　患有某种残疾老年人继发多重残疾的危险因素

（二）全人群发生多重残疾的相关因素

由于多重残疾共残的类型非常复杂，且不同年龄段人群又各有特点，多重残疾危险因素不一而足。在此，以多重残疾较为高发的老年人群为对象，以精神与躯体共残这类多重残疾为重点结局，根据2006年第二次全国残疾人抽样调查，对老年人不同类型精神与躯体共残的社会影响因素进行探索后发现：生物和人口学因素、生活和工作环境因素，以及社会经济、文化等宏观大环境因素都会对老年人精神与躯体共残的风险产生影响，不同的精神与躯体共残类型得到的结果各有特点。具体内容如下。

1. 年龄　老年人精神与视力、听力、言语、肢体、智力五种不同类型的躯体残疾共残的风险都会随着老年人年龄的增加而升高。例如，与65～69岁老年人相比，70～74岁、75～79岁、80岁及以上老年人患精神与视力共残的风险分别增加0.69倍、1.24倍及4.76倍。

2. 性别　女性老年人发生精神与视力共残的风险是男性老年人的1.41倍，而女性老年人发生精神与言语共残的风险是男性老年人的75%。

3. 教育　文盲是老年人精神与视力共残、精神与听力共残、精神与言语共残、精神与智力共残的危险因素，可使上述四类型共残的风险分别增加0.4倍、0.93倍、0.45倍和

0.64 倍。

4. 婚姻　无配偶的老年人发生精神与视力共残、精神与智力共残的风险分别是有配偶的老年人的 1.35 倍和 1.23 倍。

5. 城乡地区　除精神与视力共残外，城镇老年人发生各种类型的精神与躯体共残的风险均高于农村老年人。例如，城镇老年人精神与听力共残的风险是农村老年人的 1.29 倍。

6. 东中西地区　对于各种类型的精神与躯体共残，相比中部地区，生活在东部地区的老年人均表现出更高的风险；而西部地区的老年人也比中部地区老年人在除了精神与智力共残的其他类型精神与躯体共残上具有更高的风险。例如，居住在东部地区和西部地区的老年人患精神与视力共残的风险分别是中部地区老年人的 2.21 倍和 2.68 倍。

第四节　多重残疾的预防控制和康复

一、多重残疾人的生活状况

了解多重残疾的病因和危险因素是预防多重残疾发生的基础，而深入理解多重残疾人的多维生活状况是控制残疾加重和帮助残疾康复的前提。根据 2006 年第二次全国残疾人抽样调查的结果，多重残疾人的生活状况具体如下。

（一）生活与社会参与障碍

我国多重残疾人的日常生活中存在多维障碍，尤以社会参与、生活活动、理解交流为甚。多重残疾人在这三个维度存在障碍的比例分别为 96.5%、93.7% 和 83.1%。而即便障碍比例最低的身体移动方面，也有接近一半的多重残疾人受困于此。表 10-2 对多重残疾人在各维度的具体障碍情况进行了更为详细的描述。

表 10-2　2006 年多重残疾人生活与社会参与障碍情况

障碍维度	存在障碍人群占总人群比例 /%				
	无障碍	轻度障碍	中度障碍	重度障碍	极重度障碍
理解交流	16.9	23.5	26.1	19.5	14.0
身体移动	50.7	16.4	14.2	9.3	9.4
生活自理	33.1	28.4	17.9	12.0	8.7
与人相处	21.4	22.5	23.6	19.4	13.2
生活活动	6.3	18.8	26.1	22.5	26.2
社会参与	3.5	21.4	33.1	26.7	15.3

（二）社会经济困境

1. 家庭经济状况　我国多重残疾人口的人均家庭年收入为2839.5元，远低于当年调查总人口的人均家庭年收入（4141元），亦低于整体残疾人口的人均家庭年收入为2927.14元。可见，多重残疾人在经济上处于极度劣势。

2. 就业状况　我国多重残疾人口中仅有25.5%有工作，而大部分（74.5%）多重残疾人处于无工作的状态。这些无工作的多重残疾人大多（76.9%）依赖其他家庭成员供养，给残疾人所在家庭带来了沉重的负担。

3. 持证状况　残疾人证的持有对残疾人多种社会支持的获取具有一定的帮助作用。根据2006年第二次全国残疾人抽样调查，我国多重残疾人口持证的比例仅为18.9%，提示了其在社会支持方面面临的潜在困境。

（三）服务需求与利用情况

根据2006年第二次全国残疾人抽样调查，多重残疾人在医疗、经济、辅助器具、康复训练、生活服务、就业安置、无障碍设施、教育补助、法律援助、文化服务、职业教育、信息等方面均存在不同程度的需求。其中需求率尤其高的是医疗服务与救助、贫困残疾人救助与扶持两个方面，分别有72.9%和71.3%的多重残疾人在此两方面存在需求。然而，多重残疾在各维度服务的利用方面却不尽如人意，虽然利用率最高的两个方面与需求率最高的两个方面相同，但此二者的利用率却分别仅为36.8%和16.5%，利用人数占需求人数的比例即需求满足率仅为50.5%和23.1%。纵观各类服务的需求满足率，除文化服务外，均不足六层，而满足率（82.4%）最高的文化服务却不是多重残疾人主要的服务需求。表10-3为2006年多重残疾人服务需求与利用情况。可见对于多重残疾人服务需求与利用的匹配上仍有很大的工作空间。

表10-3　第二次全国残疾人抽样调查多重残疾人服务需求与利用情况　　　　　　　　%

服务内容	需求率	利用率	需求满足率
医疗服务与救助	72.9	36.8	50.5
贫困残疾人救助与扶持	71.3	16.5	23.1
辅助器具	38.1	7.4	19.4
康复训练与服务	32.7	9.3	28.4
生活服务	22.0	6.3	28.6
就业安置或扶持（16岁以上）	4.5	0.9	20.0
无障碍设施	2.4	1.0	41.7
教育费用补助或减免（6岁以上）	2.0	0.8	40.0

续　表

服务内容	需求率	利用率	需求满足率
法律援助与服务	1.7	0.5	29.4
文化服务	1.7	1.4	82.4
职业教育与培训（12岁以上）	1.3	0.5	38.5
信息无障碍	1.0	0.5	50.0

二、中国残疾模式转变中的多重残疾防控需求

根据社会发展的不同阶段，人口残疾的发生发展具有一定的规律，其模式可以分为不稳定模式和稳定模式，其中稳定状态又具体表现为"短区间"和"长区间"两种不同的模式。而当前我国老年残疾发生发展的模式正在经历从"短区间模式"演变为"长区间模式"的过程。

（一）短区间模式

在社会经济、医疗卫生等发展水平低的条件下，当致残风险出现时，人口抵御风险的能力差，短时间内便发生残疾，且出现致残数目多、致残程度重的概率较大，表现出残疾预防能力的不足；而残疾发生后，来自家庭、社会的支撑缺乏，短时间内便会导致死亡，表现出残疾康复能力的不足，即残疾发生发展的短区间模式（short interval model，SIM）。处于此阶段时，多重残疾的防控无疑是残疾防控工作的重点。

（二）长区间模式

在社会经济不断发展、医疗卫生逐步改善的条件下，当致残风险出现时，人口抵御风险的能力有所提高，较长时间才会发生残疾，且出现中等水平数目和严重程度的残疾的概率较大，表现出残疾预防能力正在提高；而残疾发生后，各种家庭、社会的支撑逐渐显现并不断增多，较长时间才会导致死亡，表现出残疾康复能力正在提高，即残疾发生发展的长区间模式（long interval model，LIM）。然而由于残疾到死亡区间的延长，多重残疾发生的时间窗口和机会亦会延长和增加，对多重残疾的防控仍然是残疾防控面临的重要挑战。

（三）稳定模式

稳定模式（stable disability model，SDM）是指在社会经济、医疗卫生等已经达到发达水平的条件下，当致残风险出现时，人口抵御风险的能力趋强，残疾发生趋缓，致残数目趋少，致残等级趋轻；残疾发生后，各种家庭、社会支撑会迅速到位，人口带残生活的质量趋优，表现出残疾预防和残疾康复双重能力的趋于完善。然而在短区间和长区间模式

下多重残疾的累积仍然是此阶段残疾防控不可忽视的部分。

三、不同模式下多重残疾的预防与康复

当前我国人口残疾模式基本处于从"短区间模式"向"长区间模式"过渡的阶段。基于"短区间模式""长区间模式""稳定模式"三种不同模型下残疾发生的规律，对于多重残疾的预防和康复策略可从如下几个方面展开。

（一）短区间模式下的多重残疾预防与康复

"滞后－辅具"预防康复模式：在此模式下，人口暴露于致残风险到发生残疾再到死亡的时间间隔都较短，因此，对于多重残疾的应对不可避免会较为迟钝、无预见性，通过针对性的、应急性的事后补救和提供辅助器具支持来帮助残疾人口改善和提高日常生活和社会参与的能力将是较为可行的方式。所以，以"滞后－辅具"预防康复模式概括这一阶段的多重残疾的预防和康复策略较为合适。

（二）长区间模式下的多重残疾预防与康复

在当前残疾的发生发展处于长区间模式的情况下，相关预防和康复服务提供者有相对较长的时间对残疾予以反应。因此，应针对这一阶段残疾内部发展和转归的规律，以延缓残疾发生和恶化、防止多重残疾发生和加重为目标来制定多维度的具有较强支持性的预防和康复对策。所以，以"多维－支持"预防康复模式来概括这一阶段的残疾的预防和康复策略。

1. 单一残疾预防与多种残疾共残防治相结合　人口残疾中的多重残疾和共残问题不容忽视，对残疾的预防需要从单一残疾扩展为对多种残疾共残防治的大力推进。对残疾预防成效的评价，不仅要对健康人发展为残疾的比例，即残疾率进行关注，也需将关注的重点扩展到已经残疾的人群发展为共残的比例，做到单一残疾与共残相结合，才能更全面、深入地统计、评价残疾预防的成效，使残疾预防和康复工作达到事半功倍的效果。

2. 未残人群的残疾预防与已残人群的残疾康复相结合　共残是一个逐渐发展的过程，老年期作为多重疾病共患、残疾累积结局发生的重要时期，是多重残疾预防控制的重要阶段。老年人口多重残疾的预防既需要对老年慢性病、伤害、精神障碍等常见致残原因进行关注，积极治疗和防控老年人疾病与伤害，控制残疾源头；同时需积极向已经残疾的老年人提供医疗卫生服务、精神健康服务和便捷易得的康复服务，防止既有残疾的恶化和共残的发生，做到未残老年人的残疾预防与已残老年人的残疾康复相结合。

3. 躯体残疾预防与更大力度的精神残疾防治相结合　由上文可知，精神残疾人中的共残情况显著重于各类躯体残疾的共残。对人口精神健康、精神残疾老年人的康复和躯体残疾防范已经成为一项亟待解决的问题。在残疾预防和康复工作中应加大对精神残疾的

关注力度，实现躯体与精神残疾并重，以促进人口的身心健康。

4. 残疾人的社会特征与残疾类型及特征相结合　不同社会特征因素对不同类型的精神与躯体共残的影响各有差异，精神与躯体共残需要将社会特征与具体的精神与躯体共残类型及特定的残疾发现时间、残疾严重程度等特征相结合，更有针对性地为残疾人口提供卫生服务和相应的康复措施。

5. 重点人群的年龄前移与特征扩展相结合　人口的健康状况反映的不仅是当前疾病、残疾的情况，还包括此前生命历程的健康事件的累积效应。人口多重残疾的预防需将疾病的预防前移，如对于老年多重残疾，应从对老年人的关注转变为从劳动力年龄人群便开始关注，做到对重点目标人群的年龄前移。既对劳动力年龄人群的躯体、精神所患疾病和伤害的治疗和预后更加重视，对劳动力年龄人群的残疾康复更加重视。此外，老年人精神与躯体共残的社会影响因素有别于一般残疾，既体现出传统的弱势社会特征（如女性、农村、西部地区、文盲、少数民族、无配偶）可增加多种精神与躯体共残风险的特点，也显示了原本处于优势的社会经济地位的人群（如城镇居民、生活在东部地区、家庭经济状况较好者）的某些精神与躯体共残风险更高，反映出精神与躯体共残的特殊性。因此，在老年人精神与躯体共残预防中，需从关注传统弱势人群扩展为涵盖城镇、东部地区居民等优势社会经济地位人群。

（三）稳定模式下的多重残疾预防与康复

"精准－监测"预防康复模式：当残疾的发生发展达到稳定模式后，其发生发展规律可以被初步掌握，则需要建立哨点观测和定期监测系统，建立起更为精准的残疾信息、残疾人服务需求与供给体系的登记和监测系统，形成残疾的"精准－监测"预防康复模式。

第五节　中国多重残疾的流行病学研究证据和应用

一、中国多重残疾流行病学研究现状

（一）多重残疾相关中文研究成果

1. 研究数量　当前，关于多重残疾的研究在我国尚未得到足够的重视。截至2022年4月21日在中国知网中以"多重残疾""共残""多种残疾""综合残疾"或"复合残疾"为篇名或关键词的中文学术文章仅有110篇，多重残疾中文学术成果发表的年度趋势如图10-5所示。首篇文献出现于1988年，在2006年第二次全国残疾人抽样调查后，研究量有一个显著的上升，但最高时也仅为8篇/年，近年来随着全国代表性数据时效性的减弱，研究量又逐渐减少。

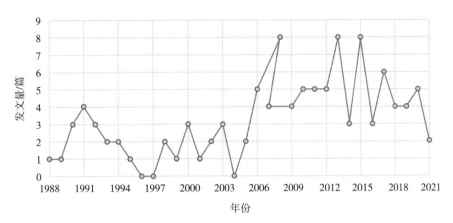

图 10-5　多重残疾研究报告发表的年度趋势（中文成果）

2. 研究主题　在这些多重残疾相关的文献中，前30位的主要研究主题如图10-6所示。可以看到，在关注的人群上，儿童是现有多重残疾研究的重点人群，其中儿童多重残疾的特殊教育、教学等是研究的重点问题，听力、智力残疾是被重点关注的多重残疾内部类型，而涉及老年多重残疾的文献则少之又少。可见，仅就中文学术文章的发表而言，当前我国学界对老年人多重残疾的关注非常不足。

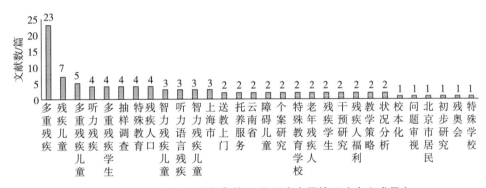

图 10-6　多重残疾研究报告前30位研究主题情况（中文成果）

3. 所涉学科　从学科上来看，多重残疾研究排位前10的学科情况如图10-7所示，发文量由多至少分别为成人教育与特殊教育、中国政治与国际政治、预防医学与卫生学、儿科学、医药卫生方针政策与法律法规研究、体育、眼科与耳鼻咽喉科、人口学与计划生育、神经病学、教育理论与教育管理，这些学科是当前多重残疾研究的中坚力量。

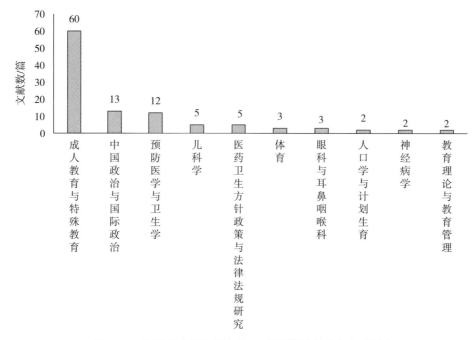

图10-7　多重残疾研究报告前10位学科情况（中文成果）

（二）多重残疾相关英文研究成果

1.　研究数量　当前，以英文发表的关于中国多重残疾的相关研究较中文成果略多，但相对于日益丰富的其他主题研究成果而言仍然较为匮乏。截至2022年4月22日在Web of Science所有数据库中以"multiple disability"或"comorbid disability"为篇名或主题词同时篇名中含有"China"或"Chinese"的英文学术文章仅有431篇，多重残疾英文学术成果发表的年度趋势如图10-8所示。首篇文献出现于1989年，在2006年第二次全国残疾人抽样调查后，研究量逐步增加，并呈现持续走高趋势，可见关于我国多重残疾的英文研究逐步得到重视，且当前势头正盛。

2.　研究主题　在这些文献中，前30位的主要研究主题如图10-9所示。可以看到，在关注的人群上，虽然儿童仍是重点关键词，但在英文成果里老年人群、老龄、高龄都已成为研究较为集中的人群。

3.　所涉领域　从现有关于中国多重残疾研究的英文成果的学科领域分布来看，这些文献可归纳为6个领域，占比最大的为科学技术领域，贡献了33.58%的成果；其次为生命科学和生物医学领域，贡献了33.33%的成果；社会科学，成果占比22.99%，位列第三（图10-10）。此外，自然科学、技术、文化艺术领域也是多重残疾研究的领域。

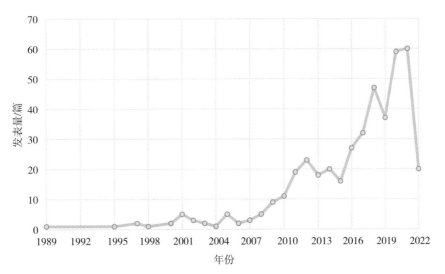

图10-8　多重残疾研究报告发表年度趋势（英文成果）

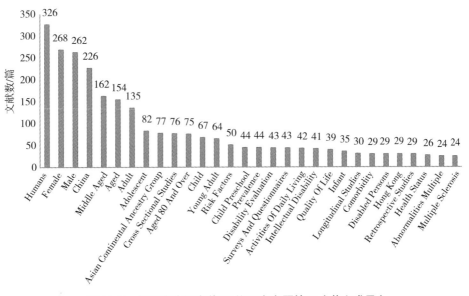

图10-9　多重残疾研究前30位研究主题情况（英文成果）

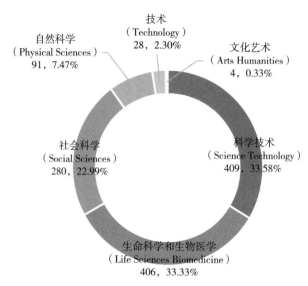

图 10-10　多重残疾研究所涉领域分布（英文成果）

二、多重残疾流行病学研究应用案例

（一）多重残疾现患率的研究

1. 老年人视力与精神共残的现患率研究　视力残疾是老年人最主要的残疾类型。一项于 2017 年发表于 *Current Eye Research* 杂志的研究关注了中国 65 岁及以上老年人口中视力与精神共残的现患率。该研究使用中国第二次全国残疾人抽样调查数据，运用描述性统计分析方法和 Logistic 回归进行分析。研究发现超过 16 万中国老年人患有视力与精神共残，加权现患率为 123.7/10 万人。80 岁及以上的高龄老人中该共残的现患率（362.7/10 万人）显著高于 65 ～ 79 岁的低龄老人（79.9/10 万人）。无论是在低龄老人还是高龄老人中，女性、文盲、单身老人的视力与精神共残现患率均高于与之对照的男性、受过教育、有配偶老人。该研究的发现说明中国老年人中有相当一部分同时患有视力与精神残疾，为有关部门制定更丰富、全面的预防和康复政策以及改善医疗服务可及性的相应策略提供了科学依据。

2. 北京市多重残疾现患率研究　2009 年发表于《中国康复医学杂志》的一项研究对 2006 年第二次全国残疾人抽样调查中北京市的调查数据进行了现状描述及流行病学特征分析。虽然该研究并不是专门对多重残疾开展的研究，但其中对北京市多重残疾的现患率进行了较为详细的描述。该研究发现北京市 2006 年全人群多重残疾的现患率为 1.45%，多重残疾人口规模 22.3 万人，占总残疾人数的 22.32%，位居第三位，且已接近听力残疾。在人群差异上，男性现患率为 1.36%，女性为 1.52%，无显著统计学差异；农村人口多重残疾现患率为1.88%，显著高于城市人口（1.30%），差异具有统计学意义。该研究的发现提示了城乡差异可能对多重残疾的发生具有一定的影响，指出北京市应将农村残疾预防作为今后工作的重点。

（二）多重残疾的共患关系及影响因素研究

1. 智力残疾与精神残疾　一项于2018年发表于 *Journal of Intellectual Disability Research* 杂志的研究基于智力残疾成年人通常伴有多种共病，但发展中国家对该人群中的精神共残情况研究甚少这一背景，开展了智力残疾成年人共患精神残疾的风险及影响因素研究。研究从第二次全国残疾人抽样调查中获得数据，发现有16.7%的中国智力残疾成年人同时患有精神残疾，其中最常见的精神疾病类型是痴呆。老年人、女性、少数民族、城市居民、文盲、低收入群体和严重智力残疾与智力残疾成年人患精神疾病的风险增加有关。此外，该研究也发现与未共患精神残疾的智力残疾人相比，共患精神残疾者更可能使用医疗服务，却在使用康复服务上具有更低的可能性。这项研究为关于智力残疾患者常见的精神障碍伴生相关因素和生活状况的进一步调查提供了信息。

2. 智力残疾与癫痫相关精神残疾　一项于2017年发表于 *Medicine* 杂志的研究对智力残疾与癫痫相关精神病残疾之间的相互关联及影响因素进行了分析。该研究基于的数据同样来自中国第二次全国残疾人抽样调查。这项研究考虑了智力残疾与癫痫相关精神残疾的发生顺序，采用cox比例风险模型检验二者之间的关联。研究发现在智力残疾人共患癫痫相关精神残疾的共患率为0.14/千人。研究发现年龄与智力残疾后诊断的癫痫相关精神病残疾风险密切相关，尤其是在年轻的智力残疾人群中。此外，农村风险低于城镇（HR = 0.55，P = 0.045），家庭规模在7～9人者风险高于家庭规模1～3人的参与者（HR = 8.60，P = 0.002）。这项研究为全国性的智力残疾与癫痫相关精神残疾共残提供了有用的信息，并给出了政府应该调整其医疗体系战略，以防止此类残疾的建议。

3. 视听残疾与痴呆致残　一项于2018年发表于 *Journal of the American Geriatrics Society* 杂志的研究探索了中国老年人视听残疾与痴呆致残之间的关系。该研究发现无视听残疾老年人的痴呆致残现患率为0.41%，仅有视力残疾的老年人痴呆致残的现患率为0.83%，仅有听力残疾的老年人痴呆致残的现患率为0.61%，合并视听残疾的老年人痴呆致残的现患率为1.27%。在对社会人口特征进行控制后，视力残疾（OR = 1.58，95%CI = 1.28～1.96）及视听共残（OR = 1.64，95%CI = 1.23～2.20）与更大的重度至极重度痴呆致残的风险相关。该研究指出需要对这种共残之间的机制进一步研究，并为改善这一人群的健康状况努力。

（三）多重残疾人状况的研究

1. 吉林省多重残疾人状况研究　一项于2008年发表于《中国社区医师》杂志的研

究对吉林省多重残疾人的状况进行了分析。该研究是对我国地区层面的多重残疾较为详细的研究，发现吉林省多重残疾人口占残疾人总数的比例为17%。在多重残疾人中，一级极重度残疾占47%，二级重度残疾占17%，三级中度残疾占23%，四级轻度残疾占13%。该研究发现多重残疾比例在发达市区及中部平原县市较高，老年人（60岁以上）为多重残疾的高发人群，多重残疾人群的活动与参与能力存在一定障碍。与此同时，该项研究还对多重残疾人的教育、社会保险、接受救助和卫生服务需求与利用方面进行了分析。

2. 精神与伤害共残人群状况　一项于2015年发表于《中华流行病学杂志》的研究探讨了精神残疾与伤害致残共残情况，以及我国两种残疾共患的多重残疾人群其残疾严重程度和卫生服务利用情况。该研究利用2006年第二次全国残疾人抽样调查和2009年残疾监测追踪调查数据进行分析。结果发现我国精神残疾人群中有2.7%共患因伤害导致的视力、听力、言语、肢体和/或智力残疾，伤害致残人群中有1.8%合并精神残疾，分别高于普通人群伤害致残（0.94%）和精神残疾（0.63%）的现患率。超过一半的共患残疾其严重程度为极重度，46.32%共患残疾者的精神残疾和伤害致残为同年发生。然而在需要精神治疗的共患残疾中，有56.25%未接受任何治疗。该研究提示精神疾病与伤害致残间可能存在密切关系，且我国共患残疾者的治疗康复水平有待进一步提高。

（郭　超　罗雅楠）

思考题

1. 多重残疾现患率与共残率有什么区别和联系？
2. 多重残疾的残疾等级、主要致残原因如何判断？
3. 多重残疾的预防与控制策略是什么？

参 考 文 献

［1］郭超. 中国老年精神与躯体共残现状及影响因素研究［D］. 北京：北京大学，2016：1-168.

［2］刘民，栾承，沈励. 2006年北京市残疾人抽样调查流行病学特征分析［J］. 中国康复医学杂志，2009，24（6）：550-552.

［3］刘天俐，庞丽华，温煦，等. 中国精神残疾与伤害致残共患特征分析［J］. 中华流行病学杂志，2015，36（4）：344-348.

［4］阮航. 吉林省多重残疾人状况分析报告［J］. 中国社区医师（医学专业半月刊），2008，（3）：126.

［5］赵燕潮. 中国残联发布我国最新残疾人口数据［J］. 残疾人研究，2012，（1）：11.

［6］GUO C，HE P，SONG X，et al. Co-morbid mental disability among Chinese elderly with motor disability：Based on a nationwide survey［J］. PloS One. 2018；13：e0195555.

［7］GUO C，WANG Z，LI N，et al. Comorbid Visual and Psychiatric Disabilities Among the Chinese Elderly：A National Population-Based Survey［J］. Current eye research，2017，42：1733-1737.

[8] HE P, CHEN G, WANG Z, et al. Adults with intellectual disabilities in China: Comorbid psychiatric disorder and its association with health service utilisation [J]. Journal of Intellectual Disability Research, 2018, 62: 106-114.

[9] LUO Y, HE P, GUO C, et al. Association Between Sensory Impairment and Dementia in Older Adults: Evidence from China [J]. Journal of the American Geriatrics Society, 2018, 66: 480-486.

[10] WANG Z, GUO C, CHEN G, et al. Mutual associations between intellectual disability and epilepsy-related psychiatry disability: Population-based study [J]. Medicine, 2017, 96: e6831.

第十一章

残疾流行病学的学科创新和发展

残疾内涵的发展变化决定了残疾流行病学在成熟发展中有很大的探索空间。残疾流行病学作为一个新的学科方向，在流行病学的体系中还有待于完善，在不断探索和研究的工作积累基础上，才能有科学、系统、完善的学科体系。

第一节　残疾流行病学的理论创新

残疾理论体系构建在交叉学科理论框架之上，所对应的残疾理论是复杂、多维的。生命历程理论是其理论基础之一。整个生命周期中，残疾人群都会历经残疾种类次生、等级加深和原因繁杂等风险的累积，随着风险数量增加和持续时间拉长，会导致残疾人群遭受"累积损害"；而且残疾本身是一种难以逆转的状态，残疾具有较强的"人口惯性"，即使在良好残疾防控措施下，残疾人口规模在较长时间内也是保持增长的态势。在中国，社会经济快速转型的特点，造就了残疾"风险因子动态叠加"的独有性，这就要求残疾研究基于人群细分化、风险细分化、研究角度细分化的理论体系展开。中国人口众多，自然环境和社会经济环境复杂，且人群的生活方式、风险因素多样，造成了我国致残原因复杂多样的特点。残疾的测量、研究视角、研究模式等都需要公共卫生学、社会学和健康经济学等多学科交叉视角；既需要从个体层次做个案研究，也需要针对残疾跨文化问题进行研究。

一、残疾问题的多元性

WHO指出全球残疾人群面临三个不同但相关的问题。首先，残疾是人权问题，因为残疾人生活在孤立和歧视之中，这些社会态度破坏了所有人都有权享受完整生活的机会。其次，残疾是发展问题，因为许多残疾人生活在贫困之中，无论是低收入国家还是高收入国家。贫困和残疾相互作用，营养不良、医疗保健差、交通不便以及不良的生活环境进一步恶化了残疾人群的健康状况。这一群体同样缺乏教育和就业机会。残疾，既是社会决定因素的结果，也是影响社会和经济地位的人口因素。最后，残疾是全球公共卫生问题，存在残疾的情况下可以保持健康，但因为残疾人的健康状况比普通人群差，难以获得医疗保健，也就是说，残疾人是可以健康的，他们的残疾状态不应等同于疾病。

1. 残疾是发展问题　《残疾人权利公约》(Convention on the Rights of Persons with Disabilities，CRPD) 和《儿童权利公约》(Convention on the Rights of the Child) 为确保残疾人权利提供了基本保障。

联合国制定了 2000—2015 年千年发展目标 (Millennium Development Goals，MDGs)、2015—2030 年可持续发展目标 (Sustainable Development Goals for 2015—2030)，成立了一个包括发展中国家和发达国家的联盟。千年发展目标旨在消除包括健康在内的各个领域的贫困。贫困和残疾关系的研究很多，全球绝大多数残疾人生活在欠发达国家。消除极端贫困和饥饿、普及初等教育、降低儿童死亡率和确保环境可持续性，与消除残疾休戚相关。

《全球残疾报告》中指出为保证良好健康状态的残疾预防是一个发展问题，不良的环境因素（如不安全的水和卫生设施）、较差的道路状况和不安全的工作场所往往会增加致残条件。加快发展生存环境的建设，对于消除残疾具有重要意义。

2. 残疾是公共卫生问题　残疾是引起广泛国际关注的重要公共卫生问题。公共卫生自诞生之初，其使命就是预防或减少死亡、发病和残疾。公共卫生不仅侧重于消除传染病，预防出生缺陷、伤害、慢性疾病或衰老，还致力于减少车祸、跌倒、环境污染、营养不足或缺乏锻炼等病因。

1893 年，国际统计研究所 (International Statistical Institute) 制定了第一个"健康"分类——《国际死亡原因清单》，以探究人们死亡的病因或原因。直到第二次世界大战之前，这一死亡原因分类每 10 年修订一次。WHO 自 1948 年成立以来，负责监督演变的分类，并首次公布了疾病代码。2018 年国际疾病分类第 11 次修订：《全球疾病分类》(ICD-11) 完成的最新工作，定义了疾病、紊乱、伤害和其他相关健康状况的范围，用于监测与评估疾病流行率和资源分配趋势。

随着残疾研究的推进，研究者逐渐发现最初增加残疾分类以补充死亡率和发病率分类的努力还不够充分，因此 WHO 于 2001 年批准了一个更强有力的概念和编码框架——《国际功能、残疾和健康分类》(ICF)。与专注于死亡或发病的病因学的 ICD 不同，ICF 提供了一个对功能、健康和幸福状态进行分类的系统，从医学模式转变为生物-心理-社会模式，识别身体损伤和基本人类活动，如视觉、听觉、行走和学习。ICF 还包括社会参与活动，如游戏、学校、工作、社会关系。环境因素包括身体因素、政策因素和态度因素，是健康分类中的一个独特特征。

ICF 中包含了三个概念。第一，ICF 描述了功能，但没有对人进行分类。第二，ICF 本身不是关于残疾的，而是可以描述任何人的功能。第三，被诊断出患有此病的个体在功能上可能存在极端差异，这将影响医疗和公共卫生干预措施。例如，具有不同诊断和不同损伤的个体可能具有非常相似的功能水平，类似的干预措施将有效。ICF的编码系统允许描述个人的功能问题（障碍、活动限制和参与限制）以及环境因素。

二、残疾模式

残疾是人类社会发展过程中不可回避的问题，由于社会经济的快速转变以及人口转型和疾病模式的转变，残疾模式也在一直变化。

1. 残疾的功能模式：残损——残疾——残障 《国际残损残疾和残障分类》（ICIDH）将残疾分为残损、残疾和残障三种。残损则指解剖学上的和/或生理上的全部或者部分缺失。残疾则是由于社会环境极少或者没有考虑到生理上残损的特点而使这些人脱离主流社会，缺乏社会参与。因此，残疾是社会不能为残损的人提供合适的环境，不能充分保证全面满足残疾的需求。残障是指由于个体的残损或残疾而导致的该个体的不利条件，从而限制或阻止了该个体履行其在自己的年龄、性别以及社会和文化因素下本该正常履行的角色。残损不一定总会导致残疾或残障，与所处的社会环境和社会条件支持有关。

2. 残疾的环境模式 残疾是一种与人们生活环境紧密相连的状态。即有了一个运转良好的社会、建筑和政策环境，残疾人也会正常生活和工作，并享受更好的健康结局。"残疾是由身体有残损的人，在与其他人平等的基础上，与妨碍他们充分有效地参与社会的态度和环境障碍之间的相互影响造成的"。根据对日常生活的影响以及对周围环境的要求，我国2006年第二次全国残疾人抽样调查将残疾严重程度分为极重度（一级）、重度（二级）、中度（三级）、轻度（四级）。

环境及服务保障主要是政府和社会为了方便残疾人，满足其参与社会生活的需要，加强城市道路、建筑物和信息无障碍等方面的建设，为其提供各种无障碍设施，帮助他们走出家门，共享社会生活，同时实现信息交流的无障碍。

3. 残疾的社会模式 社会模式，不同于传统的"损伤模型"，强调社会层面对于残疾人的影响。社会模式认为残损不一定意味着会导致残疾。使用"残疾"一词，是因为人们认识到残疾是一种不利条件，或者说是劣势，如果社会认识到残疾人的这种劣势，并且改善环境，这一劣势可能会改善。"残障"是由于人们认知缺陷导致阻碍残疾人履行其社会角色。2006年，联合国已经开始使用社会模式来定义残疾。现代观点认为残疾是一项社会构建的概念，对于残疾的分类受到社会、政治、文化、历史和经济等因素的影响。残疾模型的文化相关性在定义中的体现直接反映到关于残疾人数据的收集方式，从而影响对残疾人数量的估计。

4. 残疾的器官/部位模式 按照受累器官/部位来分，残疾可分为肢体残疾、视力残疾、听力残疾、言语残疾、精神残疾、智力残疾；若有两种及两种以上的残疾，归为多重残疾。我国2006年第二次全国残疾人抽样调查中，残疾类别是按残疾部位来分的，采用以部位为主制定的残疾类别，便于调查时对残疾人的评定，也有利于与1987年第一次全国残疾人抽样调查及国际资料比较，更为关键的是在这些分类下还持续进行着更为具体和细化的等级标准划分。

残疾研究中，预防既包括预防新的残疾或损伤，也包括预防残疾的不良后果。残疾的社会模式逐渐被广泛接受。残疾模式的文化相关性直接反映到关于残疾人数据的收集方式，从而影响对残疾人存量的估计。

第二节　残疾流行病学的学科创新

目前，我国残疾流行病学的学科建设仍有待完善，残疾流行病学的研究方法有待加强，残疾流行病学的研究视野有待扩展。我国残疾流行病学已具备了较好的发展基础：一是既有的科研工作为残疾流行病学学科发展奠定了理论与实证研究基础；二是在人口健康政策与制度导向下，我国社会多领域、国家多部门正深度参与残疾防控工作中，为我国残疾流行病学的多学科交叉融合发展提供了重要支持，"面向国家重大需求""面向人民生命健康"等政策号召为残疾流行病学发展提供了方向引导；三是我国已基本建立了残疾人口数据库体系，为学科发展奠定了良好的基础。

一、国家重大需求与人民健康需求是残疾流行病学的发展方向

面向国家重大需求和人民生命健康，促进知识交叉渗透、科技融合创新、人才多元复合培养成为21世纪学科发展的常态化目标。

基于我国的残疾人口增长形势，残疾流行病学作为一门在群体水平上探索残疾基础知识的学科，在国家发展战略中具有重要作用。人口是影响国家安全与稳定的基础变量。"十四五"规划建议强调，要"积极应对人口老龄化，促进人口长期均衡发展"。从生物学层面看，人口均衡影响健康均衡，反之，健康储量在全人口中的合理分布，也是人口均衡的重要内容。残疾人口的流行特征与趋势提示残疾是导致我国人口整体健康储量流失的重要因素之一，强化残疾的三级防控，尤其是完善病因防线建设，对于维护代内人口健康存量而言具有至关重要的意义。2015年，联合国正式通过了《2030可持续发展议程》（*The 2030 Agenda for Sustainable Development*），其中，确保健康生活、提高人口福祉被列为17个核心发展目标之一，因此，挖掘残疾人口现状与趋势，制定科学政策以维护残疾人口的健康、福祉和生命健康权不仅是促进代内健康平等的重要举措，同时立意于"保障人口健康储量在代际间的有序传递"层面，也是实现人口可持续发展目标不可缺少的行动。

2020年，我国脱贫攻坚目标任务如期全面完成，健康与贫困具有孪生关系，因此健康扶贫也是整个脱贫攻坚中的重要任务，是最难的一块"硬骨头"。根据2006年我国第二次

残疾人口抽样调查，户人均年收入低于5000元的残疾人规模在残疾人总量中的占比将近85%，由此可知，强化残疾人口研究，提高残疾人口康复与救助水平，是防止我国贫困边缘的经济脆弱性群体返贫、保证脱贫成果可持续的重要手段。由此可见，残疾流行病学的研究内容及其作用与国家战略紧密相关。

二、多学科交叉融合是残疾流行病学的必然趋势

加快发展具有现实意义的交叉学科是实现科学进步的重要突破点。学科交叉是颠覆性创新的重要路径。任何一个有关人口问题的思考与应对都不是单一学科的责任，人的生物性、社会性双重属性，决定了应对策略的多学科融合性。人口残疾问题汇聚着不同维度的综合性和复杂性，探索残疾流行病学与相关学科联动的内在逻辑，及其与相关学科研究思路与方法的有效衔接路径，能够在既有学科基础上提升解决问题能力，对于完善残疾流行病学的理论体系、深度挖掘和搭建残疾人口数据平台、输出多领域背景的复合型人才也具有重要意义。残疾流行病学的交叉学科思路正对标了"将健康融入所有政策"的思想，这对残疾流行病学发展而言具有质的推动作用。

三、科学性是残疾流行病学的坚实基础

科学是正确反映客观事实的本质和规律的系统化、理论化的知识体系，以及一系列相关的认识和研究活动。稳定、完整和融贯的知识体系是一个学科在科学性和自主性层面立足的根基。

残疾流行病学为何具备科学性？我国残疾流行病学的形成有独特的背景与条件，具备系统论、ICF分类体系、生物－心理－社会医学等理论指导，涵盖"揭示现象、找出原因、提供措施"等一系列由浅入深的特定内容，以及描述性研究、队列研究、病例对照研究、实验流行病学研究等方法，已具备了一套涵盖目标、理论、内容、方法等要素在内的残疾流行病学知识体系。残疾流行病学是一门需要且能够兼容自然科学和社会科学的内容与方法的学科，既有的残疾流行病学研究覆盖了生物学、心理学、社会学、地理学、城市规划学、计算机科学等多领域。残疾流行病学作为一门新的学科，在流行病学的体系中还有待完善，在不断探索和研究的基础上，这门学科才能有科学、系统、完善的学科体系。

残疾流行病学为何需要具备科学性？交叉学科成败的其中一方面就在于是否保持了自身的独立性，而独立性的重要来源就是学科的科学性，即该学科是否具备了一套完整的、系统化、理论化的知识体系和一系列配套的认识和研究活动。尽管多学科交叉融合是国家重大需求驱动下的学科发展必然趋势，但残疾流行病学发展不能偏离了学科独有的知识体系与特定目标，零散发展有可能导致残疾流行病学散落进其他相关学科中，缺失了自身独立发展的立足点，被其他学科所覆盖和吸收。

四、基础性与应用性相结合是残疾流行病学的基本要求

基础性学科或研究是创新的原动力，具有创新策源的功能，而应用性学科或研究则重在将新的发现、新的知识、新的理论应用于指导现实。探索二者有机结合、协调发展的新路径，将原始创新成果拓展至真实世界范畴，让理论知识与国家重大需求和人民生命健康紧密结合，才能使科学更好地服务于我国高质量发展的要求，以科学之学问解答好时代之思。

残疾流行病学是一门理论性与实践性相结合的学科，既是一门以探索残疾分布特征、发展规律等学科知识为目标的医学科学范畴内的基础性学科，同时又是将理论知识应用于真实世界，为社会公共政策提供依据的应用性学科。一方面，残疾流行病学的研究对象决定了它基础性学科的学科性质。残疾流行病学通过实验、调查的方法，基于实验结果或调查数据，沿着残疾的发生、发展脉络，由现象特征，深入原因分析与趋势推断，这一过程是对残疾流行特征知识本身的探究。另一方面，在总结残疾发生、发展规律的基础上，残疾流行病学还聚焦于残疾预防与控制策略的制定，以指导真实世界更好地采取公共行动以防制残疾。这种思路与逻辑将学科的基础性与应用性紧密衔接，使残疾流行病学成为一门集"知识探索与策略输出"于一体的学科。

任何一门学科都不能局限于纸上谈兵，残疾流行病学面对的是真实世界中庞大规模人群的生命健康关键问题。因此，只有进一步深入残疾流行病学理论知识和基本规律的探究，并更好地指导残疾防控策略的制定与实施，才能使其成长为一门有助于实现我国新发展阶段目标要求的学科，推动"健康中国"建设。

第三节　残疾流行病学展望

作为一门新兴的学科，残疾流行病学一直在发展成长中。近年来，我国学者越来越重视利用残疾流行病学开展工作，对残疾流行病学研究方法、残疾的社会决定因素、残疾的数据来源、残疾负担、残疾预防和康复等方面开展了大量研究。新形势下，残疾流行病学发展也面临新的挑战。一方面，新发、突发传染病出现，传统传染病死灰复燃，或者同时出现，慢性病疾病负担急剧上升，对健康造成了极大的威胁；另一方面，随着数字化时代，系统流行病学、大数据技术的发展拓宽了疾病和健康研究，也为残疾研究的开疆拓土提供了机遇。

一、构建基于全人口、全生命周期的研究视角

全人口、全生命周期健康是我国人口健康战略的着力点，全人口的健康实质上就是全生命周期的健康，全生命周期中的重点生命阶段相对于全人口中的重点脆弱性群体，是同

一问题的两种表现形式。残疾既有可能是一种突发性的健康结局，也有可能是累积性的，因此，残疾防控需要"预防为主、防控并重"。

当前，从全生命周期角度出发思考残疾归因的研究日益广泛和深入，尤其是基于事件研究法的事件人口学，为残疾原因的推断分析提供了新颖的研究思路和方法。实证研究表明，在人类生存进化的漫长历史时期中，重大社会环境事件作为一种强烈的外部冲击，对人口规模与结构产生了不容忽视的短期、长期影响，并直接或间接地影响着代内、代际间的人口健康储量（图11-1）。残疾流行病学的研究视角应进一步拓展至全生命周期范畴，在研究层面，这一拓展将给残疾流行病学创造更为丰富的研究思路；在应用层面，全生命周期健康所强调的"预防为中心"的理念，能够促使残疾流行病学对残疾预防的深入研究，从而为国家有关政策制定提供强有力的证据支持。

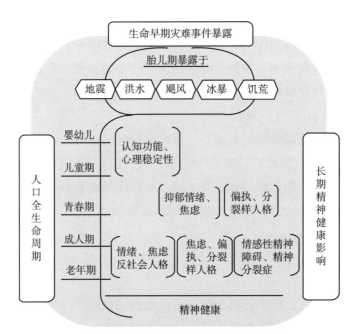

图11-1 基于既有研究的生命早期灾难事件暴露对人口全
生命周期身心健康的长期影响框架图

二、完善多元领域交叉融合的学科发展思路

当前，我国残疾流行病学发展已呈现出多元领域交叉融合的趋势，但这种思路还应进一步明晰和界定。如何促进多学科知识有效融合，从哪些层面融合，是促进残疾流行病学多学科交叉体系建设需要思考的前提性问题。

第一，基于ICF分类体系构建中国特色的残疾流行病学交叉学科理论体系。理论、概念与应用等要素是紧密关联、相互影响的，2001年ICF分类体系的出台标志着从"个体与环境交互作用结局"的立体视角解读残疾概念的兴起,残疾测量与统计也逐渐与ICF统一思路。2019年,国务院新闻办公室发表《平等、参与、共享:新中国残疾人权益保障70年》白皮书,一系列相关政策彰显了党和政府对于残疾人平等问题的重视及对"大健康"概念的认知高度。由此可知,残疾流行病学交叉学科的理论体系构建,不仅需要基于生物医学,还需要加强与人口学、社会学、心理学、教育学、经济学、政治学、环境学、人类学、体育学、康复学、统计学、信息学、计算机科学、城市规划学、建筑学等多学科间的理论对话,构建基于ICF残疾概念的残疾流行病学交叉学科理论体系。

第二,融合多学科方法拓展残疾流行病学研究宽度和深度。残疾流行病学通过与生物学、计算机科学的结合,使微观和宏观流行病学有机融合,将人体从暴露组到基因组、表观遗传组、蛋白质组、代谢组等,再到临床表型组的各个层次有机地整合在一起进行研究,从而深入理解多层次因素间复杂的关系网络及其相互作用,实现人群层面"暴露因素-组学标志物-疾病结局"的病因学推断,构建以病因网络为基础的疾病风险预测模型,推动"精准预防"理念的实现。此外,残疾流行病学还可以与地理学结合,探索我国残疾人口时空分布与变化轨迹;与城市规划学相结合,探索"残疾人友好"的无障碍环境建设问题等。

第三,作为一门以数据为基础的学科,搭建连续、动态、开放、共享的跨领域"中国全龄残疾数据仓库"(图11-2)对于残疾流行病学的发展而言具有重要意义。21世纪,人类正在经历信息化与智能化的时代变迁,信息已成为一种资源和权力,是国家战略制定的基本依据,信息的全面性、准确性直接影响到政策制定的科学性和有效性。出生缺陷、发育障碍、疾病、伤害等致残原因的多元性决定了残疾数据平台的搭建需要多部门、跨领域合作提供多源异构的残疾数据,并与计算机科学相结合,对结构化、半结构化和非结构化的残疾数据进行多层次的挖掘和全方位的整合,传统的统计方法无法适应大数据分析的要求,而以机器学习和深度学习为代表的人工智能技术在大数据分析中的应用正呈现爆发式增长(图11-3)。

第四,建立多元背景的人才引入与培养原则,为残疾流行病学交叉学科发展提供高质量、复合型人力资源支撑。当前,跨领域发展的融合性在不断增强,知识的创造和科技的进步愈加依赖于多学科的交叉、互动和融贯,由此对复合型人才培养提出了更高的要求,残疾流行病学的交叉学科性质,决定了输入与输出人才的复合性需求。成果的产出不仅需要学科之间的交融,还需要引入人才的背景多元化以及注重人才通识能力与流行病学专长的联合培养。在学科、人才双重层面上汇聚多学科知识,以满足学科创新发展的需要。

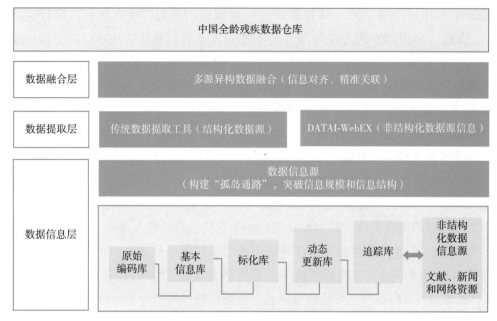

图 11-2　中国全龄残疾数据仓库概念图

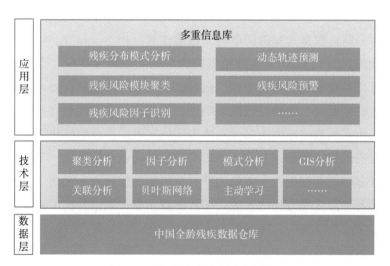

图 11-3　智能残疾数据分析平台

三、建立系统、独立的知识体系

作为一门新兴学科，残疾流行病学的学科体系建设尚待健全，表现在知识创造、科学研究、教育教学和知识传递等方面。

完善残疾流行病学学科体系，可从如下四个方面着手。其一，建立理论、内容、方法等基本要素在内的知识体系，残疾流行病学是一门典型的交叉学科，建立系统、独立、稳定的知识体系是残疾流行病学在学科群中把握坚实立足点的主要依据，只有依靠残疾测量、理论、残疾流行病学分析方法等知识体系的独立性保持好学科的独立性，才能在多学科交叉融合过程中，保持自身的存在优势与研究特色。其二，推进残疾流行病学研究体系建设，构建学术共同体，基于学术会议、期刊、项目课题等交流平台，促进相关知识的汇聚、展示、交流和创新。其三，推动残疾流行病学在学科专业体系中独立建制，当前，残疾流行病学尚未形成独立学科，而是依托于医学、人口学等开展残疾方向的教学，鉴于当前我国残疾人口形势，以及"大健康"观念引领下的学科"大交叉"，应推动残疾流行病学逐步摆脱对其他学科的依附，在高校中成立独立的学科或专业。其四，还需形成残疾流行病学知识体系的外在表达规范，构建标准话语体系，建立信息交流、知识传递过程中针对残疾人口问题的一般性表述模式，由此提高残疾流行病学的学科认同感和学科独立性。

四、基于国家重大需求凝练学科发展方向

残疾内涵、残疾评定标准存在较大的国别差异，因此，国际先进的残疾人口健康治理对策仅可作经验参考，人口战略是我国整体发展规划的重要构成，制定人口战略需从国情出发，基于我国特有的人口残疾演化轨迹，形成中国特色的残疾人口健康治理方案。因此，残疾流行病学作为残疾研究领域不可或缺的学科，需进一步基于国家重大需求，尤其是人民生命健康需求，凝练学科发展方向和重点研究方向。

一方面，残疾流行病学的学科建设与科学研究需要对标国家发展的重点任务与目标要求。慢性病已成为首要的致残因素，尤其是老年人。近年来，新型冠状病毒感染大流行使人们重新意识到传染病的严重健康危害。作为输出残疾相关知识的主要阵地之一，残疾流行病学的学科发展、科学研究和人才培养需以国家急需解决的"疾病致残防控"等问题为导向，为紧要难关的突破提供强有力的知识支持，在我国人口健康保护体系中发挥实际作用。此外，在"共建共享"的"健康中国"战略主题引领下，面对严峻的残疾人口规模增长形势，有必要进一步强调基于ICF分类体系的残疾概念内涵、残疾评定标准和残疾统计路径，促进从"个体与环境互动结局"角度理解残疾的思路的普及，从学科视角为残疾人的社会融合作出贡献。

另一方面，残疾流行病学的研究对象需对标国家重点关注群体。2020年底，现行标准下我国农村贫困人口已实现全部脱贫，区域性整体贫困、绝对贫困得到解决，但相对贫困仍将长期存在，贫困人口还存在返贫风险。残疾，尤其是严重残疾，是残疾人实现劳动回归、社会融合的主要障碍，扰乱了残疾人口脱贫成果巩固的主动路径。残疾与贫困的共生共存已牵引出系列研究，涉及的主题包括残疾人健康状况、卫生服务利用情况与社会经济地位的关系研究，残疾人健康不平等现状与机制研究、疾病负担研究等。面向特征群体和特征地区的分类研究更具研究的针对性与科学性，因此，除整体性贫困边缘群体的残疾问题值得关注以外，农村、边远地区等发展相对落后区域，以及新生儿、女性、围老期人

群、老年人等相对脆弱群体也应被进一步纳入学科研究视野，推动残疾流行病学在提高出生人口素质、促进重点地区和重点人群残疾防控、提升精准康复效率等多方面发挥作用，成为我国新发展阶段科学减贫策略、人口健康战略的重点支撑学科。

此外，还需推动残疾流行病学的知识产出向真实世界的应用拓展。残疾流行病学是残疾研究的基础学科，为残疾研究提供基本信息，搭建研究框架，开辟创新思路，有必要基于ICF分类体系从"个体与环境互动结局"的视角对残疾概念进行重构性解读与进一步强调，推动残疾流行病学成为引领公共政策和公共行动的支柱学科，向真实世界输出科学策略的制定依据，推动公共政策的有效实施。

五、建立人类增龄健康和衰老组学，完善残疾防控和康复体系

有研究证据表明，衰老是引发老年人疾病和残疾的关键危险因素，大量致力解决与衰老相关的疾病及延长健康寿命的研究表明，靶向干预衰老过程本身有助于"恢复"生理功能。目前国际上利用表观基因组学、转录组学、蛋白质组学和代谢组学等，测量和推算日历年龄和实际生理年龄的差距，并找出衰老的可控因素。这些研究其实就是在研究人类增龄过程中健康变化、健康风险、干预重点等，以使人类的增龄伴随的衰老、疾病、残疾，甚至死亡，都能通过科学发现的证据，有效的指导健康促进，从而提高人类生命的存活质量。残疾流行病学立足于全生命周期，每个阶段随增龄发生的变化都与下一个生命阶段的健康、疾病、残疾、死亡有关，在科学技术不断发展的今天，我们应该有一定的科学基础建立人类增龄组学，整合表观基因组学、转录组学、蛋白质组学和代谢组学等组学的理论、方法、信息、数据和经验等，进一步对人类生命周期的生长、发育、成熟、衰老、疾病、残疾、康复、死亡等进行系统的研究，对人类繁衍、生存，以及更加适应环境做些基础工作。

（郑晓瑛　郭　超）

思考题

1. 残疾流行病学为何需要科学性？
2. 残疾流行病学为什么是基础性与应用性相结合的学科？
3. 新时期残疾流行病学面临哪些机遇和挑战？

参 考 文 献

[1] 巴尼特，奥尔特曼. 残疾理论研究进展及学科发展方向［M］. 郑晓瑛，张国有，张蕾，等译. 北京：北京大学出版社，2013.

[2] 管理科学技术名词审定委员会. 管理科学技术名词［M］. 北京：科学出版社，2016.

［3］郭超，郭帅，丁若溪，等．改革开放40年来中国残疾统计体系的发展与未来建设［J］．残疾人研究，2019（2）：77-84．

［4］郭超，赵艺皓，杨斐斐．生命早期灾难事件暴露对人口全生命周期精神健康的长期影响［J］．中华疾病控制杂志，2019，23（11）：1404-1408，1414．

［5］韩启德，胡珉琦．是什么决定学科交叉的成败［N］．中国科学报，2020-05-18（1）．

［6］黄涛，李立明．系统流行病学［J］．中华流行病学杂志，2018，39（5）：694-699．

［7］李春瑜，谭永生．我国脱贫减贫：现状、问题与战略转型研究［J］．全球化，2021（1）：73-81，135-136．

［8］罗雅楠，陈薇，王一然，等．残障人口数据智能分析平台搭建［J］．卫生研究，2021，50（4）：660-664．

［9］罗艳．残疾人社会工作的再认识（上）［J］．中国社会工作，2018（31）：29-30．

［10］泮伟江．在科学性与实践性之间——论法理学的学科定位与性质［J］．法学家，2019（6）：30-44，192．

［11］宋新明，周勇义，郭平，等．中国老年人慢性病的致残作用分析［J］．人口与发展，2016，22（3）：79-83．

［12］宋新明．生命周期健康：健康中国建设的战略思想［J］．人口与发展，2018，24（1）：3-6．

［13］王玉琢，马红霞，靳光付，等．大数据时代的流行病学研究：机遇、挑战与展望［J］．中华流行病学杂志，2021，42（1）：10-14．

［14］詹成付．深入理解和准确把握新发展阶段的基本内涵和重大意义［J］．人民论坛，2020（35）：6-9．

［15］郑晓瑛，胡向阳，张霆，等．中国出生缺陷和发育残疾干预及其示范应用［Z］．北京大学．2015．

［16］郑晓瑛，孙喜斌，刘民．中国残疾预防对策研究［M］．北京：华夏出版社，2008：22．

［17］郑晓瑛，王一然，郭超．以"积极应对人口老龄化"国家战略为指导 推进中国特色老年学交叉学科体系完善［J］．大学与学科，2021，2（4）：88-99．

［18］郑晓瑛，张雷，郭超．中国残疾报告制度研究［M］．北京：北京大学出版社，2021．

［19］中国残疾人联合会，中国残疾人康复协会．残疾预防和残疾人康复条例课题研究报告［R］．北京：华夏出版社，2012：3-31．

［20］OLIVER M．Sociology of disability or a disablist sociology［M］// Barton L.，Disability and society：emerging issues and insights．London：Longman，1996：22．

［21］RUTLEDGE J，OH H，WYSS-CORAY T．Measuring biological age using omics data［J］．Nature Reviews Genetics，2022，23（12）：715-727．

［22］UNITED NATIONS DEPARTMENT OF ECONOMICS AND SOCIAL AFFAIRS．Preamble to the convention on the rights of persons with disabilities［2022-07-20］．https：//www.un.org/development/desa/disabilities/convention-on-the-rights-of-persons-with-disabilities/preamble.html．

［23］WHO．WHO global disability action plan 2014-2021［EB/OL］．（2015-11-30）［2022-07-20］．https：//www.who.int/publications/i/item/who-global-disability-action-plan-2014-2021．

［24］ÜSTÜN T B，CHATTERJI S，BICKENBACH J，et al．The International Classification of Functioning，Disability and Health：a new tool for understanding disability and health［J］．Disability and rehabilitation，2003，25（11-12）：565-571．

附录A

2016—2021年我国残疾预防与康复有关政策规划及法律法规摘列

名　　称	内容领域	颁布时间
政策规划		
"十三五"加快残疾人小康进程规划纲要	综合	2016.08
国家残疾预防行动计划（2016—2020年）	综合	2016.08
"健康中国2030"规划纲要	综合	2016.10
中共中央关于制定国民经济和社会发展第十四个五年规划和二〇三五年远景目标的建议	综合	2020.10
"十四五"残疾人事业信息化发展实施方案	综合	2021.08
国家残疾预防行动计划（2021—2025年）	综合	2021.12
关于新增部分医疗康复项目纳入基本医疗保障支付范围的通知	康复	2016.03
关于加快精神障碍社区康复服务发展的意见	康复	2017.10
关于建立残疾儿童康复救助制度的意见	康复	2018.06
精神障碍社区康复服务工作规范	康复	2020.12
"十四五"残疾人康复服务实施方案	康复	2021.08
关于进一步做好重度残疾人医疗服务及保障工作的通知	医疗	2016.04
关于推进"互联网＋"辅助器具服务工作的通知	辅助器具	2021.04
关于加强网站无障碍服务能力建设的指导意见	无障碍	2016.02
关于进一步加强和改善老年人残疾人出行服务的实施意见	无障碍	2018.01
关于推广国家通用手语和国家通用盲文的通知	无障碍	2018.06
关于推进无障碍环境认证工作的指导意见	无障碍	2021.12
残疾人职业技能提升计划（2016—2020年）	职业	2016.05
关于扶持残疾人自主就业创业的意见	职业	2018.01
关于加快发展残疾人职业教育的若干意见	职业教育	2018.04

名　称	内容领域	颁布时间
关于完善残疾人就业保障金制度　更好促进残疾人就业的总体方案	职业	2019.12
"十四五"农村困难残疾人实用技术培训项目实施方案	职业	2021.09
"十四五"阳光家园计划——智力、精神和重度肢体残疾人托养服务项目实施方案	托养	2021.08
"十四五"残疾人保障和发展规划	保障和发展	2021.07
"十四五"时期社会服务设施兜底线工程实施方案	社会服务	2021.04
关于支持视力、听力、言语残疾人信息消费的指导意见	信息服务	2017.12
"十四五"提升残疾人文化服务能力实施方案	文化服务	2021.09
法律法规		
中华人民共和国残疾人保障法	保障和发展	1990.12
残疾人教育条例	教育	1994.08
残疾人就业条例	职业	2007.02
无障碍环境建设条例	无障碍	2012.06
残疾预防和残疾人康复条例	康复	2017.02
中华人民共和国民法典	综合	2020.05

本书出版得到以下机构支持：

中国老年学和老年医学学会
中国残疾人康复协会
中国康复技术转化及发展促进会
中华预防医学会残疾预防与控制专业委员会

特此致谢！

辗转十余载，终到付梓时。

多年来，研究团队一直坚信，中国要出版一本残疾流行病学专业教材，去呼吁专业人士运用流行病学原理与方法应对残疾问题，但我们一直诚惶诚恐，卑躬前行，生怕无法将该领域最前沿的理念带给读者，生怕因团队能力有限而有负千万致力残疾人福祉促进的专家与一线工作人员的期待。

从第一次尝试编写，到团队经过激烈讨论，重新来过；从书的整体架构构建，到内容的丰富，数据的核对；团队兢兢业业，付出了无数个艰辛的日日夜夜。即便如此，在形成稿件后，经过数位专家审稿，依旧发现了数百个问题，团队又再次投入工作，逐一解决。

残疾流行病学专业教材的编写，没有现成的经验可以借鉴。国外的残疾流行病学多数都是公共卫生学的一部分，更加侧重于残疾统计；国内的研究多聚焦在某种残疾类型上，而我国残疾标准和残疾类型的确定与国情密切相关。虽然基于本土化的研究更能深入了解我国残疾现状，为培养相关领域的专业人才提供思路，但是相关标准的国际化、研究的可比性有待加强。万事开头难，我们认为只有秉持这种刻画入微的精神，才能做好这件事情。

本书出版前，得到了中国医学科学院北京协和医学院张孔来教授、复旦大学武俊青教授、浙江中医药大学傅传喜教授的全面审阅与细致斧正。特别是，我们非常荣幸地得到顾东风院士和董尔丹院士的亲自指导并慨然作序，这本书在无古可师的摸索中，少犯了很多错误，少走了很多弯路。在此，向为本书出版发行做出贡献的专家学者致以崇高的敬意和诚挚的谢意！

我们深知，残疾流行病学研究任重道远，本书的出版只是万里长征刚刚开始。"一个人可以走得很快，但一群人可以走得更远"，期待本书的出版能为我国残疾流行病学研究开疆拓土，特别是在方法学和实证研究方面成为广大同行的铺路石，吸引更多志同道合之士在实践与应用中产生更多的思想碰撞，也敬请同行多多批评指正。若读者在使用本书过程中有任何问题，欢迎随时和我们联系。让我们携手为我国残疾流行病学研究贡献微薄之力。

编　者

二〇二二年十二月